PRÉCIS

D'HYGIÈNE PUBLIQUE

HÉRAUD. Nouveau dictionnaire des plantes médicinales. 1 vol. in-18 jésus de 600 p. avec 261 fig. Cart. 6 fr.
JUNGFLEISCH. Manipulations de chimie. 1 vol. in-8. Cartonné.... 27 fr.
LEFÈVRE (Julien). Dictionnaire d'électricité. 1 vol. gr. in-8 à deux colonnes, avec 1,000 figures.... 21 fr.
MONIEZ. Les parasites de l'homme. 1 vol. in-16.... 3 fr. 50
MOQUIN-TANDON. Botanique médicale. 1 v. in-18 j.... 6 fr.
[illegible]. Manuel de l'herboriste. 1 vol. in-16.... 2 fr.
SAPORTA (A. de). Théories et notations de la chimie moderne. 1 vol. in-16, avec figures.... 3 fr. 50
[illegible]. Zoologie. 1 vol. in-8, avec 758 fig. Cart.... 20 fr.
[illegible] MONOYER et IMBERT. Physique médicale 1 vol. [illegible].... 12 fr.

Deuxième examen.

Anatomie, Histologie, Physiologie.

[illegible]. Anatomie chirurgicale. 1 vol. in-8, avec 1 079 fig. [illegible] in-4 de 12 planches coloriées.... 40 fr.
[illegible]. Embryologie. 2 vol. in-8.... 30 fr.
[illegible]. Physiologie. 2 vol. in-8. Cart.... 25 fr.
[illegible] et BOUCHARD. Anatomie descriptive et embryologie. 1 vol. in-8. Cart.... 20 fr.
[illegible] Anatomie et dissection. 1 vol. in-18.... 4 f. 50
BERNARD (Claude). Physiologie : Anesthésiques et asphyxie, chaleur animale, diabète et glycogénèse, liquides de l'organisme, médecine expérimentale, pathologie expérimentale, phénomènes de la vie, physiologie expérimentale, physiologie opératoire, substances toxiques, système nerveux, table alphabétique. 18 vol. in-8, avec planches et fig.... 114 fr.
CUYER et KUHFF. Le corps humain. 1 vol. gr. in-8, avec atlas de 27 planches coloriées, découpées et superposées. Ensemble 2 vol. Cartonnés.... 75 fr.
DUVAL (Mathias). Technique microscopique et histologique. 1 vol. in-18 jésus.... 3 fr. 50
EDINGER. Anatomie des centres nerveux. 1 v. in-8. 8 fr.
FAU et CUYER. Anatomie artistique du corps humain. 1 vol. in-8, avec 40 figures et 17 pl. noires, 6 fr.—Col. 12 fr.
GAVOY. L'Encéphale. 1 vol. in-4, avec atlas de 53 planches en glyptographie. Ensemble, 2 vol. Cart.... 100 fr.
[illegible] et DUVAL (M.). Physiologie. 1 v. in-18 j. Cart. 8 fr.
[illegible]. Aide-mémoire d'anatomie à l'amphithéâtre 1 vol. in-18, cart.... 3 fr.
— Aide-mémoire d'histologie. 1 vol. in-18. Cart.... 3 fr.
— Aide-mémoire de physiologie. 1 vol. in-18. Cart. 3 fr.
LIVON (Ch.). Manuel de vivisections. 1 vol. in-8. 7 fr.
LUYS. Petit atlas photographique du système nerveux. Le cerveau. 1 vol. in-18. 24 héliograv. Cart. 12 fr.
MALGAIGNE. Anatomie chirurgicale. 2 vol. in-8. 18 fr.

MOREL et VILLEMIN. **Histologie.** 1 v. in-8 et atlas. 16 fr.
PRODHOMME. **Atlas manuel d'anatomie descriptive** du corps humain, 1 vol. in-18 jés. 135 pl. cart.......... 10 fr.
RANVIER. **Anatomie générale** 2 vol. in-8........ 20 fr.
ROBIN (Ch.). **Microscope.** 1 vol. in-8.............. 20 fr.
— **Cours d'histologie.** *Deuxième édition.* 1 v. in-8. 6 fr.
— **Anatomie et physiologie cellulaires.** 1 vol. in-8. 18 fr.
— **Humeurs.** 1 vol. in-8.......................... 18 fr.

Troisième examen.

Pathologie générale, Pathologie interne, Pathologie externe, Médecine opératoire, Accouchements

BERGERON. **Petite chirurgie.** 1 vol. in-18........ 5 fr.
BERNARD (Cl.) et HUETTE. **Médecine opératoire** et anatomie chirurgicale. 1 vol. in-18, avec 113 pl. fig. noires. Cart. 24 fr.
— Le même, fig. col. Cart.......................... 48 fr.
BOUCHUT. **Pathologie générale.** 1 vol. in-8....... 16 fr.
— **Diagnostic et sémiologie.** 1 vol. in-8.......... 12 fr.
— **Maladies des nouveau-nés.** 1 vol. in-8......... 18 fr.
— **Hygiène de la première enfance.** 1 vol. in-18 jés. 3 fr. 50
BRASSEUR. **Chirurgie des dents** 1 vol. gr. in-8, avec 127 fig... 5 fr.
BROWNE (Lennox). **Maladies du larynx,** du pharynx et des fosses nasales. 1 vol. in-8, avec 2 pl et 200 fig.
CHAILLY. **Art des accouchements.** *Sixième édition.* 1 vol. in-8, avec 282 fig.................................. 10 fr.
CHARPENTIER. **Accouchements.** 2 v. in-8, av. 800 fig. 30 fr.
CHAUVEL. **Opérations de chirurgie.** 1 v. in-18 jés. 7 fr.
CHRÉTIEN. **Médecine opératoire.** 1 vol. in-18..... 6 fr.
COIFFIER. **Auscultation.** 1 vol. in-18 avec fig. col. Cart. 4 fr.
CORNIL. **Syphilis.** 1 vol. in-8.................... 10 fr.
CULLERRE. **Maladies mentales.** 1 vol. in-18 jésus. 6 fr.
CYR (J.). **Maladies du foie.** 1 vol. in-8, de 886 p.. 12 fr.
DAREMBERG (Ch.). **Histoire des sciences médicales.** 2 vol. in-8.. 20 fr.
DECAYE. **Thérapeutique chirurgicale** 1 v. in-18 jés. 6 fr.
DELEFOSSE. **Chirurgie des voies urinaires.** 1 vol. in-18 jésus... 7 fr.
— **La pratique de [illegible] des urines et de la bactériologie urinai[illegible]-18.** avec 26 pl. cart........ 4 fr.
DESPINE et PICOT. **M[illegible] des enfants.** 1 vol. in-18. 9 fr.
ENGELMANN. **La pratique des accouchements** chez les peuples primitifs. 1 vol. in-8.......................... 7 fr.
EUSTACHE (G.). **Maladies des femmes.** 1 v. in-18 jés. 8 fr.
FOX (G.-H.). **Iconographie photographique des maladies de la peau.** 1 vol. in-4, avec 48 pl. photographiques col. Cart.. 120 fr.
FRERICHS. **Maladies du foie.** 1 vol. in-8.......... 12 fr.
— **Diabète.** 1 vol. gr. in-8, avec pl. chromolith.... 12 fr.

PRÉCIS

D'HYGIÈNE PUBLIQUE

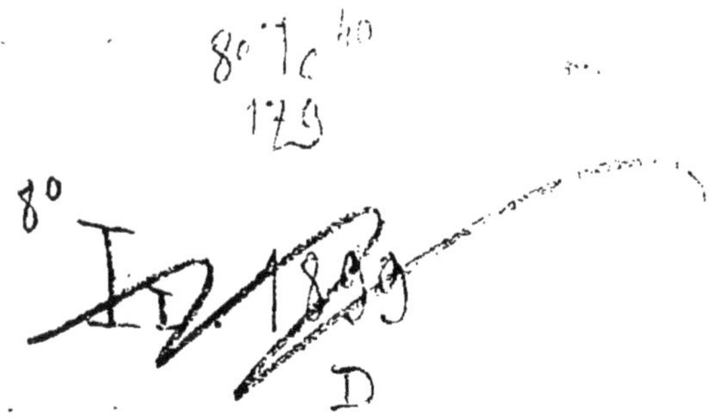

Annales d'hygiène publique et de médecine légale, par MM. BERTIN-SANS, BROUARDEL, CHARRIN, L. COLIN, DU MESNIL, GARNIER (de Nancy), P. GARNIER, Ch. GIRARD, G. LAGNEAU, MORACHE, MOTET, POINCARÉ, Gabriel POUCHET, etc. (*Directeur de la rédaction* : le professeur P. BROUARDEL, président du Comité consultatif d'hygiène, doyen de la Faculté de médecine de Paris.
Paraît tous les mois par fascicules de 96 p. in-8, avec planches.
Prix de l'abonnement annuel : Paris. 22 fr. — Départ. 24 fr.
Union postale.................................... 25 fr.

ARNOULD (J.). **Nouveaux éléments d'hygiène**, par Jules ARNOULD, professeur d'hygiène à la Faculté de médecine de Lille. *Deuxième édition*, 1889. 1 vol. grand in-8 de 1404 pages, avec 272 figures, cartonné.......................... 20 fr.

BEDOIN. **Manuel de la jeune mère**. Notions familières sur l'hygiène de la première enfance. 1 vol. in-18, 80 pages. 1 fr.

BONNET (V.). **Précis d'analyse microscopique des denrées alimentaires**, caractères, procédés d'examen, altérations et falsifications. 1 vol. in-18, avec 163 fig. et 20 pl. en chromotypographie, cart.................................... 6 fr.

COLLINEAU. **L'hygiène à l'école**. 1889, 1 vol. in-16 de 314 p., avec 50 figures.................................... 3 fr. 50

CORFIELD (W.-A.). **Les maisons d'habitation**, leur construction et leur aménagement selon les règles de l'hygiène, par W.-A. CORFIELD, professeur d'hygiène au collège de l'Université de Londres, 1889, 1 vol. in-16, avec 54 figures.... 2 fr.

DU MESNIL (O.). **L'hygiène à Paris**, **l'habitation du pauvre**, par le docteur O. DU MESNIL, membre du Comité consultatif d'hygiène de France. 1890, 1 volume in-16................. 3 fr. 50

FONSSAGRIVES (J.-B.). **Hygiène et assainissement des villes**. 1 vol. in-8 de 568 pages.................................. 8 fr.

LEFORT. **Aide-Mémoire d'hygiène et de médecine légale**, 1889. Un vol. in-18 de 276 pages, cart.................. 3 fr.

LEVY. **Traité d'hygiène publique et privée**, par Michel LÉVY, directeur de l'École du Val-de-Grâce. *Sixième édition*. 2 vol. in-8, avec figures.................................. 20 fr.

MACÉ (E.). **Traité pratique de bactériologie**, par E. MACÉ, professeur à la Faculté de médecine de Nancy. 2e édition, 1891, 1 vol. in-8 de 714 pages avec 173 figures............ 8 fr.

— **Les substances alimentaires étudiées au microscope**, surtout au point de vue de leurs altérations et de leurs falsifications. 1891, 1 vol. in-8 de 600 p., avec 24 planches coloriées dont 8 reproduites d'après les *Etudes sur le vin* de M. L. PASTEUR et 408 fig.................................... 14 fr.

VERNOIS. **Traité pratique d'hygiène industrielle et administrative**. 2 volumes in-8 de chacun 700 pages......... 16 fr.

VINAY. **Manuel d'asepsie**, la stérilisation et la désinfection par la chaleur, par le docteur VINAY, professeur agrégé à la Faculté de médecine de Lyon, médecin de l'Hôtel-Dieu. 1 volume in-18, de 532 pages, avec 74 fig., cartonné... 8 fr.

8012-90. — CORBEIL. Imprimerie CRÉTÉ.

PRÉCIS
D'HYGIENE PUBLIQUE

PAR

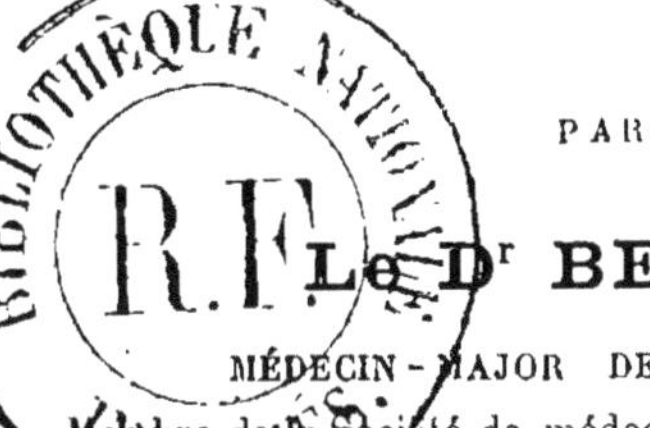

Le Dr BEDOIN

MÉDECIN-MAJOR DE 1re CLASSE ;

Membre de la Société de médecine publique et d'hygiène professionnelle ; de la Société de thérapeutique de Paris, etc.
Membre correspondant de la Société royale de médecine publique de Belgique, etc.

PRÉFACE

De M. le Professeur BROUARDEL

Doyen de la Faculté de médecine de Paris,
Président du Comité consultatif d'hygiène publique.

AVEC 70 FIGURES INTERCALÉES DANS LE TEXTE.

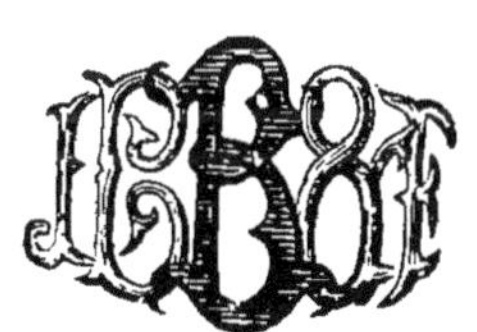

PARIS

LIBRAIRIE J.-B. BAILLIÈRE ET FILS

19, rue Hautefeuille, près du boulevard Saint-Germain.

1891

PRÉFACE

Depuis quelques années, un grand nombre d'auteurs ont condensé les récentes conquêtes de l'hygiène dans des précis, dans des manuels dont quelques-uns ont un véritable mérite. Il est facile de constater le progrès accompli en relisant ces traités, dont quelques-uns datent à peine de deux ou trois ans; on s'aperçoit qu'ils ont vite vieilli, que des conséquences des doctrines microbiennes, absolument imprévues il y a quelques années, prennent aujourd'hui un rang important dans les préoccupations des hygiénistes.

C'est une gloire pour ceux qui ont participé à la fondation de la doctrine, c'est aussi un péril pour ceux qui sont chargés d'en déduire les applications pratiques.

Quand, au nom de la santé publique, nous demandons des réformes dans les lois, dans les règlements, des personnes de très bonne foi, insuffisamment au courant des choses démontrées et de celles qui ne sont qu'entrevues, nous opposent cette mobilité, ces changements successifs dans nos demandes. Il est bon que, de temps à autre, un auteur consciencieux remette en leur vraie place et en pleine lumière les faits définitivement acquis. La mobilité n'est que de surface; elle vise le mieux, mais nous possédons déjà une grande partie du bien.

Nous savons comment se propagent un certain nombre de maladies transmissibles, nous connaissons leurs modes de contagion, nous voyons et nous cultivons leurs germes. La biologie de ceux-ci est à l'étude; pour plusieurs, nous n'ignorons plus comment ils vivent, comment ils meurent, quels produits ils fabriquent pendant leur activité. Nous discutons sur les déductions que la prophylaxie pratique peut tirer de ces recherches, mais, c'est là le point capital en hygiène, le mode de transmission, les agents vecteurs, les conditions de mort sont connus pour quelques-uns. A ces données, définitivement acquises, correspondent des mesures absolument efficaces, relativement faciles à appliquer; ces maladies épidémiques, qui décimaient nos ancêtres et font encore de nos jours de si nombreuses victimes, sont passées dans le domaine des *maladies évitables*. On pourra bientôt mesurer le degré de civilisation d'un peuple au nombre des décès que causent la variole, la fièvre typhoïde, l'érysipèle, l'infection purulente, la puerpéralité.

Plus tard, dans quelques années, nous parviendrons, j'en suis convaincu, à augmenter la liste de ces maladies. Mais ce que nous devons répéter sans nous lasser, c'est que chacune d'elles a ses moyens de défense particuliers ; on ne se garantit pas contre la variole comme contre la fièvre typhoïde ou la fièvre puerpérale. Vouloir renfermer dans une formule unique la prophylaxie de toutes les maladies transmissibles est une erreur de doctrine.

Il n'y a pas plus de panacée prophylactique que de panacée thérapeutique.

Je souhaite au *Précis d'hygiène publique* de M. le Dr Bedoin un grand succès. Qu'il me permette de lui dire que je souhaite que ce succès soit temporaire. J'espère que bientôt, reprenant dans l'hygiène pratique le premier rang qu'elle n'a pas perdu en hygiène scientifique, grâce à Pasteur, à ses collaborateurs, à ses élèves, la France sera dotée de lois lui permettant de faire disparaître les maladies dès maintenant évitables. Alors le livre de M. Bedoin aura vieilli comme ses devanciers et une nouvelle édition sera nécessaire. Je veux croire que dans la préface de cette autre édition, notre ami pourra dire : « Nous demandions, pour sauvegarder la santé publique, les mesures indispensables ; elles sont accordées. » Je veux espérer qu'il pourra ajouter : « Elles sont réellement et efficacement appliquées. »

Le livre que M. Bedoin présente au public médical rendra les plus grands services aux élèves et plus encore aux médecins que consulte l'administration. Les découvertes récentes ont permis de renouveler, souvent de simplifier bien des mesures prises par des règlements dont quelques-uns sont surannés. D'autres moyens, dont la valeur n'est encore sanctionnée par aucun arrêté administratif, sont connus. Le médecin engagé dans le labeur journalier du praticien ne sait où trouver, résumées, les conclusions adoptées par l'Académie de médecine, le Comité ou les Conseils d'hygiène. C'est pour lui une difficulté presque insurmontable. Dans un style d'une clarté parfaite, M. Bedoin s'est chargé de condenser tout ce qui est définitivement établi. Quand un point reste à l'étude, il le dit, ne prend pas parti, expose les faits : la conclusion viendra plus tard.

Je crois pour ma part qu'il était impossible de faire plus simplement un travail aussi utile. Je ne doute pas que les lecteurs ne partagent cet avis.

Les médecins sont souvent obligés de fournir presque sans délai à l'administration une réponse sur une question d'hygiène ; ils hésitent actuellement, ne pouvant, en quelques heures, trouver les documents disséminés dans les recueils scientifiques et administratifs ; leur conscience sera rassurée, car ils trouveront dans ce *Précis* les conclusions qui prévalent aujourd'hui. Je pense qu'après l'avoir lu, bien des médecins garderont ce livre à la portée de leur main.

P. BROUARDEL.

20 février 1891.

AVANT-PROPOS

Depuis l'avènement des nouvelles doctrines biologiques, basées sur les immortels travaux de M. Pasteur, une incontestable évolution s'est opérée en hygiène, sinon dans les grandes lignes de ses préceptes les plus généraux, du moins dans les détails de leur application pratique et surtout dans les théories d'où ils se déduisent. On sait que ces théories reconnaissent comme point de départ la notion de l'existence des *microbes*, ainsi que de leur rôle dans le développement et la propagation des maladies contagieuses et épidémiques; c'est donc contre ces agents *morbigènes*, contre ces *germes parasitaires* microscopiques que l'hygiène *moderne* doit diriger tous ses efforts. Ainsi orientée dans une direction toute nouvelle, elle permet maintenant de serrer de plus près la solution des différents problèmes qui rentrent dans ses attributions, et notamment de ceux qui se rapportent aux questions d'étiologie et de prophylaxie publiques, si importantes de nos jours : désormais les anciennes formules ne sauraient suffire à les élucider.

Il nous a semblé utile de *vulgariser* des notions encore trop peu répandues en dehors des personnes qui s'occupent *professionnellement* d'hygiène générale, et à la seule portée desquelles, par état, se trouvent les récents *Traités* classiques, comme aussi les ouvrages scientifiques proprement dits.

Nous avons eu spécialement en vue les divers Conseils, Comités et Commissions d'hygiène ou de salubrité publique de province, généralement mal au courant de toutes ces questions, ainsi que ceux des professeurs de l'enseignement secondaire auxquels le plan d'études du 12 août 1890 prescrit des conférences d'hygiène.

Tel est le but de ce *Précis*, que nous avons tenu à mettre soigneusement à jour en y indiquant les dernières acquisitions de la science.

Toute collectivité humaine étant susceptible de se décomposer en un certain nombre d'unités individuelles plus ou moins analogues entre elles malgré les différences de sexe, d'âge, de tempérament, de profession, etc., les conditions générales afférentes à la santé publique peuvent être regardées jusqu'à un certain point comme la résultante des conditions particulières de la santé de chacun. A ce titre, l'hygiène publique, comme l'hygiène privée, doit s'occuper de l'*air*, de l'*eau*, du *sol;* des *habitations;* des *aliments*, des *boissons;* des *professions*, etc.

Mais il importe de remarquer que l'hygiène publique ne saurait se borner à synthétiser purement et simplement les données unitaires de l'hygiène privée, considérées abstractivement comme indépendantes les unes des autres; au contraire, les individualités constituant les milieux humains qu'elle envisage sont, au point de vue physiologique, étroitement solidaires et réagissent les unes sur les autres.

L'analyse de ces rapports mutuels est l'objet des chapitres les plus importants, on pourrait même dire de la partie la plus caractéristique de toute étude d'hygiène publique. C'est dans cet ordre d'idées que rentrent les questions relatives aux affections *contagieuses* ou *épidémiques*, à leur prophylaxie par la *désinfection*, l'*isolement*, la *vaccination;* aux *industries insalubres;* à l'*hygiène* des *habitations privées et collectives*, etc.

Tels sont les différents sujets que nous nous proposons d'examiner sommairement.

Dr BEDOIN.

20 janvier 1891.

PRÉCIS
D'HYGIÈNE PUBLIQUE

CHAPITRE PREMIER

DE L'AIR

On sait depuis la plus haute antiquité non seulement que l'air est absolument nécessaire à la vie, mais encore que sa pureté offre une importance capitale pour la santé, car il joue un rôle important dans la transmission d'un certain nombre de maladies en raison des altérations diverses auxquelles il est accessible. Il est donc d'une évidente utilité de bien connaître, outre sa composition chimique normale (1), les différentes conditions que doit réunir cet élément indispensable.

Principes normaux et éléments accidentels de l'air. — Parmi les principes normaux de l'air, les uns

(1) L'air pur contient, en volume et à l'état de mélange, sur 100 parties : 20,99 d'oxygène, 78,6 d'azote, 0,033 d'acide carbonique et une proportion variable de vapeur d'eau.

sont *essentiels* (oxygène et azote), et les autres *accessoires* (vapeur d'eau, acide carbonique). Quant à ses éléments *accidentels*, on peut les diviser en deux catégories : les *substances gazeuses* (oxyde de carbone, ammoniaque, hydrogènes sulfuré, carboné, etc.), et les *substances solides*, à l'état de poussières inorganiques et organiques, y compris les germes morbides.

Une analyse détaillée de l'influence des éléments normaux de l'air, et notamment de leurs variations quantitatives sur la santé publique serait ici sans application pratique immédiate. Rappelons seulement la nocuité de la raréfaction de l'oxygène, soit brusque (combinaisons spontanées des gaz des houillères ; conflagration de la poudre dans les mines), soit progressive (ascensions à des altitudes élevées) ; les griefs imputés à l'ozone ou oxygène modifié par l'électricité atmosphérique, et qui semblent pouvoir se ramener aux effets d'une suroxydation violente; les dangers de proportions exagérées d acide carbonique, gaz auquel il faut aujourd'hui reconnaître des propriétés réellement toxiques, tandis que naguère on le considérait comme simplement irrespirable, d'une manière pour ainsi dire indirecte et passive (acide carbonique des mines; air confiné des lieux habités); enfin les inconvénients connus de l'augmentation et de la diminution de la quantité de vapeur d'eau contenue dans l'air (maladies imputables au froid humide, à la sécheresse de l'atmosphère dans les climats chauds ou dans les pays froids).

Gaz accidentels de l'air. — Les gaz qui font partie des éléments accidentels de l'air ne s'y rencontrent qu'en raison des phénomènes de la vie même des êtres organisés, animaux et végétaux, et notamment par suite des conditions de l'existence sociale de l'homme. Ils se localisent jusqu'à un certain point dans l'atmosphère des régions où se groupent les collectivités qui leur donnent naissance : c'est ainsi, par exemple, qu'on ne trouve guère qu'au voisinage des centres de population ou des milieux industriels ceux qui proviennent des lieux habités ou des usines à propos desquelles il sera plus loin question de quelques-uns d'entre eux.

L'*ammoniaque* et l'*acide nitrique* à l'état gazeux, qui existent à peu près normalement dans l'air, proviendraient (Boussingault, Schlœsing) de la décomposition, au sein de la mer, des nitrates enlevés au sol par le drainage naturel des eaux pluviales. D'un autre côté les proportions, souvent nuisibles, d'ammoniaque contenues dans l'atmosphère varient suivant que les décompositions organiques, fumiers, matières excrémentitielles et autres foyers putrides des grandes villes, en dégagent plus ou moins. Il faut aussi compter l'appoint d'émanations ammoniacales fournies par le gaz d'éclairage.

D'une manière générale, on peut dire que l'*oxyde de carbone* de l'air est un produit des combustions qui s'effectuent sans un afflux suffisant d'oxygène. On le rencontre non seulement dans les centres de population où le chauffage, l'éclairage, etc., mettent en liberté de notables proportions de ce gaz très toxique, mais encore partout où s'effectuent au sein de la terre d'importantes oxydations de matières organiques (mines de houille, par exemple); dans ce dernier cas, il se dégage en même temps de l'acide carbonique.

L'*hydrogène sulfuré* (1) est un produit très toxique de la décomposition putride des matières organiques, végétales (houillères) et animales (fermentation des substances excrémentitielles, etc.) : les voiries, les fabriques de poudrette, par exemple, en dégagent beaucoup. Il constitue aussi l'élément le plus dangereux des fuites de gaz d'éclairage et surtout des émanations fécales (accidents souvent mortels (2) de la visite des fosses d'aisances).

Les *hydrogènes carbonés* (gaz des marais, grisou, gaz d'éclairage) sont irrespirables ou toxiques. Ils représentent le principal danger, pour les voies respiratoires, de l'atmosphère des mines; les fumées d'usines en versent également de notables quantités dans l'air des villes.

Il en est de même pour les *acides sulfureux* et *sulfurique* gazeux, dont la présence est heureusement plus rare dans l'atmosphère des centres industriels.

L'*iode* et le *chlore* se retrouvent à l'état natif dans

(1) Nous ne parlons pas, bien entendu, de l'atmosphère très limitée des sources minérales, sulfureuses et autres.

(2) Exemples : la catastrophe de la rue des Deux-Ponts, à Paris : cinq victimes (mars 1888), et d'autres plus récentes (1890).

l'air des bords de la mer et au voisinage des salines, en proportions inoffensives et plutôt même bienfaisantes pour certains tempéraments. D'autre part, l'atmosphère des blanchisseries et des papeteries est presque toujours chargée de chlore; certains procédés de désinfection industrielle ou publique en dégagent aussi beaucoup. — Les vapeurs chlorhydriques très corrosives issues des fabriques de soude se répandent très loin et sont un sérieux inconvénient pour les voies respiratoires.

Enfin les émanations odorantes, agréables ou non pour nos sens, représentent aussi une cause accidentelle d'altération locale de l'atmosphère. Par exemple, le parfum très pénétrant des champs d'orangers en fleurs rend vraiment irrespirable sans malaise l'air ambiant jusqu'à une certaine distance. On sait également que diverses odeurs de produits naturels ou industriels volatils sont très diffusibles et malsaines (exemple : pétrole, benzine, sulfure de carbone, etc.).

Poussières. — Les poussières constituent un élément actif de viciation de l'air; d'ordinaire et à l'état normal, il en contient de 6 à 8 milligrammes par mètre cube, dont un tiers environ d'origine organique.

Poussières inorganiques. — Les poussières *inorganiques* ou minérales sont formées surtout de charbon, de silex, de sels terreux, alcalino-terreux et alcalins (Miquel).

Parmi les poussières charbonneuses, beaucoup sont vomies par les cheminées d'usines dans l'air extérieur; quant aux poussières métalliques, toxiques quelquefois, qui existent dans l'atmosphère des villes industrielles, elles proviennent des diverses fabriques et ateliers.

Introduites dans l'économie par la respiration, elles pénètrent profondément dans les voies respiratoires où elles peuvent déterminer de nombreux désordres (exemple : les affections connues sous les noms de *phtisie des tailleurs de pierres*, de *phtisie des mineurs*, etc.).

Les poussières ont encore une action mécanique offensante pour les muqueuses des yeux ou des premières voies (nez, gorge), et même pour la peau, dont elles viennent obstruer les pores ou qu'elles irritent par simple contact. En général et surtout quand elles s'introduisent dans l'appareil respiratoire, leur nocivité augmente avec leur ténuité et leur dureté, ainsi qu'avec les aspérités qu'elles peuvent offrir, car on a reconnu qu'elles présentent parfois des angles aigus, des arêtes tranchantes.

« Les grandes villes, où le macadam a remplacé le pavé dans beaucoup de rues, où les démolitions, les bâtisses nouvelles, le grattage des façades, font voler incessamment la poussière jusqu'aux yeux et aux poumons des passants, doivent à cette pulvérulence commune une part de leur insalubrité. (1) »

(1) Arnould, *Nouveaux Éléments d'hygiène*, 2e édit., 1889, p. 324.

Il est malheureusement bien difficile de se garantir de ce genre d'inconvénients, que viennent seulement atténuer le balayage et l'arrosage de la voie publique, à la condition toutefois que ces deux opérations soient régulièrement faites, ce qui est rare en province.

CHAPITRE II

DES SOUILLURES DE L'AIR : DE SES MIASMES ET DE SES MICROBES.

Poussières organiques. — Pour ne figurer qu'en moindre proportion dans l'ensemble des poussières de l'air, celles d'origine *organique* exercent néanmoins une influence capitale sur la salubrité de l'atmosphère des lieux habités. De provenance soit animale, soit végétale, elles peuvent être divisées en deux groupes, suivant leur nature *inanimée* où *animée*.

Poussières animales vivantes. — Les *poussières animales vivantes* sont réduites à d'assez rares œufs d'infusoires, lesquels du reste sont à peu près inoffensifs pour la santé publique.

Poussières animales non vivantes. — Il en est de même des *poussières animales non vivantes* qui se trouvent dans l'air *libre*, brins de duvet, filaments ténus de laine ou de poils, débris de cellules épithéliales ou épidermiques, fragments d'écailles de papillons, cadavres de minuscules insectes, etc. (fig. 1).

Pour l'air *confiné*, il est peuplé de parcelles organiques issues en général des poumons ou de la peau des individus, sains ou non, qui séjournent dans des locaux insuffisamment spacieux. Jointes aux diverses émanations de nature gazeuse, ces particules solides, imperceptibles même au microscope, constituent des *miasmes* très malsains en raison de leur accessibilité notoire à la fermentation putride, surtout grâce à l'humidité intérieure des pièces d'habitation, ne fût-ce que celle entretenue par la vapeur d'eau normale de l'air expiré. Tel est le principal élément de la viciation de l'atmosphère des salles occupées en commun, classes et dortoirs des établissements d'éducation, chambrées des casernes, ateliers d'usines, etc. Ce *méphitisme humain* ne saurait, il est vrai, par lui-même déterminer que des maladies banales; mais il est une cause insidieuse de lente débilitation qui augmente dans de redoutables proportions les réceptivités morbides individuelles et crée ainsi par anticipation, au milieu d'individus vivant ensemble à l'étroit, de véritables *foyers* virtuellement ouverts à toutes les éventualités épidémiques.

Le seul moyen d'atténuer autant que possible ce grave danger, d'ailleurs inhérent à nos mœurs et aux nécessités de la vie sociale actuelle, réside dans l'ensemble des mesures dont l'effet est le renouvellement de l'air (aération, ventilation); nous traiterons plus loin ce sujet avec quelque détail, à propos de la salubrité des habitations.

Poussières végétales inanimées. — Quant aux *poussières végétales inanimées*, beaucoup plus abondantes dans l'air (fig. 1), ce sont des débris de cellules ou de fibres de plantes (coton, lin, chanvre, etc.); des pollens, si communs au printemps; des grains d'amidon, qui formeraient la centième partie des poussières organisées charriées par les courants atmosphériques (1).

Poussières végétales vivantes. — Les *poussières végétales vivantes* renferment toutes les variétés de germes cryptogamiques (fig. 2, 3 et 4), dont les principales sont les spores des moisissures (genres *Penicillium*, *Aspergillum*, *Torula*, etc.).

Microbes. — Les plus importants microorganismes de l'air sont à coup sûr les microbes proprement dits (*vibrions* et *bactéries*), qui consistent en de simples cellules, sphériques (*microcoques*) ou cylindriques (*bactéries*, *bacilles*), soit isolées, soient réunies en chapelets ou en ramifications (fig. 5, 6 et 7).

Ils se reproduisent par segmentation; leur petitesse est extrême : quelques-uns ne sont visibles qu'à des grossissements de 1200 à 1500 diamètres.

Leur vitalité est surprenante : pour les détruire, il faut les soumettre à l'action de puissants antiseptiques,

(1) Voyez Miquel, *Étude sur les poussières organisées de l'atmosphère* (*Annales d'hygiène*, 1879, 3e série, t. II, p. 226).

ou mieux encore à une température d'au moins 110°.

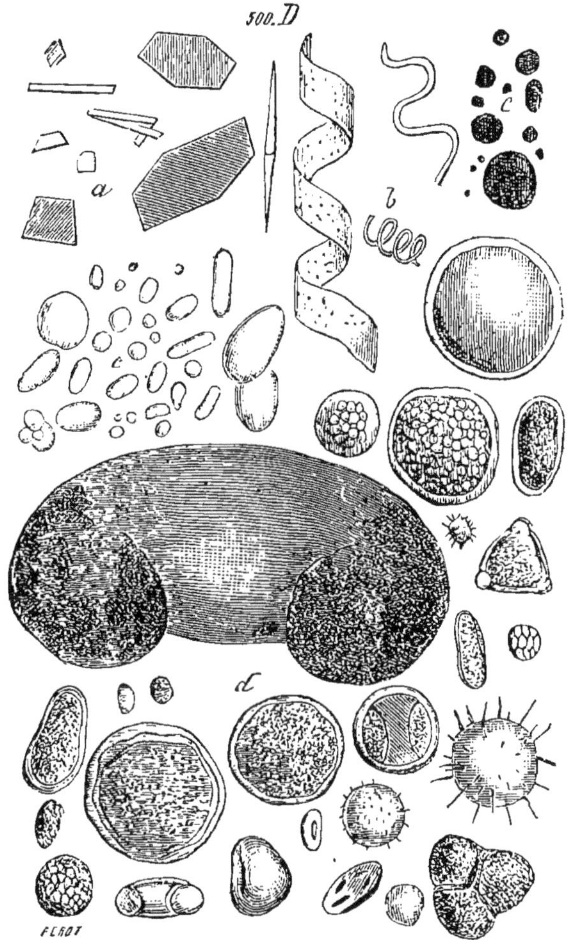

Fig. 1. — Productions rencontrées habituellement à l'air libre (Miquel).

a, cristaux ; *b*, débris fibreux et cellulaires, pellicules épidermiques, spiricules de trachées, poils rameux ; *c*, grains d'amidon ; *d*, pollens de toute forme ; *e*, sphérules rougeâtres par transparence, analogues à la matière colorante du vin et aux substances résineuses.

Il est démontré que les microbes de l'air sont les

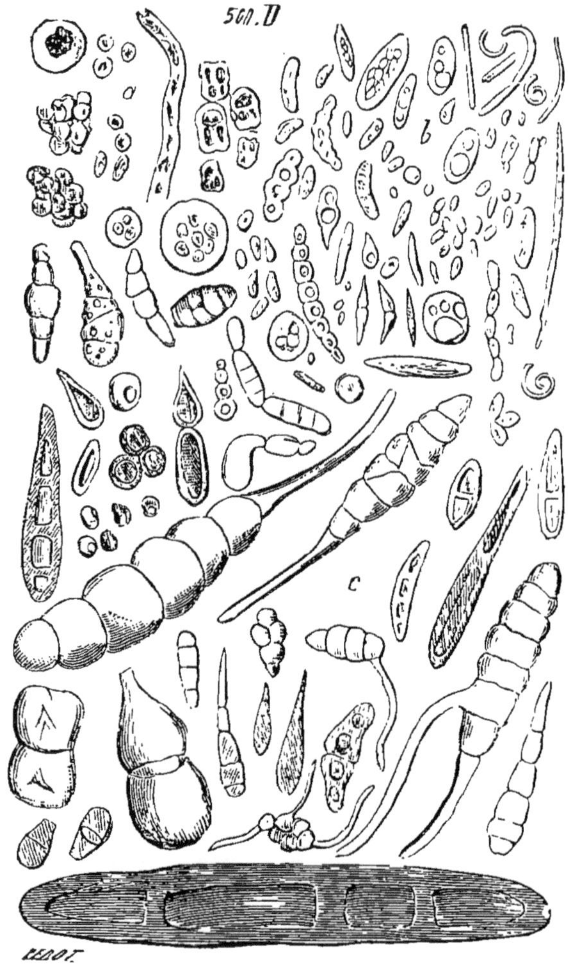

Fig. 2. — Poussières végétales vivantes (Miquel).

a, microbes; *b*, formes communes des microbes répandus dans l'air pendant les chaleurs humides de l'été; *c*, fructifications cryptogamiques qui flottent dans l'air de Paris.

agents de la putréfaction, comme d'ailleurs de beaucoup de fermentations. Du reste, la putréfaction consiste essentiellement dans une série de dissociations chimi-

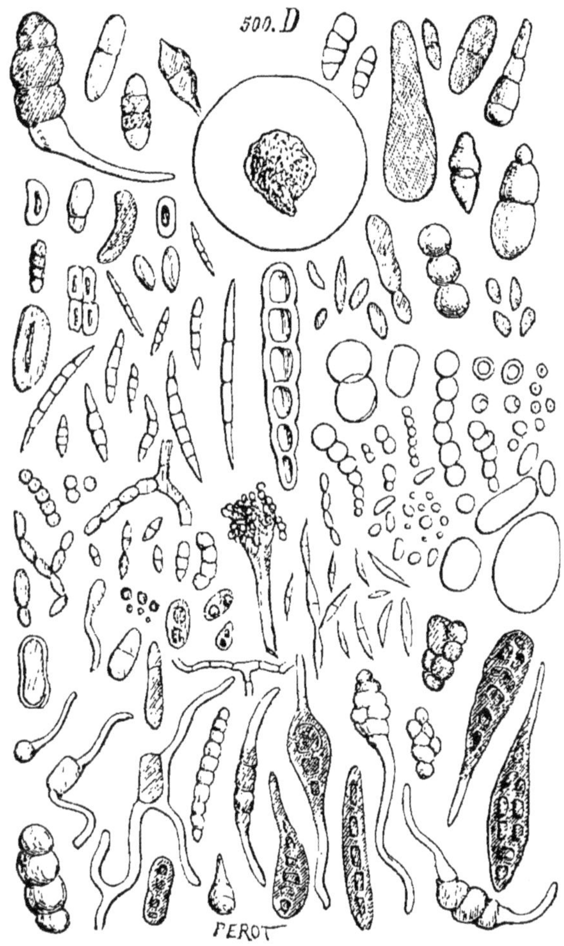

Fig. 3. — Fructifications qui flottent dans l'air de Paris (Miquel).

ques tout à fait analogues à celles qui constituent les fermentations proprement dites. Abandonnés à l'air *libre*, les liquides organiques (urine, sang, etc.), comme les substances fermentescibles dans le sens ordinaire

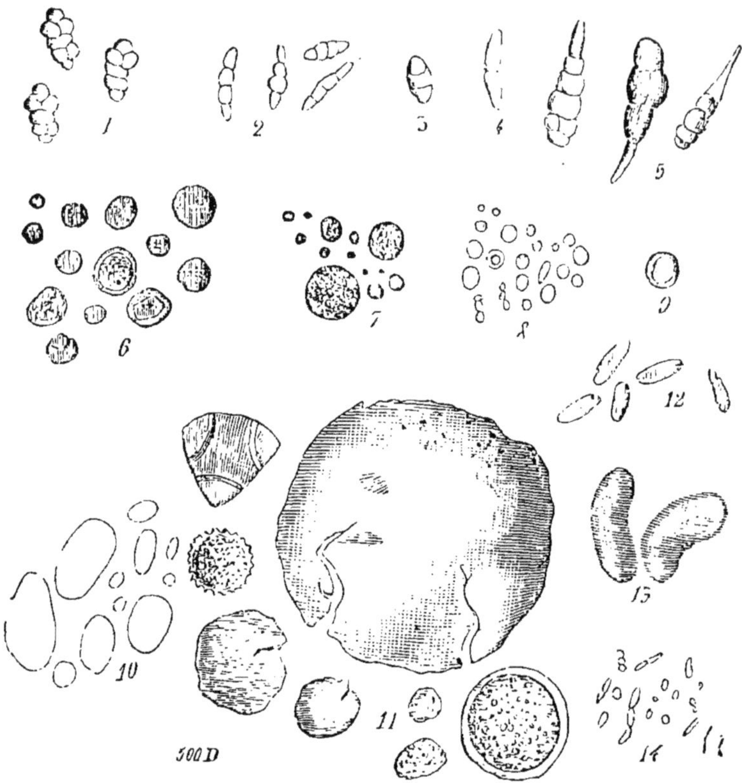

Fig. 4. — Semences cryptogamiques des poussières sèches (Miquel). — 1 à 6, 8, 12 et 13, spores — 7, globules de fer météorique. — 9 à 11, pollens — 14, Particules bactéroïdes.

du mot, se peuplent de vibrions qui ne disparaissent pas avant la fin de la décomposition putride; au contraire, l'air artificiellement privé de germes, par exemple après filtration à travers du coton (Tyndall), est tout à fait impuissant à provoquer l'apparition de ces phénomènes.

Ce rôle chimique des germes de l'air dans la production de la fermentation putride au sein des liquides d'origine organique devait, par une induction assez

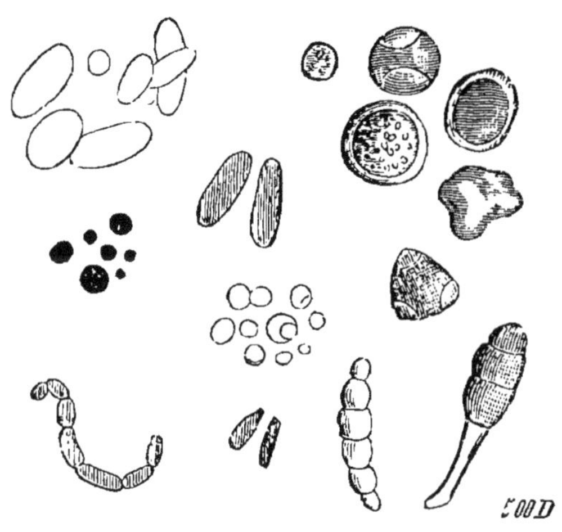

Fig. 5. — Microbes des poussières sèches (Miquel).

plausible, suggérer l'idée d'une action biologique analogue sur les humeurs de l'économie. En fait, les microbes pullulent dans certains produits morbides de diverses affections transmissibles. Voilà le point de départ de la doctrine qui rapporte aux germes figurés l'étiologie des maladies infectieuses : c'est la *théorie parasitaire*, à laquelle M. Pasteur a attaché son glorieu nom, et dont l'apparition a été pour la médecine moderne comme le signal d'une ère nouvelle. Ce sera l'éternel honneur de la science française d'en avoir solidement établi les assises et d'en poursuivre l'édification par les plus persévérantes recherches.

Tous les microbes déjà connus ne sont pas nuisibles : quelques-uns même semblent jouer un rôle utile, par exemple celui de Schlœsing et Muntz, qui est l'agent de la nitrification de l'azote des matières organiques contenues dans le sol et dans les eaux ; et qui, à ce titre, peut être considéré comme un des facteurs de la fertilité de la terre (1).

D'autres paraissent banals et relativement indifférents.

Mais il en existe un certain nombre auxquels a été positivement reconnue la plus redoutable activité par rapport au développement et à la transmission des maladies infectieuses. Le moment est venu d'entrer dans quelques détails sur ce point.

Les différents groupes morbides autres que les affections banales comprennent l'importante catégorie des maladies susceptibles d'atteindre simultanément un grand nombre d'individus par l'action d'une influence commune, endémique ou épidémique, intéressant à ce titre l'hygiène publique. Ce sont les maladies *spécifiques*, subdivisées en trois classes : les *contagieuses* (fièvres éruptives), les *infectieuses* (fièvre

(1) Ce microbe, qu'on n'avait jusqu'ici pas pu isoler, vient de l'être par M. Winogradsky, dont les remarquables expériences apportent une éclatante confirmation aux théories de MM. Schlœsing et Muntz. M. Winogradsky propose de donner à ce microorganisme le nom de *nitromonade* (*Annales de l'institut Pasteur*, avril et mai 1890).

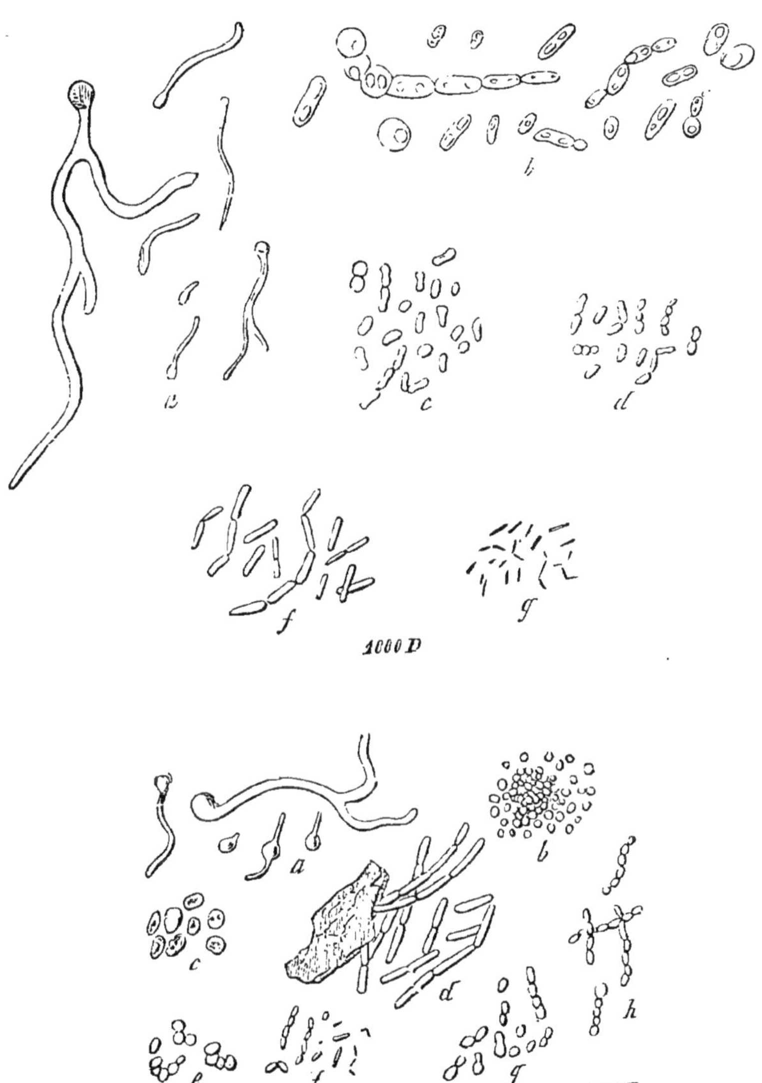

Fig. 6 et 7. — Vibrions associés à des productions cryptogamiques diverses, torulas, mucors, etc., produits par les poussières des figures 4 et 5 mises à germer dans des cellules de verre flambées, closes et suffisamment aérées (Miquel).

typhoïde, choléra, etc.) et les *miasmatiques* (fièvre paludéenne, par exemple).

Celles-ci, incapables de se communiquer d'homme à homme, sont dues à l'absorption d'un poison spécial encore mal connu biologiquement, le miasme *tellurique* ou *palustre*, que dégagent notamment les sols marécageux (1).

Les maladies infectieuses sont celles dont l'évolution et la transmissibilité sont intimement liées à la présence de germes figurés vivants. On connaît aujourd'hui un certain nombre de ces microbes pathogènes : ceux de la fièvre typhoïde (microbe d'Eberth et Cornil), de la tuberculose (bacille de Koch), du choléra (bacille-virgule de Koch), du charbon (bactéridie de Davaine), de la septicémie, etc.

Quant aux affections contagieuses ou *virulentes*, dont l'étiologie parasitaire n'a pas encore été démontrée, mais qui se communiquent réellement par *contagion* d'individu à individu, elles semblent avoir chacune un principe spécial, un *virus*, susceptible de régénération spontanée au sein de notre organisme. Le type de ces *virus* est celui de la variole, dont l'antidote est le vaccin. Il est permis d'espérer qu'on découvrira un jour les antidotes des virus de la rougeole et de la scarlatine, affections du même groupe.

(1) L'agent spécifique de ce miasme est un microorganisme découvert par Laveran, la *plasmodie*, qu'on appelle encore *hématozoaire* de Laveran, parce qu'on le rencontre dans le *sang* des malades atteints d'*impaludisme* ou *malaria*.

Nous verrons plus loin que tous ces divers éléments morbigènes, virus, miasmes et microbes, se rencontrent dans l'eau et dans le sol ; on les retrouve également dans l'air.

Les microorganismes de l'atmosphère sont nombreux et les différents procédés à l'aide desquels on peut les étudier sont très variables (1). Leur recherche s'effectue principalement par deux méthodes que nous aurons encore à citer à propos de l'analyse biologique des eaux.

La première, due à Koch et présentée il y a six ans à l'Académie de médecine par M. le professeur Proust, est celle qu'on suit au laboratoire municipal de Paris ; elle repose sur la double propriété de la gélatine d'être un très bon *milieu de culture* pour les microbes et de se liquéfier à leur contact par le fait même de leur vitalité.

La deuxième, dont le principe est dû à M. Pasteur et qu'ont adoptée MM. Fol et Dunant (de Genève), comme M. Miquel, de l'observatoire de Montsouris, est celle de l'ensemencement fractionné des microbes d'un volume donné d'air dans un grand nombre de flacons de bouillon. Une fois isolés ainsi, on peut les étudier aisément au microscope (fig. 8).

Quelques-uns de ces microbes sont inoculables aux animaux, comme ceux de la tuberculose, de la septicémie, du charbon, ce qui permet d'observer les phé-

(1) Voyez Macé, *Traité de bactériologie*. Paris, 1889.

Fig. 8. — Types de bactéries écloses dans les conserves de bouillon neutre ensemencées avec l'air du cimetière Montparnasse sous un grossissement de 1000 diamètres (Miquel, *Rapport sur les analyses microscopiques de l'air du cimetière Montparnasse*).

1. *Micrococcus en chaîne*, formé des cellules circulaires isolées, accouplées deux à deux ou réunies en longue chaîne; — très vulgaire, répandu en toute saison dans l'atmosphère.

2. *Petit micrococcus irrégulier*, à grains de 0,5 à 1 μ de diamètre; — moins répandu dans l'air que l'espèce précédente.

3. *Micrococcus amœbiforme*, à forme irrégulière et amiboïde; — assez rare.

4. *Micrococcus en bâtonnets irréguliers*, formé d'articles courts, bosselés, immobiles, de 3 à 5 μ de longueur sur 1 à 1,2 μ de largeur.

5. *Sarcine*, à grains disposés en carré ou en cube; — remarquable par son extrême fréquence et son mode de multiplication.

6. *Micrococcus elliptique.*

7. *Diplococcus mobile*, formé de cellules circulaires ou étranglées; — très répandu dans les eaux communes.

8. *Bacterium commune.*

9. *Bacterium en bâtonnet*, très répandu dans les eaux communes.

10. *Bacillus ulna* (gros bacille), très répandu partout dans la nature.

11. *Bacillus rigidus*, remarquable par la dimension longitudinale de ses articles et la rapidité surprenante de ses mouvements.

12. *Bacillus subtilis* (bacille du foin), le bacille que l'on rencontre le plus souvent dans l'air, les eaux, le sol.

13. *Bacillus ureæ.*

14. *Bacillus amylobacter*, à filaments renflés et diversement boursouflés, un des organismes aériens les moins rares de la putréfaction proprement dite.

15. *Leptothrix* ramifié, fait de filaments mycéloïdes.

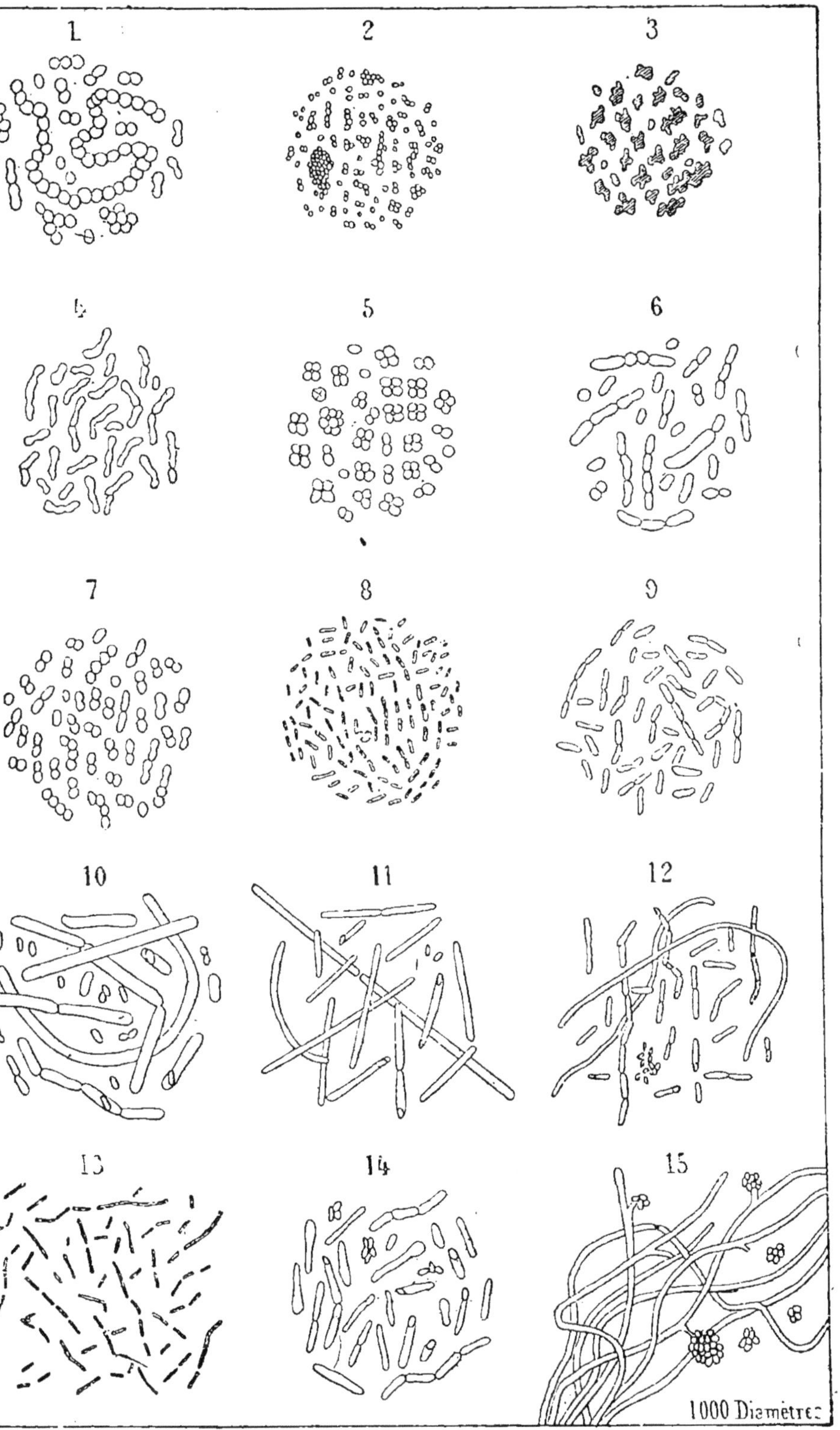
1
2
3
4
5
6
7
8
9
10
11
12
13
14
15
1000 Diamètres

nomènes qu'ils déterminent sur les organismes vivants.

Étant donnée la certitude de la nature parasitaire des maladies que nous avons énumérées plus haut, c'est donc contre leurs microbes positivement ou virtuellement connus que doivent être dirigés les efforts de l'hygiène. Tel est le but précis auquel se limite désormais la prophylaxie publique ou privée, d'après les données péremptoires des nouvelles doctrines biologiques.

CHAPITRE III

DE L'EAU

De l'aveu de tous les hygiénistes, la plus ou moins grande pureté de l'eau, et surtout de l'eau potable, exerce une influence capitale sur la santé publique. Il importe donc au plus haut point de ne pas ignorer les diverses conditions que doit réunir cet élément, en dehors de ses qualités physiques bien connues (1).

L'eau et les maladies. — On s'accorde en effet aujourd'hui généralement à admettre la propagation par l'eau, et surtout par l'eau de boisson, de plusieurs maladies infectieuses redoutables, la fièvre typhoïde, le choléra, etc. D'autre part, il est depuis longtemps

(1) L'eau destinée à la boisson doit être limpide, incolore, inodore, aérée et d'une saveur fraîche, Les eaux potables contiennent habituellement de l'air, de l'acide carbonique, éléments nécessaires ; des bicarbonates de chaux et de magnésie, principes qu'on peut regarder comme utiles ; enfin de faibles proportions de sulfate de chaux, de chlorures de sodium et de magnésium, d'azotates, d'acide silicique, ainsi que des traces de matières organiques ; à doses plus élevées, ces dernières substances, surtout les matières organiques en décomposition, rendent l'eau insalubre.

reconnu que la composition chimique de certaines eaux les rend impropres à l'alimentation, en raison de la présence ou des proportions de telles ou telles substances de nature organique ou inorganique qu'elles peuvent normalement contenir.

Les germes de ces maladies, pas plus que les substances nocives ou toxiques auxquelles nous venons de faire allusion, ne doivent pouvoir s'introduire dans l'eau de consommation, et il appartient aux municipalités de prendre des mesures capables de s'opposer à cette contamination. Ainsi que l'a encore voté, au mois de septembre 1887, le sixième Congrès international d'hygiène de Vienne : « Étant prouvée la possibilité de la propagation des maladies infectieuses par l'eau potable contaminée, l'une des plus importantes prescriptions de l'hygiène publique doit être de fournir de l'eau absolument pure aux populations. »

En 1889, le Congrès international d'hygiène de Paris est revenu indirectement sur cette question dans le vœu ci-après formulé, qui constitue l'une des conclusions votées d'abord par la section d'hygiène urbaine et rurale, puis adoptées en séance plénière (1).

« Considérant que l'usage d'une eau saine et abondante est indispensable à la santé et à l'hygiène des habitants et à la salubrité des habitations ; considérant que l'obligation de l'abonnement dans toute maison habitée est le moyen le plus efficace d'assurer cet usage

(1) 10 août 1889.

et de donner aux communes les ressources suffisantes pour sa réalisation, le Congrès estime que des dispositions légales devraient autoriser toute commune, sur l'avis conforme des commissions d'hygiène, à rendre obligatoire l'abonnement aux eaux municipales dans toute maison habitée, à déterminer le minimum de l'abonnement suivant les ressources d'eau disponible et à fixer le prix de l'abonnement. »

Analyse chimique et examen microscopique et biologique. — La preuve de la présence d'éléments nuisibles, minéraux ou organiques, dans la composition d'une eau doit être fournie par l'*analyse chimique*; celle des germes de maladies, par l'*examen microscopique* et *biologique*.

De ces deux expertises, la première, la plus facile et il faut bien le dire la moins probante dans l'état actuel de la science, est rarement omise, mais en province elle n'est presque jamais effectuée avec une précision suffisante, en sorte que le ministre du commerce a dû adresser, il y a cinq ans, à tous les conseils d'hygiène de France une Instruction adoptée par le Comité consultatif d'hygiène publique (séance du 30 août 1885) (1), et relative aux conditions d'analyse des eaux destinées à l'alimentation publique.

Cette Instruction, due à M. le Dr G. Pouchet, professeur agrégé à la Faculté de médecine de Paris membre du Comité consultatif d'hygiène publique,

(1) *Recueil des travaux du Comité consultatif d'hygiène*, 1885.

indique une méthode d'examen rapide et facile, n'exigeant pas une installation spéciale, et capable de donner des résultats très suffisants pour l'appréciation de la potabilité d'une eau de *source*, car lorsqu'il s'agit d'une eau de rivière, de canal ou de puits, il faut de plus un examen microscopique approfondi.

L'analyse chimique des échantillons d'eau, recueillis avec certaines précautions, comporte plusieurs opérations :

1° La détermination, qualitative et quantitative, du résidu fixe : évaporation, pesées et essais du résidu sec à l'aide des réactifs appropriés ;

2° La détermination du degré hydrotimétrique : dosage, à l'aide d'une solution titrée de savon de soude, des sels solubles de chaux et de magnésie, et de l'acide carbonique ;

3° Le dosage du chlore, à l'aide d'une solution titrée de nitrate d'argent (procédé de Mohr) ;

4° Le dosage de la matière organique : détermination de la proportion d'oxygène empruntée, pour brûler cette matière organique, à une solution alcaline bouillante de permanganate de potasse. Cette dernière partie de l'examen est de beaucoup la plus importante.

Pour être simplement potable, une eau doit donner à l'analyse, par litre : moins de 0gr,04 de chlore (sauf au bord de la mer) ; de 0gr,005 à 0gr,03 d'acide sulfurique (essai des sulfates) ; moins de 0gr,002 d'oxygène emprunté au permanganate pour la combustion de la matière organique ; moins de 0gr,04 de perte de poids du résidu par la chaleur rouge ; à l'hydrotimètre, de 15 à 30 degrés sans ébullition, et de 5 à 12 après ébullition.

Cet essai sommaire est, nous le répétons, tout à fait insuffisant et incomplet quand il ne s'agit pas exclusivement d'eau de source ; pour l'eau des rivières, lacs, canaux et puits, une analyse complète (1) accompagnée de l'examen microscopique peut seule permettre d'en apprécier la qualité avec certitude, et l'Instruction du Comité consultatif d'hygiène publique demande qu'elle soit obligatoire au moins pour les villes à partir de 5000 habitants.

Les diverses méthodes à l'aide desquelles on peut procéder à l'analyse *biologique* des eaux sont assez minutieuses ; il en existe deux principales, usitées l'une au laboratoire municipal de Paris, l'autre à celui de l'observatoire de Montsouris (2).

On se rendra compte de la nécessité de cet examen

(1) Dans l'état actuel de la science, l'analyse chimique, même la plus complète, est insuffisante à donner des résultats *toujours* et *absolument certains*, car aucun procédé ne permet encore à l'heure qu'il est non seulement de doser, mais encore de découvrir dans l'eau les plus redoutables substances d'origine organique, les alcaloïdes toxiques de provenance animale ou *ptomaïnes*.

(2) Nous avons déjà fait allusion à ces deux méthodes à propos de l'examen bactériologique de l'air (V. p. 19). Il existe en province quelques laboratoires de ce genre, auxquels on peut s'adresser pour les analyses biologiques d'eau. Le Congrès international d'hygiène de 1889 a émis un vœu tendant à la création d'un bureau d'hygiène *avec laboratoire* dans toutes les villes et communes importantes. (Voir plus loin, ch. VII).

microbiologique de la plupart des eaux destinées à l'alimentation, et surtout de celles qui, comme les eaux de rivière, de puits, etc., ont pu, dans leur contact avec l'air libre ou leur passage à travers le sol, être souillées par les résidus de la vie organique, animale ou végétale, en se rappelant que ces résidus constituent le réceptacle ordinaire des germes microscopiques de toute nature, dont un certain nombre, au moins, représentent les microbes *pathogènes*, c'est-à-dire les agents notoires de la transmission de plusieurs maladies infectieuses redoutables, telles que la fièvre typhoïde, le choléra, etc.

Provenant de l'air ou du sol par l'intermédiaire des matières organiques qui s'y trouvent répandues, surtout au voisinage des agglomérations humaines, par suite des mille déchets de la vie végétale et animale (excrétions diverses, matières excrémentitielles), ces germes sont entraînés vers la nappe souterraine par les infiltrations incessantes qui ont lieu au sein de la terre, ou charriés à sa surface jusqu'aux rivières et canaux, et l'eau qu'on puise dans ces cours d'eau ou dans cette nappe en est plus ou moins profondément polluée, comme le démontrent toutes les recherches modernes. Il existe une foule d'épidémies plus ou moins généralisées et meurtrières de fièvre typhoïde, par exemple, où l'on a pu prendre pour ainsi dire sur le fait cette migration de germes pathogènes par l'eau de boisson ou le lait, infecté lui-même par l'intermédiaire d'une eau contaminée servant à des mouillages clandestins ou au lavage d'ustensiles usuels.

Les études poursuivies depuis trois ou quatre ans, et surtout les expériences de Koch et de Fraenkel, sembleraient cependant de nature à prouver que les germes pathogènes déposés sur ou dans le sol sont surtout cantonnés dans les couches les plus superficielles; à la faible profondeur de 50 centimètres à 1 mètre, on n'en trouverait plus que très peu. Mais si, sous forme de microbes, ils se multiplient mal ou résistent difficilement dans le sol, ils peuvent s'y conserver longtemps à l'état de spores. D'autre part, les bouleversements de terrain mettent en circulation une grande quantité de germes pathogènes. Ensuite, en admettant même un sol non ameubli, a-t-on toujours la certitude qu'en tous points la couche superposée à la nappe d'eau intratellurique conserve une épaisseur supérieure à celle de la zone microbienne? ou qu'elle ne présente aucune fissure naturelle venant établir quelque insidieuse communication avec celle-ci? ou que cette dangereuse promiscuité souterraine ne résultera, clandestinement, d'aucune effraction artificielle (puits, fosses, tranchées, etc.)?

Dans l'état actuel de nos connaissances, les données relatives aux conditions de la vie et de la distribution des germes pathogènes dans le sol ne paraissent pas encore établies d'une manière définitive et rigoureusement précise : tel a été l'avis du Congrès de 1889 (IIIe section), qui a ajourné tout vote sur la plupart des conclusions proposées par les rapporteurs, à la demande même de l'un d'eux, M. Grancher. Le Congrès s'est borné à cette simple déclaration : « La filtration continue à travers une couche de sol perméable st homogène de 2 à 3 mètres de profondeur semble euffire pour protéger la nappe souterraine contre l'apport des germes pathogènes. »

Il serait quelque peu paradoxal de prétendre que nos villes réalisent l'idéal de la salubrité, et que le sol sur lequel elles sont bâties est absolument vierge de ces détritus organiques accumulés par la vie de chaque jour, où pullulent les microbes. *A priori* donc, on peut craindre que partout où elle est peu profondément située, l'eau de la nappe souterraine n'en soit infectée à un degré quelconque (1), et c'est pour l'indispensable constatation de la présence et de l'abondance relative de ces germes que l'analyse chimique seule est insuffisante et qu'il est nécessaire de recourir, en outre, à l'examen biologique.

Si, dans certaines localités où la nappe souterraine est trop superficielle, il devient nécessaire de recourir, comme appoint et faute de mieux, à l'eau de cette nappe, son infériorité probable au point de vue de sa pureté *réelle* semble indiquer une solution transactionnelle qu'ont adoptée ou que vont adopter plusieurs grandes villes. Cette solution consiste à réserver toute

(1) Ce qui le prouve, ce sont les petites épidémies de maison naguère observées dans maintes villes en des quartiers alors alimentés exclusivement d'eau de puits, c'est-à-dire d'eau de la nappe souterraine.

l'eau de source exclusivement à la boisson, quitte à rationner éventuellement les habitants à l'époque de la sécheresse, et de ne distribuer l'eau du sous-sol (ou de la rivière, suspecte au même titre) que pour les autres usages domestiques, où les inconvénients inhérents à son impureté relative peuvent être considérés comme en quelque sorte négligeables : ce n'est guère qu'une question de canalisation en partie double.

Quand un tel plan n'aura pas prévalu, quelles sont, en se plaçant sur le terrain des faits accomplis et des travaux engagés, les mesures à prendre pour réduire à leur minimum les dangers possibles des eaux de rivière ou de la nappe souterraine mélangées ou non d'eau de source? Ces mesures s'adressent : 1° à la prise d'eau elle-même ; 2° au système de canalisation ; 3° à la distribution publique ou privée.

Prise d'eau. — On devra éviter pour la prise d'eau proprement dite tout voisinage qui serait suspect *a priori* : égouts, fosses d'aisance, amas de fumiers, conduits ou puisards *censés* étanches pour eaux ménagères (fig. 9) et même puisards absorbants à eaux pluviales, simples (fig. 10) ou munis d'un puits d'absorption (fig. 11). Les parois de la prise d'eau seront absolument imperméables et descendront jusqu'au sein même de la nappe liquide, à partir du niveau du sol qu'elles dépasseront un peu.

Système de canalisation. — Pareilles garanties de

voisinage irréprochable et d'étanchéité complète seront

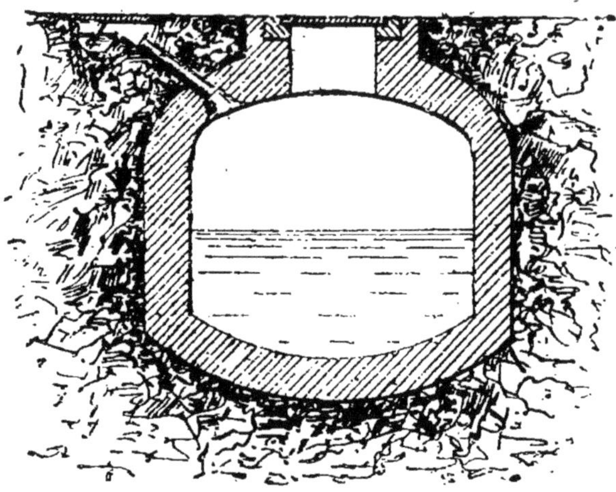

Fig. 9. — Puisard étanche.

exigées de toute la canalisation, c'est-à-dire non seu-

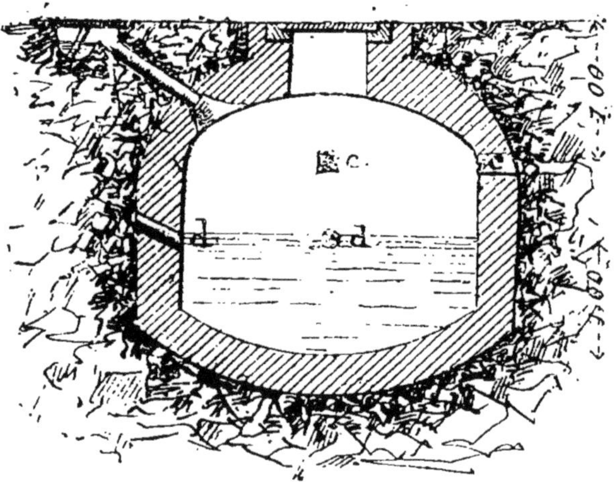

Fig. 10. — Puisard absorbant.

lement des conduites à travers lesquelles l'eau de

rivière ou du sous-sol sera refoulée et élevée jusqu'au réservoir, mais encore de ce réservoir lui-même et des

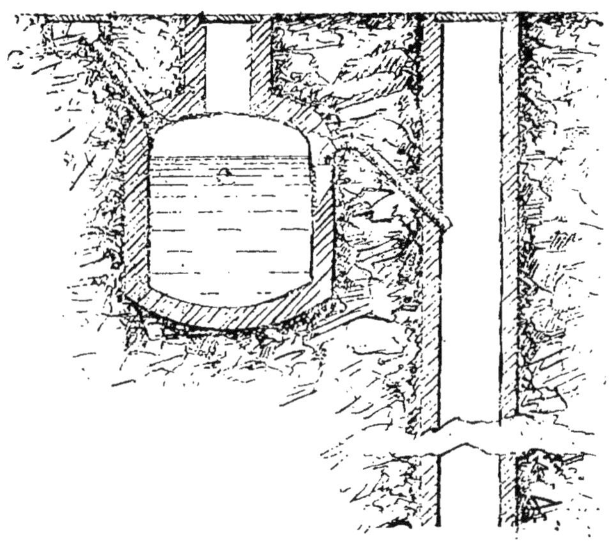

Fig. 11. — Juxtaposition d'un puits étanche et d'un puits d'absorption.

conduites de distribution qui en emmèneront l'eau vers la ville. De plus, il sera avantageux d'éviter autant que possible dans tous ces canaux les brusques inflexions, les coudes trop nombreux, car les anfractuosités, les angles saillants auxquels ces changements de direction correspondent sur leur paroi interne, sont, l'expérience le démontre, des points d'arrêt où ne tardent pas à venir se fixer et prospérer de nombreuses colonies de microbes.

Distribution publique ou privée. — Enfin, la matière première de toutes ces conduites ou de leur revêtement intérieur devra être à l'abri de tout reproche d'insalubrité.

Seront par conséquent rigoureusement proscrits non seulement bien entendu le cuivre, le plomb, — (comme cela existait pour l'aqueduc d'Arcueil (1) ; on en sait les inconvénients (fig. 12), — le fer non rendu inoxydable, d'ailleurs peu usités dans les canalisations *publiques* destinées aux distributions d'eau, mais même les enduits de vernis ou peintures contenant du plomb, y compris un soi-disant *minium de fer* où entre toujours du minium de plomb.

Le zinc et surtout la tôle galvanisée sont au contraire inoffensifs.

Quant à la canalisation *particulière*, on peut dire avec M. A. Gautier (2) que si l'écoulement de l'eau à travers des branchements en plomb de 20 à 30 mètres, conditions habituelles de sa distribution dans nos demeures, n'introduit dans cette boisson aucune quantité appréciable de ce métal, toutefois, comme l'eau peut circuler dans des tuyaux neufs ou *séjourner* dans des tuyaux d'aspiration (3) et même de répartition, il

(1) Du Mesnil, *Note sur l'application d'un revêtement en plomb à l'intérieur de l'aqueduc d'Arcueil* (*Annales d'hygiène*, 1887, t. XVIII, p. 340).

(2) A. Gautier, *le Cuivre et le plomb dans l'industrie et l'alimentation*, Paris, 1889.

(3) Ceci explique les dangers relatifs des pompes dont le tuyau d'aspiration est en plomb, surtout quand le tuyau est neuf et la pompe d'un usage intermittent, ainsi que ceux des *siphons* à eau de Seltz dont l'armature et l'ajutage sont fabriqués en alliage plombifère (Acad. de méd., séance du 9 décembre 1890).

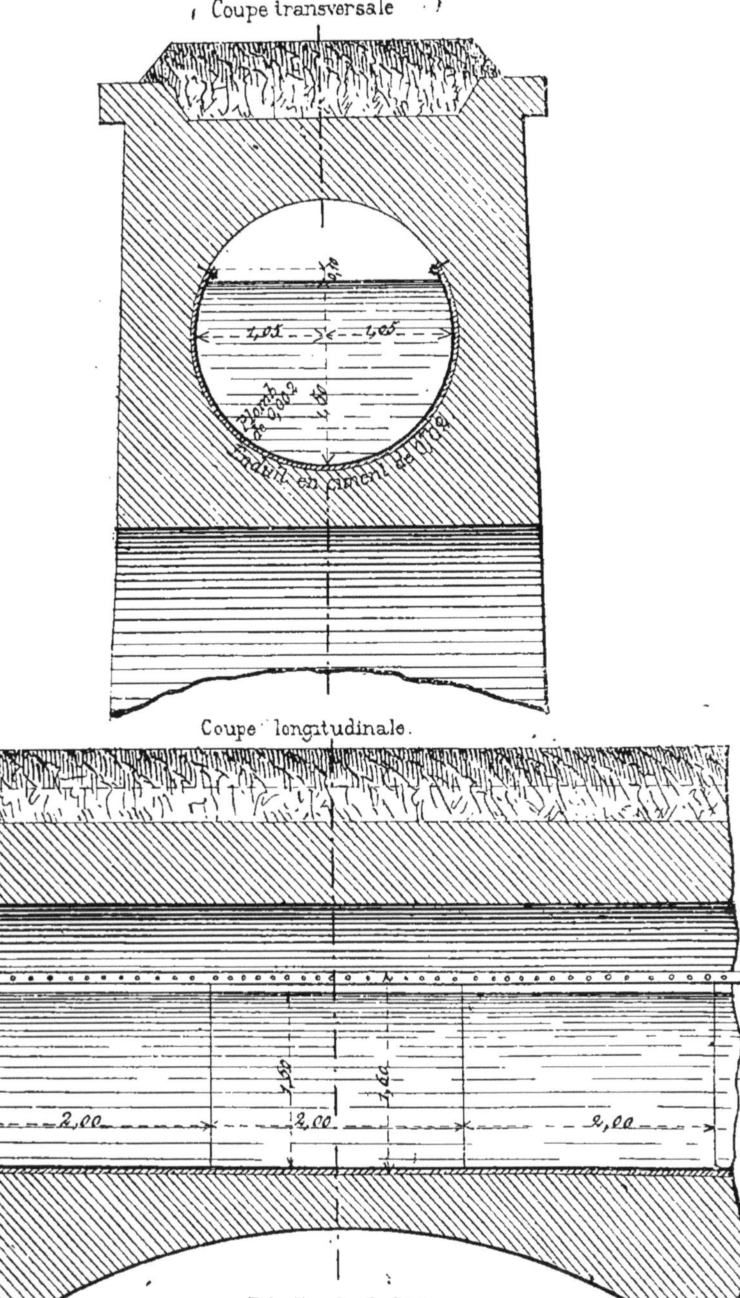

Fig. 12. — Pont-aqueduc d'Arcueil (doublage intérieur en plomb).

paraît téméraire d'affirmer que les conduites et les branchements en plomb doivent inspirer une sécurité absolue. On peut faire une exception pour les tuyaux de plomb *doublés d'étain pur* à l'intérieur, malheureusement difficiles à trouver et dispendieux (1).

Filtrage. — L'installation d'efficaces appareils de filtrage serait évidemment l'idéal à poursuivre dans la distribution publique d'une eau destinée à la boisson et susceptible de contenir des germes pathogènes, comme celle qu'on emprunte à la rivière ou à la nappe souterraine.

Un bon procédé de filtration en grand des eaux destinées à l'alimentation publique est celui des bassins de sable, utilisé depuis longtemps en Angleterre (fig. 13) et employé couramment à Berlin, Zurich, Varsovie, Hambourg, Calcutta, etc. « Ce ne sont pas des filtres parfaits donnant de l'eau bactériologiquement pure ; mais ils réduisent le nombre des microbes véhiculés par l'eau dans des proportions considérables et suffisantes pour écarter ou diminuer les dangers que comportera toujours la distribution de l'eau » d'une rivière riche en germes pathogènes comme la plupart de celles qui traversent de grandes villes (2).

(1) Des tuyaux de ce genre figuraient à l'Exposition universelle de 1889, parmi les produits d'une maison de Londres (Quirk Sarton et Cie). Au mètre, leur prix de revient est le double de celui des tuyaux ordinaires.

(2) Vaillard, *Rapport sur l'épuration de l'eau de Seine*, à la *Société médicale des hôpitaux*, séance du 7 mars 1890).

Malheureusement, on ne pourra pas toujours voir effectuer une telle réforme, dont souvent la réalisation offrira du reste quelques obstacles. Dans ces conditions, si l'on ne veut boire que de l'eau réellement saine, on sera réduit à des mesures particulières d'épuration, et il importe de rappeler quelles sont les meilleures.

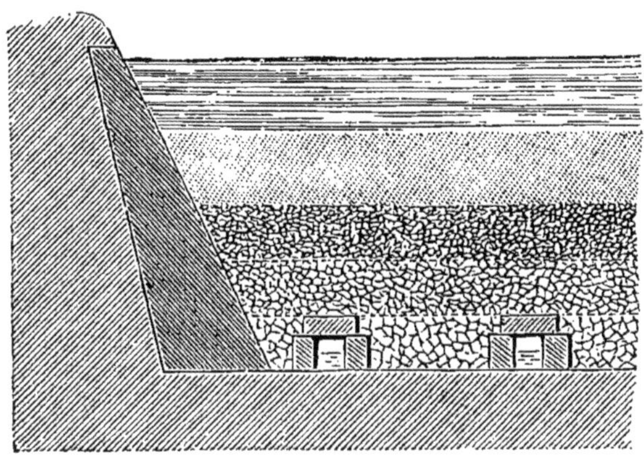

Fig. 13. — Le filtre de la compagnie Lambeth (filtration de haut en bas).

D'après les expériences de Frankland, le charbon animal, le *fer spongieux*, le coke ordinaire sont capables de stériliser complètement pendant un mois, c'est-à-dire de purifier de tout microorganisme, de l'eau même très riche en microbes. Au bout de ce temps, le filtre au fer spongieux les retient encore tous, le coke en laisse passer quelques-uns, le charbon animal *plus qu'il n'y en existait avant l'expérience.*

Le sable pur et le verre pulvérisé ne peuvent retenir plus de 90 p. 100 des germes microscopiques.

Les mêmes substances agitées simplement pendant peu de temps avec l'eau à épurer donnent des résultats meilleurs encore, surtout le coke, de sorte qu'un bon moyen de purifier de grandes quantités d'eau, en l'absence de filtres préparés d'avance, et quand il s'agit d'improviser la purification, serait le brassage de l'eau avec une certaine quantité de coke écrasé.

Mais un tel procédé devant être rarement à la portée des particuliers, mieux vaut recourir aux filtres proprement dits, dont le meilleur, de l'aveu de tout le monde, est le *filtre Chamberland*. Après les essais les plus minutieux, M. Miquel, dont on connaît la compétence spéciale en fait d'analyse bactériologique, n'hésite pas à déclarer que « c'est le seul filtre industriel qui puisse s'opposer efficacement à la transmission des maladies par les eaux destinées à l'alimentation », ou plus exactement par les microbes contenus dans ces eaux, car, à notre connaissance, il n'existe aucun filtre *démontré* capable de retenir les ptomaïnes, alcaloïdes d'origine animale encore peu connus dont l'innocuité par rapport à la transmission des maladies infectieuses est loin d'être établie.

Nous ne saurions mieux faire que d'emprunter à M. Vallin sa description si claire du filtre Chamberland (1).

« Il se compose (fig. 14) d'une sorte d'éprouvette en porcelaine dégourdie A, fixée par son bord libre,

(1) Vallin, *Revue d'hygiène*, 1884, p. 595.

l'extrémité fermée étant en haut, sur le fond d'un cylindre métallique D, de 5 centimètres de diamètre et de 25 à 30 centimètres de hauteur, qui la coiffe et la contient à l'aide d'une occlusion à vis très hermétique. L'eau arrive sous la pression du service d'eau, c'est-à-dire sous la pression de une à quatre atmosphères, dans l'intervalle E, qui sépare les deux tubes ; elle ne peut s'échapper qu'en traversant de dehors en dedans les parois du vase de porcelaine, et, de l'intérieur de celui-ci, elle est amenée au dehors par un simple robinet fixé en B à la douille de l'enveloppe métallique.

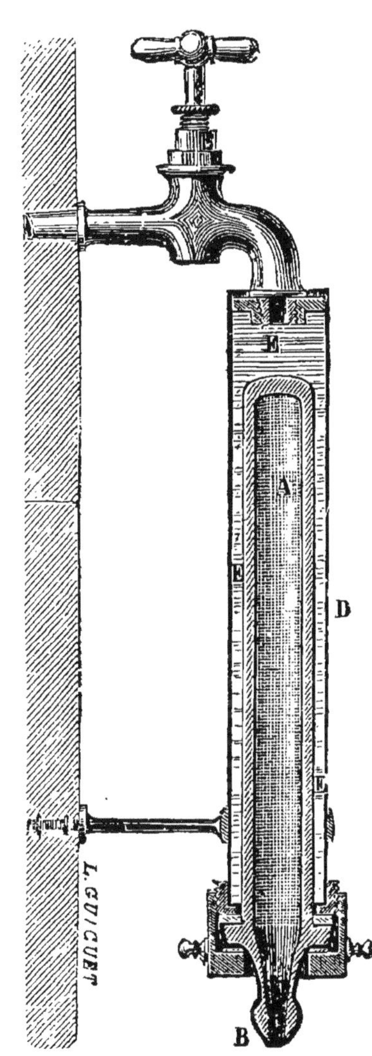

Fig. 14. — Filtre Chamberland.

» Pour nettoyer le filtre, il suffit de dévisser l'extrémité inférieure de cette gaine extérieure ; la surface externe du vase poreux est recouverte d'une couche mince de détritus ; on lave la porcelaine, on la plonge dans l'eau bouillante, on pourrait même la faire rougir à la flamme d'un bec de gaz, de manière à carboniser toute la matière organique retenue dans ses pores, et le filtre est exactement revivifié, sans perte de temps et sans dépense. »

Certaines défectuosités de fabrication ayant été constatées sur plusieurs de ces filtres, parfois vendus avec des fissures méconnues qui, en fait, les rendent absolument impropres à remplir leur office de purification complète par rapport aux protoorganismes des eaux, il importe de les soumettre à de sérieux essais. Mais une fois contrôlé de la sorte, « chaque cylindre laisse passer, sous la pression de deux atmosphères, un litre par heure, soit 20 litres par jour ; en juxtaposant quatre ou cinq de ces tubes en forme de batterie, on arrive facilement à obtenir par jour 100 litres d'une eau biologiquement pure, suffisant largement aux besoins alimentaires d'un ménage. Chaque tube ne coûte que quelques francs, l'appareil est peu encombrant, presque inaltérable, et son nettoyage est d'une simplicité extrême ».

Le fonctionnement du filtre Chamberland exige, comme on le voit, de l'eau *sous pression*, condition habituelle de la distribution à domicile par abonnement. Dans le cas contraire, on peut y suppléer soit par l'emploi des *filtres aspirateurs à pompe rotative*, soit en créant artificiellement chez soi la pression requise au moyen des *réservoirs élévateurs* d'eau du système Carré (Exposition universelle de 1889) (1).

(1) Pour juger du degré de limpidité de l'eau, on peut, à l'exemple de M. Chamberland, recourir à *l'épreuve optique* appli-

Il existe un autre filtre, dû à M. Maignen, qui a pour effet, outre une clarification parfaite, de retenir les matières en dissolution dans l'eau. C'est dire que ces deux instruments sont susceptibles de se compléter l'un l'autre, car le filtre Chamberland, imperméable à tous les microbes pathogènes, demeure, comme nous l'avons dit, impuissant à dépouiller l'eau des matières toxiques ou nuisibles tenues en solution : les poisons minéraux, tels que le plomb, et les ptomaïnes. Le *filtre rapide* de M. Maignen se compose essentiellement (fig. 15) : 1° d'un cône D en porcelaine perforé sur lequel est fixée en haut et en bas une sorte de gaine en tissu d'amiante qu'on recouvre par voie humide d'une couche pulvérulente de charbon animal très pur obtenu par un procédé spécial (*carbo-calcis*) ; 2° d'un manchon ambiant ABC, qu'on remplit de ce même charbon en petits grains ; 3° d'un réservoir cylindrique extérieur muni d'un robinet dans lequel est reçue l'eau filtrée, issue de la gaine d'amiante après avoir traversé le charbon en grains et la couche de charbon en poudre

quée par Tyndall au contrôle de la pureté de l'air. Cette méthode consiste à examiner l'eau en expertise dans un ballon de verre noirci sur un de ses hémisphères, au milieu duquel a été laissé transparent un espace circulaire d'un diamètre de 0,005 à 0,01 environ. Passant à travers cette sorte de fenêtre ronde, la lumière d'une lampe communique à l'eau, quand on regarde de l'autre côté du ballon, une teinte variable jusqu'à l'opalinité intense suivant les proportions d'impuretés en suspension, tandis qu'avec de l'eau absolument limpide, le rayon lumineux passe sans produire cette sorte de sillage. Ce procédé est extrêmement délicat.

déposée à la surface de l'enveloppe d'amiante. Ce dépôt s'effectue par l'introduction préalable, dans le compartiment supérieur A, d'un volume déterminé d'eau dans laquelle on a délayé une certaine quantité de carbo-calcis pulvérulent. Une fois cette préparation faite, on peut remplir indéfiniment le filtre, et l'eau, versée en A sur le couvercle perforé B du manchon C, passe parfaitement pure. Le nettoyage de ce très bon instrument est extrêmement simple : il s'opère 2 à 4 fois l'an par de simples rinçages, sous un robinet d'eau, du cône de porcelaine recouvert d'amiante : on enlève ainsi le charbon en poudre usé qui le tapisse et qu'il faut, bien entendu, remplacer ensuite.

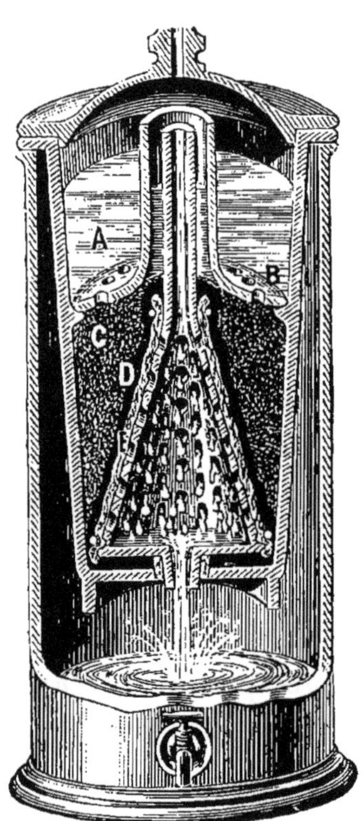

Fig. 15. — Filtre Maignen.

Pour se garantir aussi complètement que possible des dangers des eaux notoirement impures provenant soit d'un sous-sol douteux, soit de rivières ou de ruisseaux suspects, il sera prudent, à défaut de filtres publics *éprouvés*, de se munir de l'un ou de l'autre de ces deux instruments, surtout bien entendu dans les habitations collectives (établissements d'éducation, hôpitaux, casernes, prisons, usines, couvents, etc.), à commencer par celles, telles que les internats et les casernes, où vivent réunies un certain nombre de personnes que leur jeunesse ou les conditions relativement défavorables de l'existence en commun rendent plus accessibles aux maladies infectieuses. Quelque épidémie menace-t-elle, on ne tarde pas à voir se dessiner une incontestable amélioration dans l'état sanitaire de ces habitations collectives sitôt qu'on n'y distribue plus que de l'eau de source ou tout au moins de l'eau filtrée à l'aide de ces excellents appareils.

A l'appui de cette assertion, qu'il nous soit permis de citer le rapport adressé le 18 février 1890 par le Ministre de la guerre au Président de la République, et dont les données positives reposent sur les documents si précis de la statistique médicale de l'armée. Voici un court extrait de ce rapport :

« D'après un état dressé avec beaucoup de soin par le service du génie, à la suite des analyses bactériologiques exécutées au laboratoire du Val-de-Grâce, un tiers environ des établissements militaires était alimenté, au mois de juillet 1888, par des eaux susceptibles de développer des épidémies, car le bacille caractéristique de la fièvre typhoïde ou d'autres germes infectieux y avaient été observés en quantité parfois très considérable. Les deux autres tiers, bien qu'alimentés avec de l'eau réputée bonne, ont donné sur plusieurs points de dures déceptions, dues le plus souvent à ce que des précautions suffisantes n'ont pas été prises pour protéger les sources ou les réservoirs contre le mélange avec les eaux contaminées.....

» Depuis le mois de juillet 1888 jusqu'au 31 décembre 1889, 92 établissements ont reçu des eaux de source de bonne qualité, 64 ont été dotés de filtres perfectionnés ; dans 122, des puits contaminés ont été sévèrement condamnés. Les 156 établissements où l'eau a été soit changée soit purifiée par le filtrage représentent le tiers environ de la tâche totale. La réforme, quoique partielle, a déjà eu son contre-coup dans les relevés de la statistique médicale. Si l'on compare en effet la morbidité et la mortalité dues à la fièvre typhoïde en 1889 avec la moyenne des trois années précédentes, on trouve que pour l'ensemble des dix-huit corps d'armée la mortalité a diminué d'un quart et la morbidité dans une proportion encore plus grande.... »

De tels résultats se passent de commentaires.

L'ébullition, surtout si elle est un peu prolongée, prive l'eau de la presque totalité de ses germes. A défaut de filtre *sûr*, et principalement en temps d'épidémie, il faut donc ne boire que de l'eau bouillie, à moins que l'on ne puisse disposer d'une eau de source *certainement* pure.

CHAPITRE IV

DES SOUILLURES DES EAUX : DES IMMONDICES

La question de la transmissibilité de certaines maladies infectieuses par l'intermédiaire de l'eau potable étant, comme on l'a vu, étroitement liée, dans les villes, à celle du degré de souillure de leur sous-sol, au sein duquel les eaux sont en contact manifeste ou occulte avec toutes sortes de résidus immondes, il est d'une haute importance de connaître les principales provenances de ces différentes matières, afin de réduire au minimum les graves dangers inhérents à leur présence, même passagère, dans les lieux habités.

Ces immondices sont presque exclusivement constituées par les mille déchets de la vie humaine : déjections diverses d'origine humaine ou animale, ordures, eaux ménagères et de lavages domestiques, détritus de tout genre, de nature végétale ou animale.

Dangers des matières excrémentitielles humaines. — Les plus nuisibles sont, sans contredit, les matières excrémentitielles humaines : l'urine et les matières fécales, dont il importe de débarrasser les

3.

Entrées dans les hôpitaux de Paris par fièvre typhoïde en 1887.

Le nombre de jours compris entre les signes × × représente le temps pendant lequel on a distribué de l'eau de rivière après avertissement officiel.

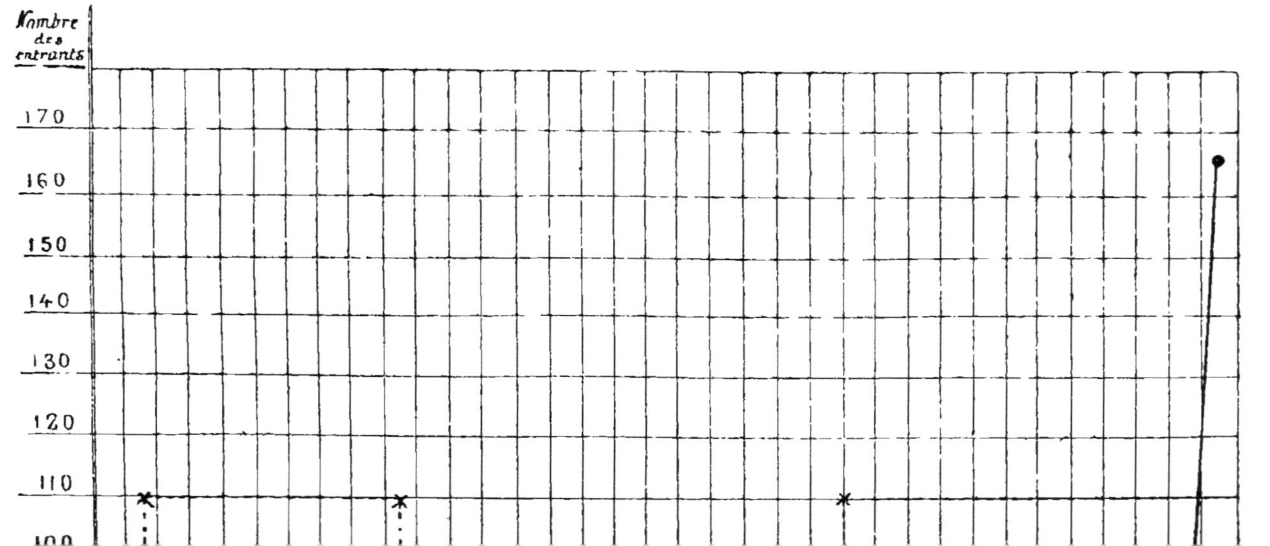

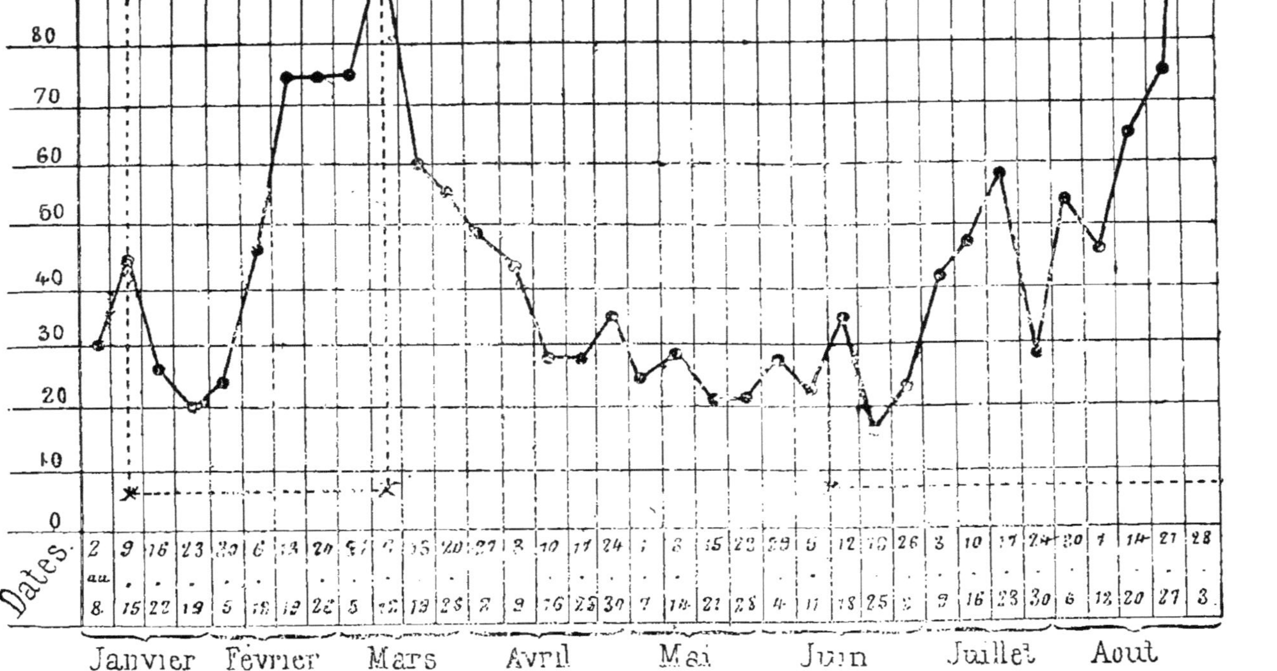

Fig. 16. — Marche de la fièvre typhoïde dans les hôpitaux de Paris en 1887. (Voyez p. 49.)

habitations le plus rapidement et le plus complètement possible, car elles représentent l'agent le plus actif de leur infection, et par là il ne faut pas entendre seulement leurs exhalaisons méphitiques, mais encore et surtout les propriétés toxiques des germes infectieux qu'elles contiennent en abondance. En effet, si les déjections des individus bien portants sont loin d'être inoffensives, comme l'observation le démontre, celles des personnes atteintes de maladies infectieuses doivent être considérées comme réalisant à cet égard le degré le plus élevé de perniciosité.

Pour la fièvre typhoïde, par exemple, la plus répandue en Europe et la plus redoutable de toutes, les agents connus de sa propagation peuvent être, comme l'a montré M. le professeur Brouardel (1), l'eau que l'on boit, l'air que l'on respire, les linges et les vêtements souillés, les mains des garde-malades. Les deux premiers de ces modes de diffusion étant les seuls qui nous intéressent pour le moment, puisque seuls ils mettent en cause l'action des matières excrémentitielles s'exerçant dans des latrines défectueuses, des fosses d'aisance mal installées, de mauvais égouts, nous n'étudierons pas ici les deux autres.

L'influence de l'eau contaminée par les déjections

(1) Brouardel, *Des modes de propagation de la fièvre typhoïde*, Conférence faite au Congrès d'hygiène de Vienne, le 26 septembre 1887 (*Annales d'hygiène*, 1887), et Discours d'ouverture du Congrès d'hygiène de Paris, prononcé le 4 août 1889 (*Annales d'hygiène*, 1889).

des typhiques est prouvée par une foule d'épidémies, au nombre desquelles, à Vienne, M. Brouardel a cité celle de 1884, à Genève, mais surtout celles plus démonstratives de 1886 à Pierrefonds (1), à Clermont-Ferrand (2), de 1886-1887 à Paris (fig. 14), et les épidémies récentes de Lorient (3), de Joigny (4), dans lesquelles l'eau de boisson a été trouvée peuplée de microbes typhoïgènes (5), qui se rencontrent à une certaine période dans les matières et parfois même dans les urines des individus atteints.

Quant à l'influence de la propagation par l'air souillé de miasmes excrémentitiels, et surtout par l'air humide, quelques exemples nouveaux et probants en ont été rapportés en 1882 au Congrès médical international de Genève par M. le professeur Bouchard, mais elle a été mise hors de doute par les faits publiés par Murchison en 1878 (émanations d'un égout), par ceux plus récents relatés par M. le Dr Landouzy (émanations

(1) Brouardel, *Enquête sur une épidémie de fièvre typhoïde qui a régné à Pierrefonds* (*Ann. d'hygiène,* février 1887).

(2) Brouardel et Chantemesse, *Enquête sur les causes de l'épidémie de fièvre typhoïde qui a régné à Clermont-Ferrand* (*Ann. d'hygiène*, mai 1887).

(3) Brouardel et Chantemesse, *Enquête sur l'origine des épidémies de fièvre typhoïde observées dans les casernes de la marine à Lorient* (*Ann. d'hygiène*, 1887, t. XVIII, p. 497).

(4) Gabriel Pouchet, *Du rôle de l'eau potable dans l'étiologie de de la fièvre typhoïde; enquête faite à Joigny* (*Yonne*) (*Ann. d'hygiène*, 1888, t. XIX, p. 119).

(5) C'est le bacille d'Eberth et Cornil, ainsi désigné des noms des savants qui l'ont découvert en Allemagne et en France.

de tuyaux de latrines), par une épidémie développée il y a quelques années à Bruxelles (communications accidentelles entre les appartements des maisons d'un quartier neuf et l'atmosphère des égouts).

Des constatations analogues ont été faites pour le choléra, dont le microbe pathogène (1) se rencontre aussi dans les déjections et peut se propager à l'aide des mêmes intermédiaires (eau, air). Il en est probablement de même de la dyssenterie, peut-être de la tuberculose, etc.

Eloignement des matières excrémentitielles. — Les matières excrémentitielles doivent donc être éloignées au plus vite des habitations, faute de pouvoir les détruire ou tout au moins les rendre absolument inoffensives en leur enlevant tous leurs éléments dangereux, ce qui jusqu'ici, en pratique, est demeuré au-dessus de notre pouvoir. Par conséquent, il faut proscrire non seulement, cela va sans dire, le dépôt ou la projection des ordures humaines au dehors sur la voie publique, malheureusement pas assez énergiquement réprimés dans la plupart de nos villes (2), mais encore

(1) Il s'agit du bacille-virgule découvert par Koch.

(2) L'autorité municipale a également le droit, sanctionné par divers arrêts de la Cour de cassation et du Conseil d'État, « d'interdire de jeter des ordures et des immondices dans les cours des maisons; de défendre aux propriétaires ou locataires de faire dans l'intérieur des cours, jardins ou bâtiments, aucun amas d'excréments, urines, fumiers ou autres immondices capables de répandre l'infection : la même défense est applicable aux voies

les fosses fixes, même les fosses mobiles, et surtout les puits perdus, si communs dans beaucoup de localités, par lesquels les déjections humaines s'en vont indéfiniment infecter le sol et le sous-sol des villes. Nous reviendrons du reste plus loin avec quelque détail sur cette dernière question.

Les procédés d'évacuation des vidanges sont nombreux, mais ils ne s'appliquent pas indistinctement aux mêmes circonstances, et d'ailleurs aucun n'est à l'abri de tout reproche. Le transport au loin, soit aux champs à titre d'engrais en nature, soit à des usines spéciales que du reste condamne l'hygiène en raison de l'insalubrité de leur voisinage, implique (1) l'usage des fosses mobiles ou fixes, c'est-á-dire le séjour plus ou moins prolongé des déjections humaines dans les habitations, avec toutes les éventualités malsaines qui en résultent : émanations méphitiques dans l'air, fuites dans le sol ou la maçonnerie à travers des fissures souvent ignorées existant dans les conduits des cabinets d'aisance.

Reste l'évacuation par l'intermédiaire des égouts, comprenant le système appelé *tout à l'égout*, et les sys-

privées ; de faire enlever à des époques déterminées, même dans des maisons particulières, les dépôts de fumiers, immondices ou autres matières répandant des exhalaisons infectes.

(1) Nous ne parlons pas ici, bien entendu, des systèmes d'évacuation des vidanges par aspiration pneumatique ou par refoulement au moyen de l'air comprimé (systèmes hollandais de Liernur, français de Berlier). De tels procédés ne sont pas d'ailleurs à la portée des petites villes.

tèmes dérivés, dont le moins mauvais est le procédé Waring, le seul d'ailleurs qui serait applicable à beaucoup de villes. Du reste, tous ces systèmes ont une difficulté commune, la destination à donner aux eaux-vannes, ce qui n'est pas un des moindres éléments du problème à résoudre.

CHAPITRE V

DES ÉGOUTS

Système Waring. — Comme l'a rappelé au Congrès de Vienne M. Durand-Claye, le plus ardent défenseur, on pourrait presque dire l'auteur de la théorie des égouts à grande eau, le système Waring est un expédient qui comporte l'admission exclusive, dans son unique ou dans son principal réseau de conduites, des eaux ménagères et des matières de vidange des maisons, et qui laisse les eaux pluviales et les eaux de la voie publique s'écouler simplement par les ruisseaux de la rue ou par une seconde canalisation distincte.

« M. Waring se contente d'établir une canalisation en grès, avec réservoirs de chasse du système Rogers-Field de Londres, et de nombreuses prises d'air par les tuyaux de chute ou par des évents spéciaux communiquant avec la voie publique. Il permet le libre emploi de l'eau dans les immeubles, l'aération de la canalisation et des chutes, l'envoi direct des vidanges dans le réseau, et constitue ainsi un progrès réel sur l'ancien état de choses, dans les villes dépourvues d'un bon réseau d'égouts ou condamnées au dangereux système des fosses fixes....... Dans les villes ordinaires, des conduites en grès avec réservoirs de chasse peuvent récolter dans l'ensemble d'un quartier les eaux et immondices sorties des immeubles et de la voie publique; le diamètre des conduites n'atteint pas, en effet, une dimension exagérée (1), même si elles drainent 50 à 100 hectares. Les artères principales seront des égouts de forme rationnelle, facilement et constamment accessibles, de telle sorte que l'assainissement de la cité tout entière ne soit pas arrêté par une obstruction de conduite. »

Absolument inapplicable dans les grands centres, le système Waring ou *Separate-System* présente plusieurs inconvénients, à peu près négligeables d'ailleurs, selon nous, dans les villes non traversées par d'importants cours d'eau : l'inévitable souillure des rivières où vont se déverser, dans leur parcours intra-urbain, les eaux de pluie et du lavage des rues, qui, l'analyse biologique le démontre, sont assez riches en microbes nuisibles; l'inondation possible du sol et du sous-sol (caves et rez-de-chaussée) des quartiers bas pendant les grandes

(1) Les petits collecteurs de rue n'ont que 15 centim. de diamètre, les autres sont à l'avenant. La pente est de 2 à 5 p. 1000; la progression des matières y est assurée, en dehors des chasses d'eau spéciales, par l'écoulement des eaux ménagères et l'eau des water-closets (Arnould, *Nouveaux éléments d'hygiène*, 2e édition).

averses; la fréquence éventuelle des engorgements de conduites d'un faible diamètre; enfin, la cherté relative de canalisations spéciales, surtout en cas de réseaux doubles.

Voici, à cet égard, l'avis formulé par le Congrès d'hygiène de Paris de 1889 : « Le système de la double canalisation avec séparation des eaux de pluie qui sont chassées dans les cours d'eau environnant les villes est compliqué, inefficace, coûteux et d'un entretien difficile. Il doit être condamné toutes les fois que des circonstances particulières n'en recommandent pas exceptionnellement l'adoption. »

Système du tout à l'égout. — Plus simple donc et plus économique, le système du *tout à l'égout* se résume dans la constitution d'une canalisation accessible à la fois aux matières de vidange et aux immondices, ainsi qu'aux eaux sales de toute provenance et de toute espèce, y compris celles des pluies. Cette canalisation se compose de *conduites de maison* (en métal ou en poterie), de *branchements particuliers*, de forme cylindrique; d'*égouts de rue* ou *de quartier* (en grès vernissé ou émaillé, en ciment ou en maçonnerie); de *collecteurs* secondaires ou généraux. — Les figures 17, 18 et 19 reproduisent des coupes d'égouts modernes de divers types à section non circulaire : ovoïde à radier courbe ou à radier rectangulaire.

Des réservoirs de chasse doivent être posés à l'origine des conduites en égout et en tête des galeries pour

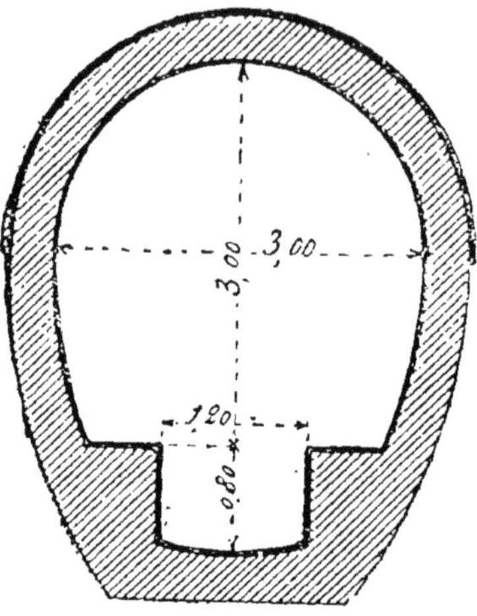

Fig. 17. — Égout à cunette (type n° 5, Paris).

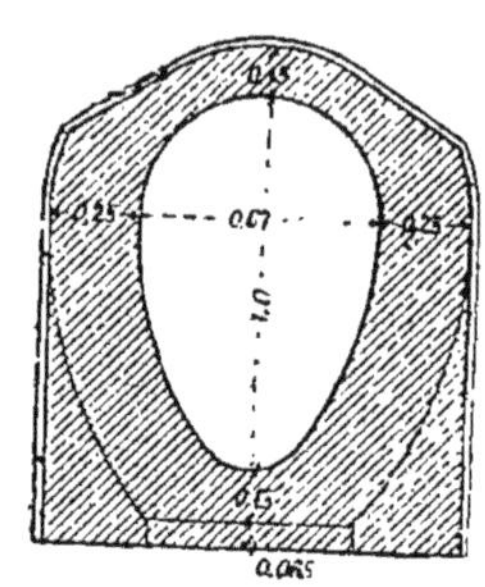

Fig. 18. — Égout ovoïde.

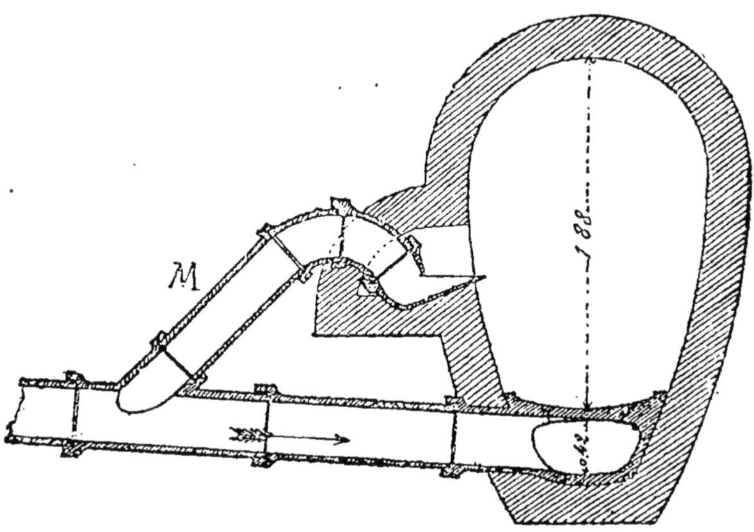

Fig. 19. — Égout ovoïde avec drain spécial sur son radier.

suppléer, par de massives et intermittentes projections d'eau, à l'insuffisant écoulement des matières.

A Paris, ces réservoirs de chasse des égouts (fig. 20),

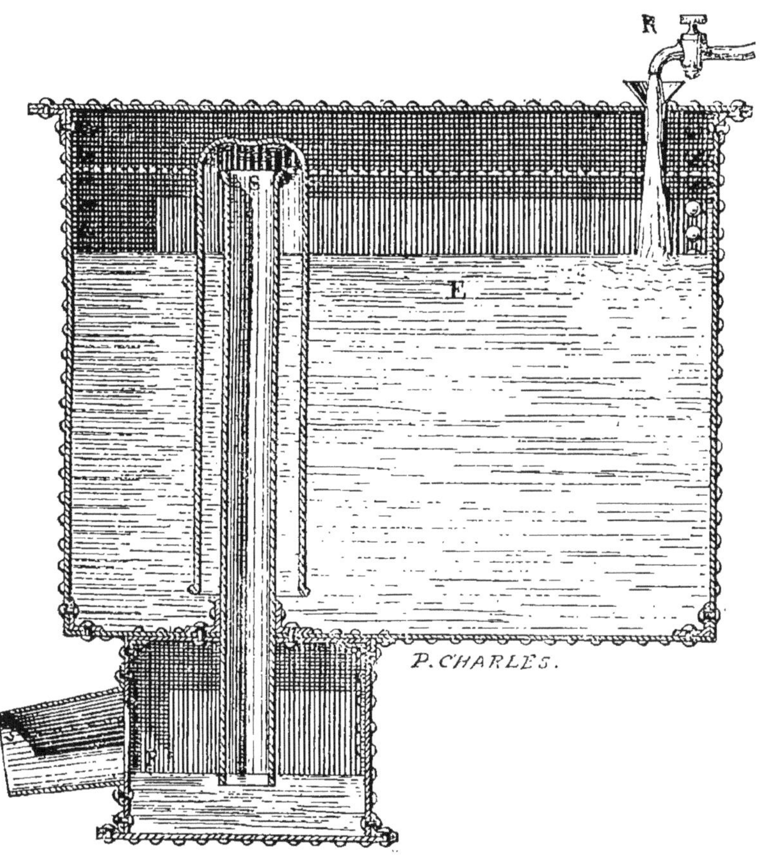

Fig. 20. — Réservoir automatique Rogers-Field.

S, siphon d'eau ; b, fermeture hydrostatique ; R, robinet d'arrivée.

placés à leur origine et tous les 250 mètres, le long de leur parcours, contiennent 10 mètres cubes d'eau et se

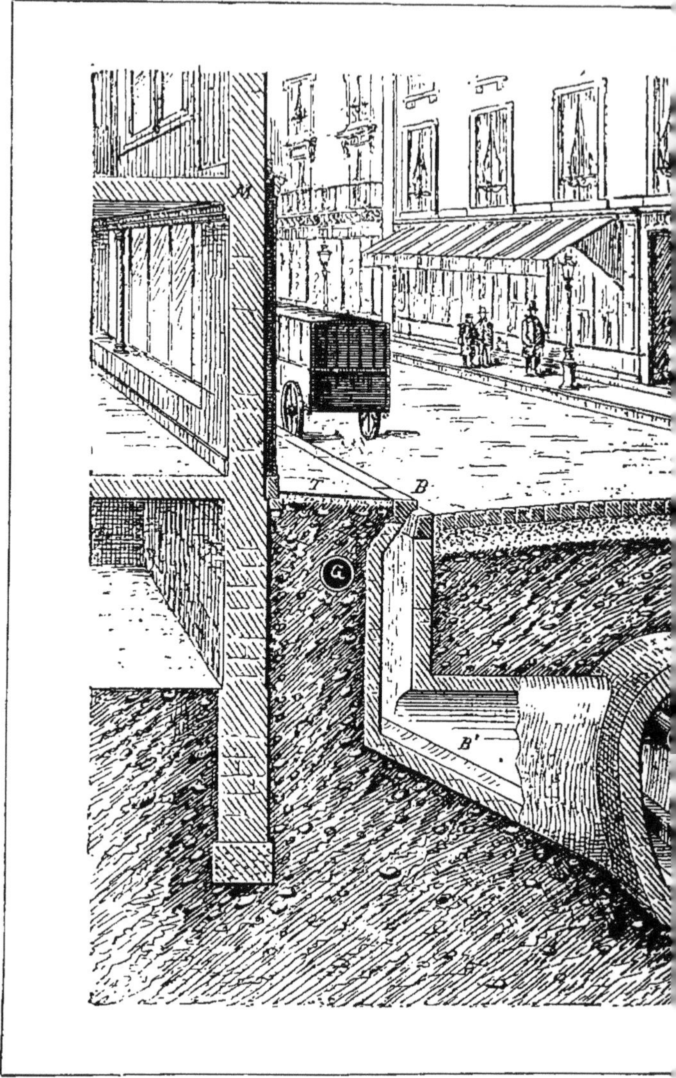

Fig. 21. — (

1, chaussée pavée; TT', trottoirs en bitume avec bordure en granit; M
maisons particulières; B, bouche d'égout; B', branchement de bouche d'égo
B'', branchement d'égout particulier; E, égout; r, radier; C, conduite d'
(eau de Seine); C', conduite d'eau (eau de source); F, fils télégraphiques
cuvette siphoïde; t', tuyaux conduisant les eaux de vidange à l'égout; D,

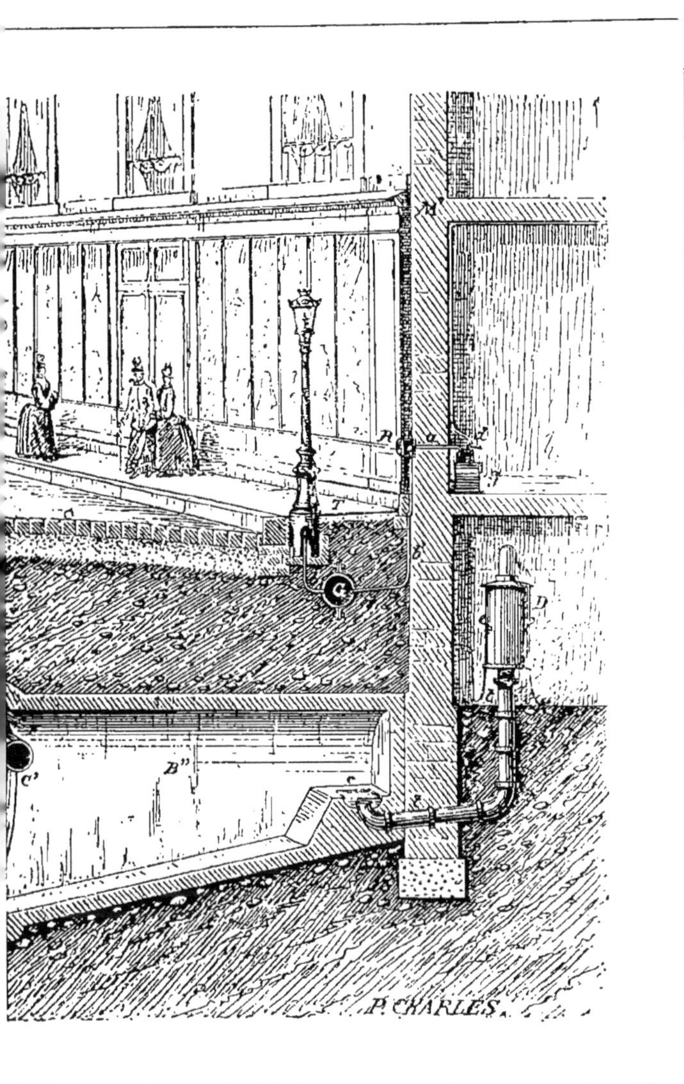

du sol parisien.

pareil diviseur; GG, conduites de gaz; *b*, branchement de gaz (service public); *b'*, branchement de gaz (service particulier); R, robinet de prise de gaz; *a*, branchement de gaz (arrivée au compteur); *g*, compteur à gaz; *d*, branchement de gaz (départ du compteur, alimentation intérieure).

vident d'un seul coup en une ou plusieurs fois dans les 24 heures, pour assurer et compléter l'évacuation des immondices.

Dans les types d'égouts les plus perfectionnés, le calibre interne n'est pas régulièrement cylindrique : le segment inférieur, plus petit, constitue une sorte de demi-tuyau où le ruissellement s'effectue mieux à pente égale que dans une conduite fermée; cette espèce de rigole est recouverte d'une voûte spacieuse et haut cintrée, véritable canal en tunnel qui loge les diverses distributions d'eau, de gaz, de télégraphie, etc. (fig. 21), et qui, en cas de pluies torrentielles, reçoit et débite l'eau tombée en excès dans les rues. Les dimensions des égouts de ce système, dit « unitaire », varient suivant le volume des eaux qu'ils doivent recevoir, pluies comprises. A Paris par exemple, le grand collecteur a 4^{m},40 de hauteur, 5^{m},50 de large avec deux trottoirs latéraux de 0^{m},90; les branchements particuliers, de 0^{m},80 à 1^{m},80 de hauteur sur 0^{m},85 de largeur; les petits conduits cylindriques de poterie, de 0^{m},21 à 0^{m},63 de diamètre. Une certaine pente est nécessaire pour y assurer un courant suffisant : de 0^{m},30 à 0^{m},50 pour 1000 mètres dans les grands collecteurs (Paris), et l'on augmente la déclivité à mesure que la canalisation se rétrécit, depuis 1 pour 1000 jusqu'à 1 pour 50.

Pour recevoir dans l'égout les eaux de rue, il doit y avoir des *bouches d'égout* grillées au niveau du sol; divers expédients (exemple : les *gullies*, usitées en Angleterre) sont employés pour réduire l'ensablement inhérent à l'introduction des détritus entraînés par les eaux de rue.

Le nettoyage des égouts s'effectue par les soins d'ouvriers qui y descendent dans des *regards* ou *trous d'homme* placés sur le trottoir ou sur la chaussée, et qui opèrent le curage soit à l'aide d'instruments manuels (rabots, brosses, rateaux spéciaux), soit en dirigeant l'action mécanique de *bateaux* ou de *wagons-vannes*, possible seulement dans les galeries larges et régulières. A Paris, l'égout en siphon du pont de l'Alma se cure automatiquement par l'action d'une *sphère-vanne* qui, roulant spontanément contre la paroi supérieure du canal, oblige l'eau à passer sous elle avec violence et à chasser les dépôts en avant (1).

L'atmosphère gazeuse ainsi que les eaux d'égout, surtout de ceux qui reçoivent les matières excrémentitielles, contiennent normalement, cela va sans dire, de nombreux éléments de méphitisme, contre lesquels il importe de se prémunir. Mais d'abord ce danger est considérablement réduit dans les égouts bien construits et libéralement irrigués. Cependant les communications inévitables de la canalisation soit avec l'atmosphère de la voie publique (bouches d'égout, etc.), soit avec l'air intérieur des habitations (par l'intermédiaire des conduites de maison et d'appartement) peuvent déterminer des émanations incommodes. On a voulu y remédier par une *ventilation artificielle* des égouts,

(1) Arnould, 2e édition.

impliquant des tuyaux d'évent atteignant le faîte des constructions ; le résultat obtenu est resté très inférieur aux espérances. Quand l'état et le bon fonctionnement de la canalisation sont satisfaisants, les ouvertures de rue ne laissent presque pas échapper d'effluves, que d'ailleurs on désodorise, en Angleterre, par l'emploi de filtres spéciaux à charbon de bois concassé, dus à M. Steenhouse. Pour ce qui est des reflux possibles des gaz d'égout par les conduites des maisons, on les empêche par les « coupe-air » ou *siphons hydrauliques*, dont il sera question plus loin (Voy. fig. 22, représentant la disposition d'un siphon et de sa ventilation).

Le Congrès d'hygiène de Paris a exprimé en ces termes son opinion à ce sujet :

« Toutes les villes qui veulent entreprendre leur assainissement, si elles ont assez d'eau, une pente convenable pour entretenir la libre circulation, empêcher toute stagnation des immondices et des eaux, doivent adopter le système du tout à l'égout, qui s'approche de la perfection plus que tout autre système. »

Égouts anciens. — Faute de ce dernier système et du système Waring, peut-on tirer parti des vieilles canalisations, comme celles dont sont dotées beaucoup de nos villes, et atténuer un peu les dangers qu'elles offrent pour la salubrité publique ? Il faut, dans ce but, assurer ou restituer aux égouts une pente et une irrigation suffisantes, ainsi qu'une étanchéité parfaite. En même temps que la pente nécessaire pour permettre un réel courant, il convient de donner à leur canalisation un calibre plutôt exagéré que trop étroit, et de réduire à leur minimum, dans leurs ramifications, les coudes

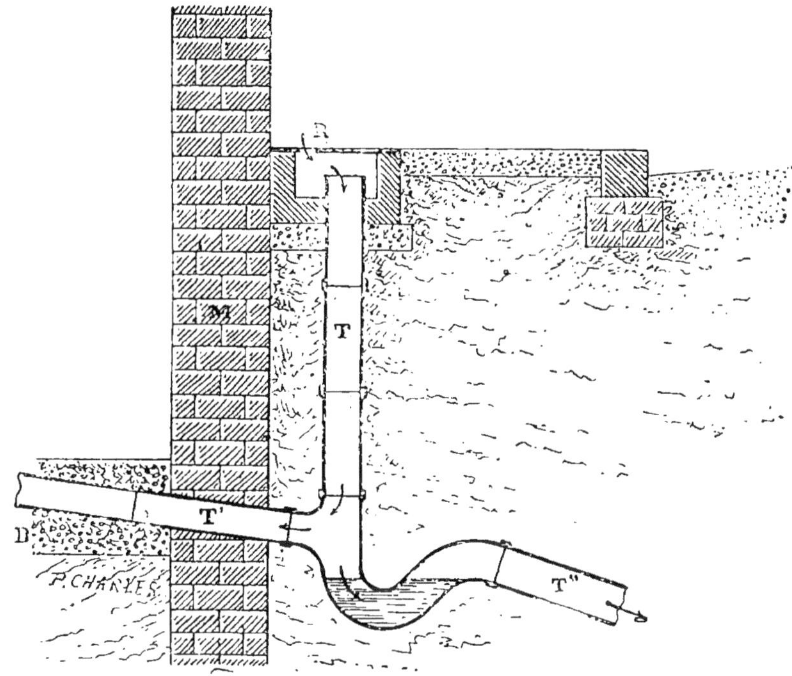

Fig. 22. — Disposition d'un siphon et de sa ventilation.

T, tuyau de ventilation; BT'T'', branchement particulier de maison, avec siphon intermédiaire entre le tuyau de ventilation et la conduite en égout T''; R, bouche pour la ventilation sur le bord du trottoir.

brusques, dont en tout cas les arêtes devront être arrondies afin d'éviter tout point d'arrêt pour les matières. A défaut d'irrigation permanente des égouts, il faut prendre des mesures pour y faire arriver régulièrement, une ou deux fois par jour par exemple, de puissantes chasses d'eau susceptibles de balayer d'un bout à l'autre et dans tous leurs recoins la totalité des conduites, surtout quand leur pente est insuffisante. Enfin, il importe de faire pour les égouts ce qu'on fait pour les conduites d'eau et de gaz, c'est-à-dire de s'assurer périodiquement, par une inspection minutieuse et successive, de l'imperméabilité parfaite des parois de la canalisation, et, bien entendu, de boucher hermétiquement toutes les fissures constatées. En effet, par ces accidentelles solutions de continuité, presque toujours méconnues, s'opèrent dans le sol ambiant d'incessantes infiltrations qui finissent par gagner de proche en proche les couches superficicielles (1) et les couches profondes du sol, sans pour cela se déceler d'avance à nos sens. Une fois arrivées à fleur de terre, ces substances nocives ou, plus exactement, les organismes microscopiques qui les peuplent, se mêlent activement, quoique d'une manière latente, à tout ce qui nous environne, surtout à l'air atmosphérique, aux objets que nous touchons, et, par l'intermédiaire des ruisseaux de rues qui les emportent, à l'eau des rivières dont nous nous servons pour mille usages. Mais ce n'est pas là leur seul mode de pénétration en nous; une partie de ces fuites, entraînées vers les couches sous-jacentes, sinon par les courants descendants de l'air du sol, au moins

(1) Ces couches superficielles, nous l'avons vu, seraient beaucoup plus riches en microbes que les profondes, d'après les importantes recherches de Frankel, de l'Institut d'hygiène de Berlin (*Zeitschrift für hygiène*, 1887, t. II, 3).

par les eaux d'infiltration intra-tellurique à la suite des pluies, des inondations, etc., peuvent gagner la nappe souterraine et infecter les puits qu'elle alimente. L'observation attentive des dernières épidémies de fièvre typhoïde a révélé, nous l'avons vu, de nombreux exemples de diffusion de la maladie par l'intermédiaire de ces fuites d'égouts ou de tuyaux de latrines, auxquelles on découvrait que la pollution de l'eau ou de l'air était souvent due.

Il serait assurément chimérique de demander la reconstruction totale des égouts qui offriraient des défectuosités sous le rapport de leur étanchéité, de leur pente, ou de leur irrigation ; mais on peut et on doit émettre le vœu de voir inaugurer de sérieuses mesures de vigilance à cet égard, et de chercher à restreindre, à l'aide de modifications et réparations très praticables, le péril résultant de dispositions éminemment mauvaises au point de vue de l'hygiène publique.

Quel que soit le système de ses égouts, une ville doit à tout prix éloigner au plus vite les immondices qu'ils charrient. Mais qu'en faire? Ici le problème se divise suivant que les égouts reçoivent ou non les matières de vidange, incontestablement les plus dangereuses de leur contenu possible, et auxquelles, jusqu'à présent, tous les traitements chimiques sont impuissants à enlever leur perniciosité. Supposées sans aucun mélange de déjections humaines, les caux d'égout, fort riches déjà par elles-mêmes, nous l'avons vu, en éléments infectieux, doivent promptement disparaître des lieux habités.

Ordures ménagères. — Parmi les immondices admissibles à l'égout, il n'est bien entendu pas question des ordures ménagères solides, qui contiennent aussi une proportion élevée de principes nuisibles et qu'il faut d'abord enlever des maisons et de la voie publique, puis transporter par des charrois ou par la batellerie, en des dépotoirs suffisamment éloignés des centres de population, où pourra en tirer parti l'agriculture rurale. On a encore proposé de détruire complètement ces détritus par incinération, mais le premier résultat d'un tel expédient est de faire perdre une grande quantité de matières utiles, ainsi que d'entraîner des dépenses considérables; car, d'une part, les appareils de combustion qu'il faut installer (1) sont fort onéreux, et, de l'autre, un semblable procédé ne supprime pour les

(1) Il existe de ces appareils à Londres, Bradford, Nottingham, Leeds, Glasgow. — A l'Exposition universelle de 1889 (section russe), on pouvait voir un appareil nouveau dû à M. l'ingénieur Lechvitsch, de Saint-Pétersbourg, destiné à brûler les ordures ménagères. Il est disposé pour pouvoir s'adapter rapidement à la paroi externe de chaque foyer (fourneaux de cuisine, foyers des chaudières à vapeur, etc.) et il paraîtrait qu'il a été admis en Russie, notamment pour les hôpitaux et les casernes. « Introduites par le haut, les ordures ménagères arrivent latéralement dans le foyer, se dessèchent avant d'être brûlées, ne risquent pas d'éteindre le feu et réalisent même une économie de combustible. » (*Rapport de la commission militaire sur l'Exposition universelle de* 1889, fascicule n° 8, page 198.)

villes ni les frais de balayage ni ceux d'enlèvement (1).

Le Congrès de Paris a sanctionné par son vote en séance plénière les propositions suivantes émanées de sa section d'hygiène urbaine et rurale :

« La collecte des ordures ménagères est incontestablement le système à recommander, en y ajoutant les prescriptions suivantes : le récipient doit être en métal, tenu parfaitement propre et désinfecté. Il est désirable que la boîte soit mise à la disposition des locataires dès le soir, dans un endroit bien aéré de la maison, qu'elle soit munie d'un couvercle facile à enlever, ou placée sous une hotte ou chapeau possédant un tuyau d'évent, s'élevant au-dessus de la couverture. L'enlèvement des ordures ménagères doit être journalier et fait dans la matinée. L'arrosement de la voie publique précédant le balayage est désirable pour éviter la poussière.

» Les chariots d'enlevage devront être tenus absolument propres, lavés chaque jour, et peints au moins deux fois l'an.

» L'utilisation agricole est actuellement le meilleur moyen d'utiliser les ordures ménagères quand elle est possible; elles doivent être dirigées sur des gares rurales et les dépôts ne peuvent être faits qu'en pleins champs, au centre des exploitations et loin de toutes sources ou réservoirs d'eau.

(1) Voir, à propos des détails relatifs à l'enlèvement des ordures ménagères, l'arrêté du Préfet de la Seine en date du 7 mars 1884, dont les prescriptions peuvent être complétées aisément en tenant compte des conclusions ci-après du Congrès international d'hygiène de Paris.

» Il y a lieu d'étudier si, par le séchage et le paquetage, il est possible de diminuer les émanations qui se dégagent de ces matières pendant leur transport. »

Contenu liquide des égouts. — Quant au contenu liquide des égouts et aux substances qu'ils peuvent aisément entraîner, on comprend qu'il n'est pas possible, en raison de leur volume, de les soumettre à l'action d'aucun agent antiseptique, en admettant qu'il s'en trouvât de réellement efficaces, ce qui n'est pas. Restent quatre alternatives : ou déverser sans autre précaution les eaux d'égout en un point quelconque de la campagne, ce qui équivaudrait à la création d'un immense marais pestilentiel ; ou les projeter à la rivière, qu'elles souillent profondément et au loin (1), au préjudice de la santé des riverains en aval ; ou les conduire directement à la mer ; ou enfin les épurer par l'épandage méthodique sur le sol.

Laissant de côté le déversement *banal* sur la surface du sol hors la ville, c'est-à-dire la création volontaire des plus méphitiques cloaques, que personne ne s'aviserait de proposer ou de défendre, examinons un peu ce que serait en beaucoup de localités le déversement à la rivière.

Un certain nombre des petits cours d'eau qui traversent, à ciel ouvert, maintes villes, étant, comme on sait, souvent à sec ou à peu près, il serait illusoire de

(1) La pollution de l'eau de la Seine par les égouts de Paris a été scientifiquement démontrée jusqu'à Mantes, mais on l'a constatée parfois jusqu'à Rouen.

compter sur leur courant pour entraîner au loin les matières issues de l'égout, qui, pendant une notable partie de l'année, viendraient fluer à l'air libre dans leur lit tari. Inutile d'insister sur les conséquences des émanations nauséabondes qui en résulteraient : bien des centres de population n'ont réellement pas besoin de cet appoint d'odeurs.

Quand il s'agit d'une rivière ayant un débit ininterrompu, d'un fleuve comme la Seine, les inconvénients résultant de rares basses eaux seraient évidemment moindres, mais alors il faut compter avec les intérêts hygiéniques des localités riveraines qui sont situées en aval et auxquelles on ne laisserait arriver, comme le fait Paris pour la Seine inférieure, qu'une eau profondément et irrémédiablement souillée (1). Telle est la raison qui a motivé, pour Paris, le projet récemment adopté par le Parlement et d'après lequel les eaux d'égout, en totalité soustraites à la Seine, doivent être épandues dans certaines conditions sur un sol choisi pour s'y filtrer et s'y épurer.

Nous ne nous arrêtons pas sur l'expédient, sans application pour les villes éloignées du littoral maritime, qui consiste à conduire directement à la mer les matières d'égout (2).

(1) En Angleterre, il existe depuis 1876 une loi, sans analogue moderne chez nous, qui prévient la pollution des cours d'eau, notamment par les résidus et substances nuisibles provenant des usines et fabriques, ainsi que par les immondices et par les matières d'égout.

(2) On sait que ce procédé, préconisé sans succès naguère par

Reste l'épandage *méthodique* sur le sol, que d'éminents hygiénistes, tels que Frankland (de Londres), préconisent avec conviction et que d'autres savants acceptent seulement sous réserve. Il consiste à faire ruisseler les eaux d'égout d'une manière continue à la surface d'un sol reconnu *perméable*, ou à les y faire filtrer d'une manière intermittente ; mais il implique la nécessité de disposer de vastes terrains *en pente* et isolés, de *profondeur* et de *composition géologique déterminées*. Quand toutes ces conditions sont remplies, l'épandage peut donner un double résultat : l'épuration d'abord, et de plus l'utilisation agricole des eaux-vannes ainsi distribuées, car l'expérience démontre, à Gennevilliers

M. Pasteur pour les eaux d'égout de Paris, est appliqué en Angleterre : à Londres (projection à la Tamise près son estuaire), Douvres, Brighton, Portsmouth; au Brésil, à Rio-de-Janeiro; en Italie, à Naples; en Espagne, à Barcelone. Nice et Cannes l'ont adopté en principe (Arnould). — A Marseille, faute dans le voisinage de terrains propres à l'épuration, on s'est décidé à rejeter les eaux d'égout à la mer, où l'absence de marée permettra d'en éviter le retour sur le littoral, ainsi que les inconvénients signalés, de ce fait, à Londres. Le projet d'assainissement qui comporte cette importante mesure a été approuvé par le Comité consultatif d'hygiène publique de France, sur le rapport de M. Proust. Il vient (4 octobre 1890) d'être adopté à la presque unanimite par le conseil municipal de Marseille. Aux termes du contrat intervenu, son exécution doit être terminée dans le délai de cinq ans. Ce travail si considérable comprend, outre la construction d'un réseau complet de collecteurs secondaires et d'égouts, ainsi que des déversoirs pour le trop-plein des eaux d'orages, et des machines élévatoires appropriées, l'édification d'un collecteur-émissaire de 12 kilomètres, débouchant à la mer.

notamment, que les cultures maraîchères profitent beaucoup de cette sorte d'engrais liquide.

Mais la question n'est plus la même si on admet à l'égout l'intégralité des matières de vidange; et si l'hygiène a le devoir de proscrire avec la dernière rigueur le déversement à l'air libre, en un point quelconque, de matières infectes insuffisamment fluides pour une filtration aléatoire; si l'on doit en défendre l'écoulement à la rivière, dont sans cela la contamination pourrait prendre des proportions imprévues, l'évacuation par épandage sur le sol ne réunit plus, comme tout à l'heure, la généralité des adhésions en raison des dangers inhérents à la présence des matières excrémentitielles. Ces dangers, ils ont été signalés par une commission qui avait été nommée en 1881 par le ministre de l'agriculture et du commerce, et qui comprenait dans son sein des savants tels que MM. Pasteur, Sainte-Claire-Deville, Aimé Girard, Würtz, Gavarret, Brouardel, Dubrisay, Fauvel, Schlœsing. Elle a formellement déclaré dans son rapport qu'elle considérait comme un danger de déverser sur le sol des eaux d'égout contenant des matières de vidange. Cette opinion a été exprimée dans les termes suivants:

« En démontrant la persistance, la longévité des germes de certaines maladies, leur résistance aux actions chimiques exercées par les éléments de l'atmosphère et du sol, ainsi qu'aux actions physiologiques déterminées par la vie des végétaux, M. Pasteur a induit à suspecter un système d'épuration qui transporte et accumule, sur un point déterminé, les contages éliminés par les eaux résiduaires des villes. On pourrait aussi concevoir la crainte que la consommation, comme aliments, des légumes ou autres produits du sol cultivés au fumier d'égout n'entretienne une sorte de circulation de germes dangereux entre les terres irriguées et les organes des animaux et des hommes. Les effets de cette circulation seraient plus redoutables si, aux germes ramassés dans l'atmosphère des villes, on ajoutait ceux qui se trouvent dans les déjections et que l'on considère comme très abondants et particulièrement dangereux... Vos rapporteurs sont ainsi conduits à se prononcer contre l'épandage des matières excrémentitielles, et, par conséquent, contre la pollution des eaux d'égout par ces matières (1). »

A la Société nationale d'agriculture, séances des 1er et 8 décembre 1880, M. Pasteur avait déjà déclaré (voir les procès-verbaux) « que les germes du charbon et de la septicémie ne disparaissaient pas avec les opérations ordinaires de la culture. Il s'agit d'ailleurs ici des parties solides, car si l'eau est épurée, ces matières restent à la surface, et M. Pasteur ne saurait songer sans effroi à la quantité innombrable de germes qui seront déposés, quand la science a aujourd'hui

(1) *Discussion sur l'évacuation et l'emploi des vidanges de la ville de Paris*, à la Société de médecine publique, séance du 11 juin 1884 (*Revue d'hygiène*, 1884, p. 1035 et *Annales d'hygiène publique*, 1884, 3e série, t. XII, p. 345).

reconnu que ces germes ne sont pas détruits et conservent au contraire leur vitalité pendant douze ans au moins. »

Consulté de nouveau spécialement en 1884 à l'occasion de la discussion, au sein de la Société d'hygiène publique, du projet d'épandage des eaux d'égout de Paris, M. Pasteur a catégoriquement confirmé ses précédentes réserves et a recommandé comme la meilleure solution, pour Paris, l'évacuation par une conduite ou un canal allant jusqu'à la mer (1).

Dans la longue et si sérieuse discussion qu'a soulevée cette question devant la Société de médecine publique,

(1) M. Pasteur, qu'on avait dit à tort rallié a l'idée de l'innocuité de l'épandage sur le sol et de l'emploi en irrigations agricoles des eaux-vannes du tout à l'égout, vient au contraire, il y a deux ans, de déclarer de nouveau, de la manière la plus formelle, qu'il persévérait dans sa première opinion relative aux dangers de ce système.

« ... Quelle doit être la préoccupation d'une grande cité comme Paris, lorsqu'elle se propose d'assainir le fleuve qui reçoit tous les germes de la foule de maladies contagieuses qui déciment la population ? Il faut que, par tous les moyens aujourd'hui en notre pouvoir, l'hygiène se préoccupe de détruire les germes dont je parle ou d'annihiler leur funeste influence. Or, que propose-t-on ? On propose, non de les conduire à la mer où ils ne pourraient plus nuire, mais de les accumuler chaque année de plus en plus sur les champs situés aux portes de la grande ville, et ces champs seront cultivés. Encore si vous les laissiez stériles, vous ne seriez pas exposés à ramener ces germes dans Paris, avec les légumes et fruits provenant de ces champs. » (Conseil d'hygiène de la Seine, séance du 9 mars 1888.) — M. Armand Gautier a fait des déclarations analogues à celles de M. Pasteur.

MM. les professeurs Brouardel et Grancher, étendant par l'induction la plus logique aux germes de la fièvre typhoïde, du choléra, de la tuberculose, l'argumentation que M. Pasteur avait basée sur les seuls microbes de la septicémie et du charbon, ont demandé formellement que l'épuration des eaux d'égout par le sol ne puisse être autorisée que si elles ne contiennent pas de matières excrémentitielles, et, soutenant la même thèse, M. Laborde a fini par faire voter, par 53 voix contre 45, comme conclusion de cette mémorable discussion (1), la proposition suivante :

« L'épandage, comme moyen de débarras, l'utilisation et l'épuration par le sol des eaux d'égout, chargées des matières de déjections humaines, ne sauraient être admis et pratiqués sans dangers, tant que ces matières n'auront pas été préalablement mises hors d'état de nuire par les principes de transmission et de propagation morbides dont elles sont le réceptacle et le véhicule. »

On voit qu'en dépit de l'adoption récente, par les Chambres, du projet d'épandage des eaux d'égout de Paris *mêlées de matières de vidange* (2), l'innocuité de

(1) Société de médecine publique et d'hygiène professionnelle, séance du 25 mars 1885 (*Annales d'hyg.*, 1885, tome XIII, p. 447).

(2) Par anticipation sur le vote récent de la loi, il y a déjà depuis plusieurs années, comme essai, à Gennevilliers, 600 hectares irrigués par les eaux d'égout d'une partie de Paris ; à l'étranger, l'épuration par le sol fonctionne dans 145 villes d'Angleterre ; à Breslau, Dantzig et dans les domaines municipaux de Berlin. — Reims vient tout récemment d'adopter ce procédé, qui y donne d'excellents résultats.

ce procédé d'évacuation était loin, il y a cinq ans, d'être admise par la majorité des hygiénistes. Mais il faut avouer que le Congrès de Paris vient de se prononcer pour cette solution, dans les termes suivants, formulés par sa section d'hygiène urbaine et rurale :

« Toutes les villes qui ont adopté le tout à l'égout, si elles possèdent plus ou moins près d'elles un terrain perméable et propre à l'épandage des eaux d'égout, doivent en profiter pour favoriser l'agriculture, pour servir à leur épuration et empêcher la pollution des cours d'eau, fleuves et torrents avoisinants. »

En résumé, l'épandage des eaux-vannes ne peut être appliqué, sous forme d'irrigation ou de filtration, que méthodiquement, sur un terrain approprié (1), d'une manière intermittente et mesurée ; il implique l'emploi de drains pour recueillir l'eau épurée qui doit être restituée à la rivière ; enfin il a pour corollaire l'utilisation agricole du « sewage » d'égout, qui joue le rôle d'engrais, avantageux surtout pour les cultures maraîchères.

Il ne faut pas perdre de vue que la puissance de purification du sol n'est pas illimitée : *au maximum*, un hectare ne peut *épurer* (mais non clarifier absolument) que le volume d'eaux-vannes correspondant à 200 ou 250 habitants. Si les substances dissoutes, minérales ou organiques, sont en trop grande propor-

(1) Voir les conditions requises, p. 68.

tion pour être absorbées par la végétation agricole, l'excédent se retrouve dans l'eau de drainage. D'autre part, la terre peut aussi se saturer des matières en suspension dans l'eau d'égout et ne pouvoir en retenir davantage sans les laisser déposer comme une sorte de feutrage peu perméable; c'est pour cela que les irrigations doivent se faire avec des intermittences régulières.

Telles sont les principales conditions qu'exige l'épandage des eaux-vannes avec le système du tout à l'égout.

CHAPITRE VI

DES LATRINES

C'est faute de pouvoir actuellement rendre sur place tout à fait inoffensives les matières de déjections alvines en y détruisant tout germe infectieux, que l'hygiène impose l'obligation de les éloigner au plus vite des habitations ; dans ce but, le *tout à l'égout* paraît jusqu'ici, nous l'avons vu, le moins imparfait de tous les expédients applicables à la majorité des cas. Il comporte, cela va sans dire, la communication directe et immédiate des latrines avec la canalisation souterraine et par conséquent la suppression des fosses d'aisance, fixes ou mobiles, ainsi que, bien entendu, celle des puits perdus. Revenons un peu en détail sur ces différents systèmes.

Fosses à fond perdu. — Le *puits perdu* ou la *fosse à fond perdu*, si en honneur dans un trop grand nombre de petites localités, est un procédé tellement primitif et barbare qu'on est stupéfait d'être réduit à lui supposer encore des partisans, sinon de véritables défenseurs en France, à une époque où l'hygiène a déjà réalisé tant de progrès. Qu'on songe d'une part à l'excessive rareté des opérations de vidange, d'ailleurs si défectueuses dans beaucoup de pays, et d'autre part au petit nombre des installations publiques ou privées permettant l'envoi direct, à l'égout ou à la rivière, des matières excrémentitielles ; on se rendra alors compte approximativement du dangereux degré de souillure d'un sol où s'infiltre sans cesse la majeure partie de la masse énorme (1) de matière fécale ou urinaire en fermentation fournie par la population. Il semble donc superflu d'insister, d'autant plus qu'à la suite d'une enquête officielle effectuée dans 80 départements, le Comité consultatif d'hygiène de France a adopté, dans sa séance du 31 août 1885, un projet d'arrêté préfectoral où se trouve la disposition suivante : « Il est rigoureusement interdit d'établir des fosses d'aisance non étanches; celles existantes seront rendues étanches dans le délai de trois mois à partir de ce jour. »

Fosses fixes. — Les *fosses fixes*, à condition d'être étanches, constituent assurément un procédé un peu moins condamnable en apparence que les puits perdus. Mais en réalité comment s'assurer quand il faut de la premanence de cette étanchéité, supposée au-des-

(1) On a calculé que par jour une personne adulte produisait en moyenne $1^k,26$ de déjections alvines, dont $1^k,17$ de liquides et $0^k,09$ de solides.

sus de tout soupçon lors de l'installation d'une fosse? Et puis, si imperméables qu'elles soient, les fosses fixes, même surveillées de très près pour éviter qu'elles ne se remplissent au point de déborder, équivalent à des réceptacles parfaits pour les miasmes et les germes les plus dangereux au sein des habitations, dans lesquelles leurs exhalaisons se répandent par les tuyaux de chute défectueusement obturés. On atténue un peu ce dernier inconvénient par divers procédés de ventilation qui, pour les fosses fixes comme pour les fosses mobiles, impliquent des *tuyaux d'évent* (fig. 23) débouchant au faîte de la maison et partant soit du tuyau de chute 8, immédiatement au-dessous du siège 1 ou de l'entonnoir 3, soit de la voûte même de la fosse *a*, ou de la tinette 5. De plus les fosses fixes nécessitent un recours fréquent aux

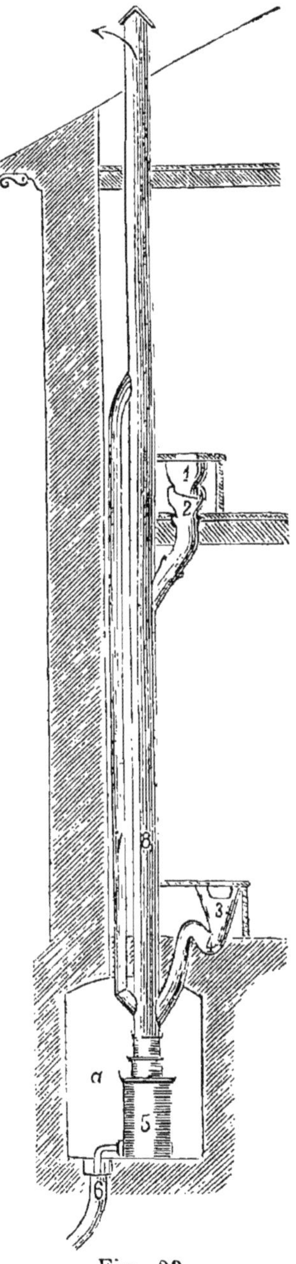

Fig. 23.
Ventilation des tinettes.

immondes opérations de vidange (1) dont, en maintes petites localités, les procédés sont plus que primitifs et dont le seul aboutissant, dans bien des villes, est le transport à travers les rues et le déversement dans les champs sous forme d'engrais en nature. Ailleurs, il faut se résigner à la création et au maintien dans la banlieue immédiate, non seulement de dépotoirs, de voiries méphitiques, mais encore de fabriques d'engrais et de poudrette, c'est-à-dire d'usines dont le voisinage infect est une source de réclamations incessantes. Enfin l'usage des fosses, quel qu'en soit le genre, implique une grande parcimonie dans l'admission de l'eau à l'intérieur de la maison, car, introduite pour rien ou peu de chose, elle coûte 3, 4 et même 5 francs le mètre cube pour en sortir sous forme de liquide de vidange, dont elle accroît énormément le volume.

Fosses mobiles. — Les *fosses mobiles*, récipients en métal à capacité proportionnelle aux besoins, représentent un expédient moins insalubre, à la condition

(1) Il est clair que nous ne parlons pas ici des procédés perfectionnés de vidange par refoulement ni par aspiration pneumatique, qu'on peut rendre inodores et sans fuites, mais qui ne sont pas à la portée des petites villes et dont l'installation est exclusivement du ressort de l'initiative privée. Les systèmes *Lienur* (usité en Hollande) et *Berlier* (employé à Paris en quelques quartiers) sont des systèmes complets avec canalisation spéciale, machines pneumatiques, etc., qui mettent en jeu l'aspiration par raréfaction de l'air.

d'être hermétiquement adaptées aux tuyaux de chute, et régulièrement changées une fois pleines. Cet échange peut être effectué sans méphitisme, au moyen de précautions élémentaires.

Earth System. — Un système économique de fosses mobiles est celui des *closets à terre sèche* ou *Earth System*, comportant des récipients étanches remplis de terre en poudre ou de mélanges pulvérulents analogues qui absorbent et désinfectent les matières. Les *tinettes*

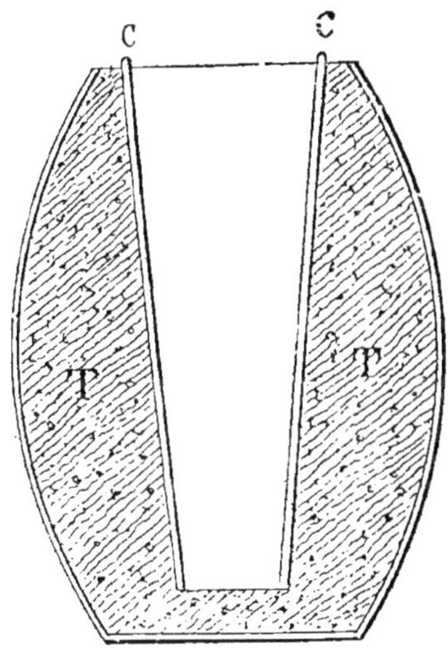

Fig. 24. — Tonneau mobile pour latrine (système Goux).

TT', terre désinfectante; CC, cône mobile pour servir à tasser la terre.

Goux (fig. 24), usitées en diverses localités (hôpital militaire de Bourges, berges de la Seine à Paris, etc.), reposent sur ce principe.

Tinettes-filtres. — Les *tinettes-filtres*, qui font partie du « système diviseur » (Compagnie Richer-Lesage), sont un réel progrès sur les fosses, dans ce sens qu'elles n'excluent pas l'eau de l'habitation ; mais c'est souvent, faute de ventilation efficace ou de fermeture hermétique, un récipient nauséabond dans nos demeures, et, pour le sous-sol, une source d'infection qui exige de fréquentes et gênantes manipulations. De plus, les trous des tinettes filtrantes laissent passer en même temps que les liquides destinés à l'égout une partie notable des matières solides fluidifiées ; ce n'est donc qu'une demi-mesure, ou, comme on l'a dit ingénieusement, l'hypocrisie du tout à l'égout, sans les garanties afférentes à ce dernier système.

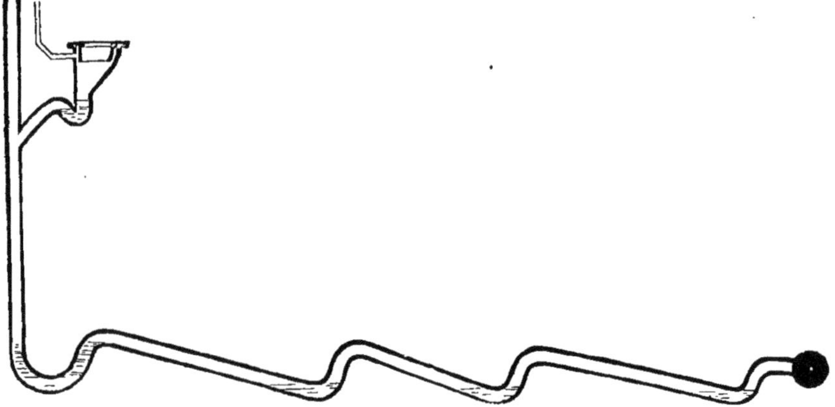

Fig. 25. — Schéma d'un embranchement. A gauche, tuyau de chute ; en bas, tuyau latéral avec inflexions siphoïdes, débouchant dans le tuyau principal.

Water-closets. — Celui-ci nécessite pour les latrines : 1° un petit branchement du tuyau de chute sur l'égout public ; 2° dans les cabinets même, de l'eau en abondance, de préférence l'eau du service public, sous pression ; 3° la prolongation jusqu'au-dessus du toit, à l'air libre,

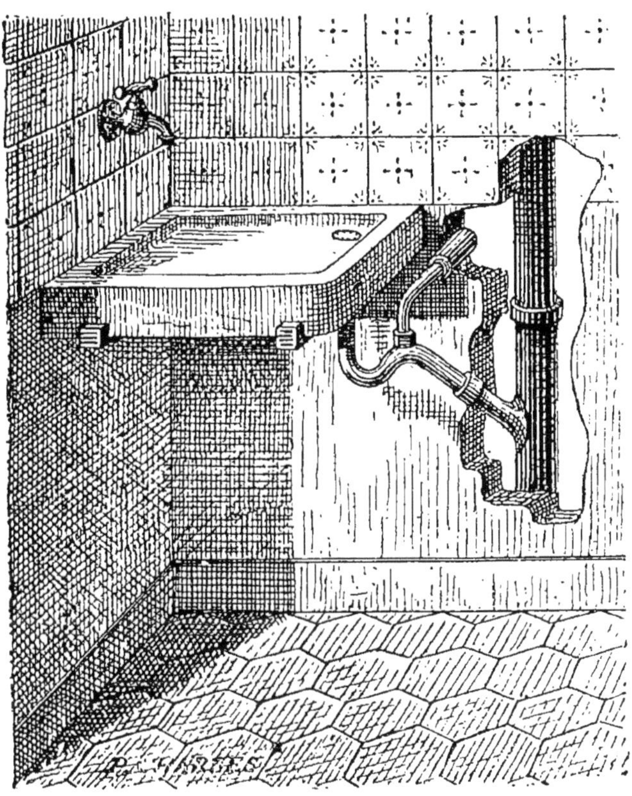

Fig. 26. — Évier salubre avec effet d'eau et siphon obturateur ventilé.

en vue de leur ventilation active et permanente, des tuyaux de chute ; 4° l'interception automatique et rigoureuse entre la maison, le cabinet d'aisances et l'égout, au moyen de siphons ventilés et périodiquement surveillés (fig. 25.) Ces deux dernières obligations s'imposent pour les conduites d'eaux ménagères : siphon au-dessous de l'*évier* (fig. 26) ou du *plomb*, siphon au débouché du tuyau de chute des eaux ménagères dans le branchement particulier, et tuyaux d'évent.

La condition relative à l'interception rigoureuse avec l'égout est de toute nécessité : si l'interception n'est pas hermétique et permanente, les dangers inhérents aux miasmes d'origine fécale sont plus redoutables qu'avec le système des fosses, car la ventilation des cabinets d'aisance, et par là de l'appartement ou de la maison, s'effectue alors avec l'air qui a traversé l'égout. On réalise de la manière la plus sûre cette indispensable discontinuité en plaçant au-dessous de la cuvette du siège, au lieu de l'ancien clapet si facile à déranger

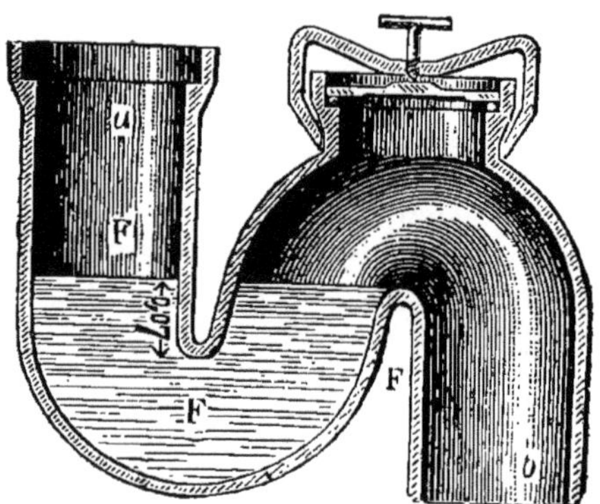

Fig. 27. — Type général du siphon.

a, orifice d'accès; *b*, orifice d'écoulement; F, eau recevant les matières, chassée avec elles, et aussitôt remplacée par une couche permanente.

et si accessible à l'encrassement, un premier siphon hydraulique complet à double courbure avec une immersion suffisante (fig. 27), et ventilé de façon à

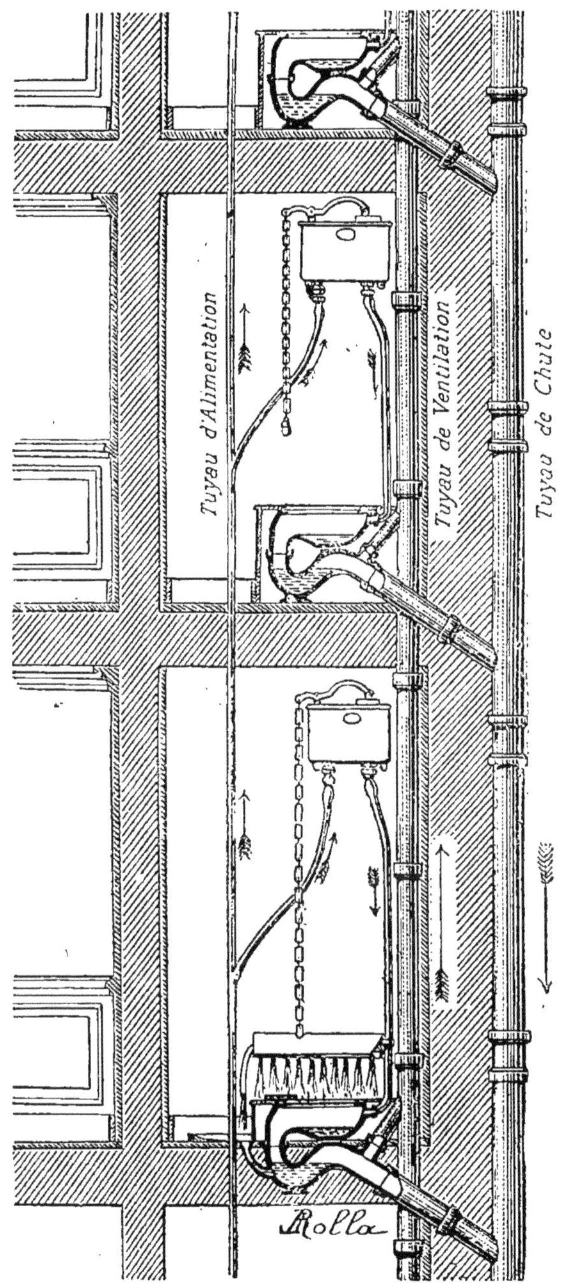

Fig. 28. — Installation avec siphon obturateur hydraulique; chute verticale ventilée. (Rogier et Mothes.)

éviter tout reflux de l'air ainsi que toute aspiration de l'eau (fig. 28). Un second appareil siphoïde obturateur doit de plus exister à l'extrémité inférieure des tuyaux d'évacuation avant leur débouché dans l'égout public, de manière à garantir absolument la maison contre tout retour d'air contaminé (fig. 28).

Une autre condition importante pour le bon fonctionnement du système du tout à l'égout est une libérale irrigation des urinoirs et surtout des cabinets d'aisances (*water-closets*) (fig. 29). Comment vaut-il mieux opérer cette irrigation ? Il est évidemment préférable de recourir à des chasses intermittentes, rapides, à forte pression, plutôt qu'à l'écoulement lent et continu, comme on le conseillait naguère, d'un mince filet d'eau qui se détourne impuissant devant la moindre souillure un peu adhérente, et en laisse la majeure partie accolée aux parois du tuyau de chute ou de l'égout. Les nombreux types existant actuellement de ces appareils de chasse, automatiques (1) ou non (fig. 30), sont des plus avantageux : ils économisent réellement l'eau en en décuplant l'action. En tout cas, il faut attribuer aux latrines une quantité d'eau suffisante pour assurer un débit minimum de 10 litres par personne et par jour.

(1) Parmi les réservoirs *automatiques* en usage et outre le type Roger Fields (v. fig. 20), il convient de citer le système Geneste et Herscher, conçu du reste d'après le même principe. — MM. Geneste et Herscher ont aussi construit un réservoir de chasse *à tirage* qui fonctionne très bien à l'aide d'une simple chaînette, comme les appareils représentés ci-contre (fig. 28 et 29).

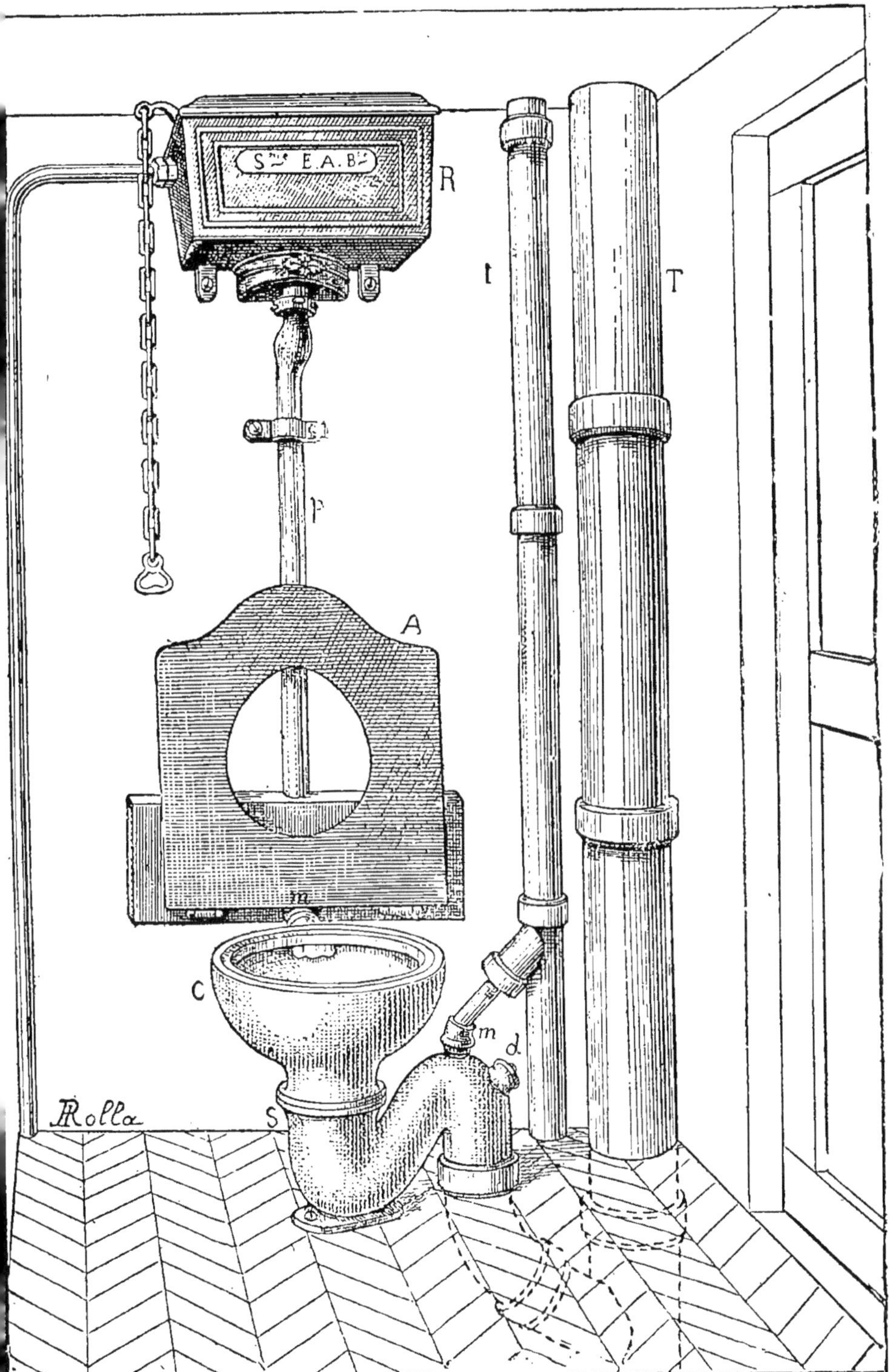

Fig. 29. — Appareil complet pour les installations du « tout à l'égout ».
(Rogier et Mothes.)

Enfin, dans toutes les maisons à construire, il devra y avoir un cabinet d'aisances par logement. Ce cabinet pourra à la rigueur être placé en dehors de l'appartement, pourvu qu'il soit au même étage.

Il n'y a pas à se dissimuler que, dans un certain nombre de villes de province, les réformes dont il s'agit

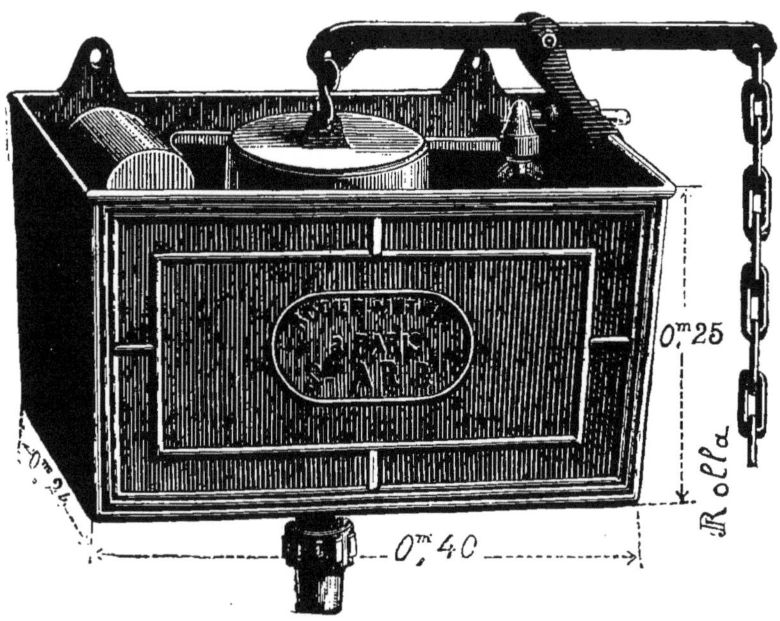

Fig. 30. — Réservoir de chasse à tirage. (Rogier et Mothes.)

seront longues et difficiles à obtenir, car les installations actuelles y sont presque toutes déplorables : manque absolu d'eau, insigne malpropreté, aération nulle, emplacement contraire à toutes les notions les plus élémentaires d'hygiène et même de décence (1). Mais, en

(1) Nous connaissions, par exemple, une institution privée située dans une des principales rues du centre d'une petite ville

attendant de radicales transformations, si désirables et si urgentes, on doit s'efforcer d'atténuer, dans la mesure du possible, les vices de salubrité des latrines existantes, aussi bien sous le rapport du local que sous celui du système de réservoirs et de conduits spéciaux.

Il devait être inutile d'insister sur l'extrême importance de maintenir toujours propres les murs et plafonds des cabinets d'aisances, quel qu'en soit le système ; ils seront fréquemment blanchis et au besoin peints : les carrelages ou planchers souvent lavés et assainis, s'il le faut, à l'aide de substances désinfectantes (1).

Quant aux appareils destinés à recevoir ou à conduire, soit dans les fosses soit à l'égout, les matières excrémentitielles, ils devront présenter des dispositions de nature à faciliter leur nettoiement et leur désinfection, à empêcher leur obstruction et à réduire au minimum (au moins à l'aide de bonnes soupapes) le reflux des exhalaisons méphitiques. En évitant les coudes et les anfractuosités dans les tuyaux, en restreignant leur obliquité quand ils ne pourront être absolument verticaux, on diminuera par là même les chances d'encrassement des conduits ; ceux-ci seront, bien entendu, parfaitement étanches, pour s'opposer

de province, où d'immondes latrines s'ouvraient dans la cuisine où se prenaient les repas, et à côté du garde-manger.

(1) Dans les installations les plus perfectionnées, le sol des water-closets est dallé en *grès cérame*, tout à fait imperméable, et les murs, jusqu'à une hauteur de 1 mètre à $1^{m},50$, tapissés de carreaux, de briques émaillées ou même d'épaisses plaques de verre ; le reste est peint à l'huile.

aux infiltrations. Enfin il importe de faire passer tous les jours, dans les points susceptibles d'être souillés par les matières fécales et l'urine, d'abondantes quantités d'eau (1), afin d'obtenir un assainissement aussi complet que possible.

(1) Le plus souvent il suffit d'eau simple; dans quelques cas exceptionnels, par exemple quand on a chez soi une personne atteinte d'une maladie infectieuse comme la fièvre typhoïde, il sera utile d'employer à ces lavages de l'eau additionnée de substances désinfectantes, dont la meilleure est le lait de chaux. Voici la meilleure manière de le préparer : on prend de la chaux de bonne qualité, on la fait se déliter en l'arrosant petit à petit avec la moitié de son poids d'eau. Quand la délitescence est effectuée, on met la poudre dans un récipient soigneusement bouché et placé en un endroit sec. Comme 1 kilogramme de chaux, qui a absorbé 500 grammes d'eau pour se déliter, a acquis un volume de 2^{l},20, il suffit de le délayer dans le double de son volume d'eau, soit 4^{l},40, pour avoir un lait de chaux qui soit à 20 p. 100 environ. Ce lait de chaux doit, autant que possible, être fraîchement préparé. On peut le conserver pendant quelques jours, à la condition de le maintenir dans un vase bien bouché. Lorsqu'on n'est pas sûr de la qualité du lait de chaux qu'on a à sa disposition, on peut l'essayer en l'ajoutant aux matières à désinfecter, jusqu'à ce que le mélange *bleuisse* rapidement le papier de tournesol. (Proust, *Douze Conférences d'hygiène*.

CHAPITRE VII

DE LA SALUBRITÉ DES HABITATIONS

La question de la salubrité des habitations est une de celles dont l'hygiène publique ne devrait jamais se désintéresser, car il est évident qu'avec des maisons malsaines une ville ne saurait être vraiment saine elle-même. C'est pourquoi la loi du 13 avril 1850 a créé les *commissions des logements insalubres* ; malheureusement leur activité, sinon leur existence réelle, est trop souvent problématique, du moins en province, où cependant la salubrité des maisons laisse tant à désirer.

Suivant l'heureuse expression de Michel Lévy (1), l'atmosphère domestique est à la famille ce que l'atmosphère d'une ville est à toute une population ; elle exerce une influence des plus manifestes sur sa constitution. En effet, lors même que l'occupation de logements malsains ne détermine pas directement, comme cela arrive parfois, de véritables maladies, leurs habitants sont presque à coup sûr voués, tôt ou tard, à d'insidieuses anémies, à de latentes débilitations qui

(1) Michel Lévy, *Traité d'hygiène*, 6e édition, Paris, 1879.

augmentent leur réceptivité morbide et leur enlèvent toute résistance aux causes pathogènes, notamment aux épidémies. On s'explique ainsi pourquoi la fièvre typhoïde, le choléra, par exemple, sévissent de préférence sur les quartiers et les maisons sordides et y établissent les plus redoutables foyers.

Quelles sont donc les conditions principales que doit réunir une habitation pour n'être pas insalubre ? Ces conditions se rapportent au sol sur lequel elle est bâtie, à l'eau qui l'alimente, à l'air qu'on respire dans ses diverses pièces ; et, secondairement, à son exposition à la lumière solaire, au chauffage et même à l'éclairage artificiels de ses diverses parties.

Dans les généralités relatives à l'eau potable, à l'air et au sol, nous avons déjà passé en revue la plupart de ces questions ; celle des latrines, notamment, a été traitée avec assez de développement, vu son importance capitale, pour qu'il n'y ait pas lieu d'y revenir.

Il nous reste quelques considérations à présenter sur l'humidité tellurique dans ses rapports avec les constructions ; sur l'air confiné, ainsi que sur l'aération et la ventilation ; enfin sur le chauffage et l'éclairage.

Humidité tellurique. — On sait combien sont malsains les logements humides, si fertiles en rhumatismes, en bronchites et en affections scrofuleuses : ils doivent presque toujours cette insalubrité au sol sur lequel ils reposent, ainsi qu'à l'absence ou à l'insuffisance des barrières destinées à empêcher cette humidité de remonter de proche en proche à travers la construction elle-même. Il faudra donc ne pas bâtir sur un sol humide, ou alors prendre les précautions les plus minutieuses pour empêcher l'humidité de se répandre dans les divers appartements. On emploie dans ce but des matériaux hydrofuges et certains dispositifs de construction : solides fondations étanches ; terrasse soigneusement asséchée avec revêtement isolant (ciment, asphalte) de toutes les parois à ce niveau ; installation de drains à travers le sol sous-jacent.

Air confiné. — Plus importante encore est la question de l'*air confiné*. Rappelons d'abord qu'il n'y a pas de grande différence de volume entre l'air qui pénètre dans notre poitrine et l'air qui en sort, entre l'air *inspiré* et l'air *expiré*. Mais si, de part et d'autre, la quantité est sensiblement la même (10 mètres cubes ou 10 000 litres en vingt-quatre heures), il en est tout autrement de la qualité, c'est-à-dire de la composition chimique : l'air expiré en vingt-quatre heures contient 500 litres d'oxygène en moins, et, en plus, de 300 à 400 grammes de vapeur d'eau, ainsi que 400 litres d'acide carbonique, dont normalement l'air atmosphérique ne renferme que 4/10000. Le danger de l'air confiné résulte principalement de cette diminution d'oxygène, élément nécessaire à la respiration, de cet excès de vapeur d'eau chargée d'effluves d'origine organique fournis par la respiration ainsi que par la transpiration cutanée, et surtout de cette énorme augmentation d'acide carbonique, gaz irrespirable (1). Une autre source, d'ailleurs relativement peu importante, de viciation pour l'air dans nos demeures, est constituée par les évacuations gazeuses intestinales et quelques autres éléments de méphitisme accidentel (séjour d'animaux domestiques, de plantes d'appartement, etc.). En tenant compte de toutes ces circonstances, l'hygiène a établi la nécessité de disposer de 10 mètres cubes d'air par heure et par personne, ce qui est d'ailleurs très libéral.

Du reste, le problème est à double face : supposés hermétiquement clos (2), les appartements habités doivent être assez spacieux, c'est-à-dire contenir assez d'air pour qu'au bout du temps moyen pendant lequel ils sont occupés journellement, la quantité d'acide carbonique exhalé par la respiration n'ait pu y élever à plus de 1 ou 2 pour 1000 la proportion de ce gaz. En outre, quelque vaste que soit la capacité des locaux habités, il faut en évacuer peu à peu l'air vicié et le remplacer par de l'air neuf. On le comprend, une telle substitution est à peu près impossible à réaliser *intégralement* dans la pratique. Il serait plus exact de dire qu'on est réduit à se borner, en introduisant cet air, à maintenir

(1) Voir p. 2.

(2) Cette hypothèse est une simple fiction; en réalité, nos demeures ne sont rien moins qu'hermétiquement closes, et l'air intérieur y communique avec celui du dehors par les joints des portes et des fenêtres, par les cheminées, etc., sans qu'on puisse d'ailleurs mesurer même approximativement cet afflux latent, probablement continuel, et essentiellement variable.

au taux minimum les diverses impuretés gazeuses introduites par la vie physiologique dans l'air des pièces d'habitation, sauf à chercher à en compléter le renouvellement après la sortie des personnes qui les occupent, ou même pendant leur séjour, mais à un moment opportun et d'une manière intermittente.

Cubage atmosphérique. — Les calculs relatifs à la capacité des appartements par rapport au volume d'air livré à la respiration constituent ce que l'on appelle le *cubage atmosphérique*, qu'on obtient en multipliant ensemble les trois dimensions des diverses pièces d'habitation, longueur, largeur, hauteur, et en défalquant du produit brut ainsi trouvé le volume des lits et meubles divers, lesquels réduisent en réalité le volume d'air atmosphérique respirable.

Ventilation. — L'aération ou *ventilation naturelle* consiste dans le renouvellement en quelque sorte automatique de l'air : la *ventilation artificielle* est celle où l'on a recours à des appareils spéciaux plus ou moins compliqués. Quel que soit le système de ventilation, il faut donner issue à l'air vicié ; ses orifices de sortie doivent être situés soit à la partie supérieure des appartements, si la ventilation y introduit de l'air plus froid, auquel cas cet air doit avoir accès par en bas (*ventilation d'été*), soit à leur partie inférieure, si l'air nouveau amené par la ventilation est plus chaud que l'air intérieur, condition dans laquelle son orifice d'accès doit être placé vers le haut de la salle (*ventilation d'hiver*).

Il va sans dire que l'air de ventilation doit pénétrer d'une manière insensible et non sous forme de courants, qui présenteraient maints inconvénients. Pour obtenir cet afflux insensible, le courant d'arrivée de l'air doit monter verticalement dans l'épaisseur des murs jusqu'à une hauteur d'environ $1^m,80$ à 2 mètres. Là se trouve une ouverture orientée de biais, de manière à diriger vers en haut la colonne gazeuse, dont alors le mouvement viendra s'éteindre dans les couches supérieures. D'autres fois on multiplie les orifices d'accès pour ne pas avoir à les faire trop larges ; ou bien on les munit, pour briser le courant, de plaques criblées de trous ou de grilles. On arrive encore à éviter les courants d'air déterminés éventuellement par la ventilation en s'arrangeant de manière à équilibrer l'accès de l'air ventilé avec l'évacuation de l'air vicié ; il est même avantageux que l'arrivée l'emporte un peu sur la sortie.

Quelques auteurs pensent qu'il est possible d'adopter dans tous les cas la ventilation de haut en bas, ou ventilation *renversée*, en prenant des mesures pour que la température de l'air introduit ne soit pas, en hiver, beaucoup supérieure, et en été, beaucoup inférieure à celle de l'air du dedans.

Il est aisé de s'en rendre compte, rien n'est plus variable que les diverses données afférentes au cubage atmosphérique et au renouvellement de l'air dans les appartements. Le sexe, l'âge, l'état de santé des personnes qui les occupent, leurs habitudes même et leurs professions ; les conditions des différents locaux au point de vue des joints, des fissures, des portes et fenêtres; la pureté initiale de l'air ambiant, celle de l'air ventilé, sa température, les particularités locales de sa composition chimique, etc., sont autant d'éléments qui s'opposent à toute tarification un peu précise. Comme formule générale, Michel Lévy demandait pour les pièces d'habitation un cubage atmosphérique susceptible de répartir 6 mètres cubes d'air par heure et par homme. « Les chambres à coucher, qui n'admettent point de ventilation efficace, doivent être cubées d'après la durée moyenne du séjour au lit : celle-ci est, en général, de sept à huit heures; elles exigent donc une capacité de 40 à 50 mètres cubes pour chaque individu. Leblanc demande 50 mètres cubes par individu pour la nuit dans un dortoir, dans toute enceinte fermée et dépourvue d'appareils de ventilation ou de cheminées (1). » Malheureusement, il s'en faut qu'en général on atteigne de tels chiffres ; c'est au point que, il y a dix-sept à dix-huit ans, la Commission des logements insalubres de Paris en était réduite à proposer au préfet de la Seine d'interdire toute pièce destinée à être occupée sans cesse jour et nuit, qui offrirait moins de 14 mètres cubes de capacité par personne, et de n'en tolérer aucune au-dessous de 10 mètres.

Les chiffres relatifs à la ventilation proprement dite

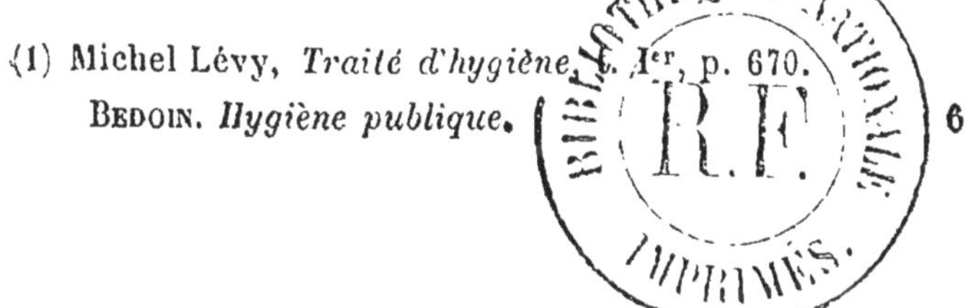

(1) Michel Lévy, *Traité d'hygiène*, t. Ier, p. 670.

sont plus vagues encore : on recommande de donner 100, 200, 50 mètres cubes par personne et par heure, suivant qu'on admet comme taux d'acide carbonique à ne pas dépasser 0,6, ou 0,5, ou 0,8 pour 1000.

La ventilation naturelle s'effectue non seulement, d'une manière insensible et d'ailleurs impossible à mesurer, à travers les parois mêmes de nos demeures, qui, nous l'avons vu, sont loin d'être impénétrables aux échanges gazeux à moins qu'elles n'aient été à dessein revêtues d'enduits imperméables, mais encore à l'aide des vasistas, impostes mobiles, carreaux de vitre en verre perforé (fig. 31), *ventilateurs* mobiles de

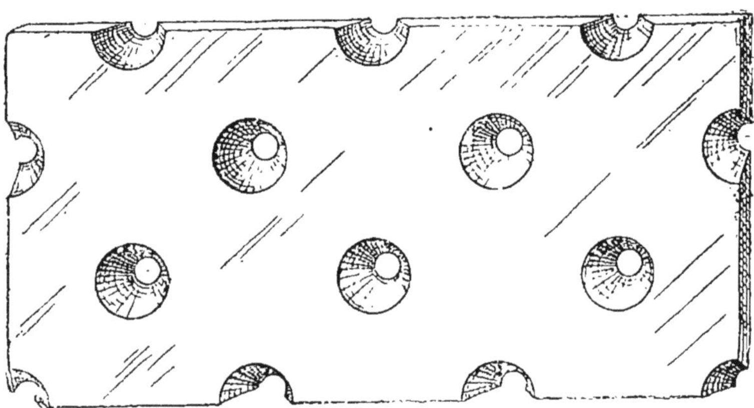

Fig. 31. — Verre perforé.

divers systèmes, et surtout par l'ouverture des portes et fenêtres, qu'on ne saurait trop réitérer, en dépit du préjugé banal relatif aux courants d'air : il est d'ailleurs aisé de s'en mettre à l'abri. Cette aération est d'autant plus efficace que les fenêtres sont plus hautes et de situation opposée, c'est-à-dire percées vis-à-vis les unes des autres et non d'un seul et même côté.

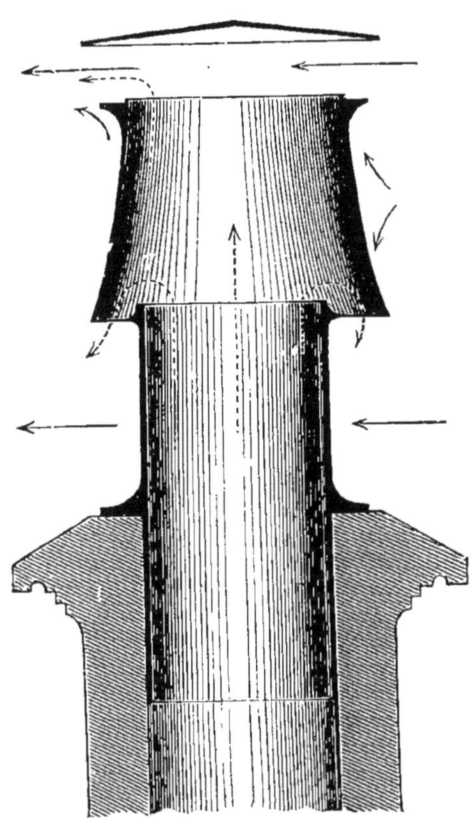

Fig. 32. — Aspirateur fixe de Wolpert.

La ventilation artificielle, réservée presque exclusivement aux habitations collectives et lieux publics, s'opère à l'aide de systèmes variés qui peuvent se rattacher à trois groupes principaux, suivant qu'ils procèdent par *appel*, par *propulsion*, ou par l'association de ces deux moyens.

Dans la première classe se rangent les systèmes au moins aléatoires, sinon infidèles, de ventilation par l'action du vent (fig. 32 et 33) et la ventilation par les différents appareils de chauffage (fig. 34, 35 et 36).

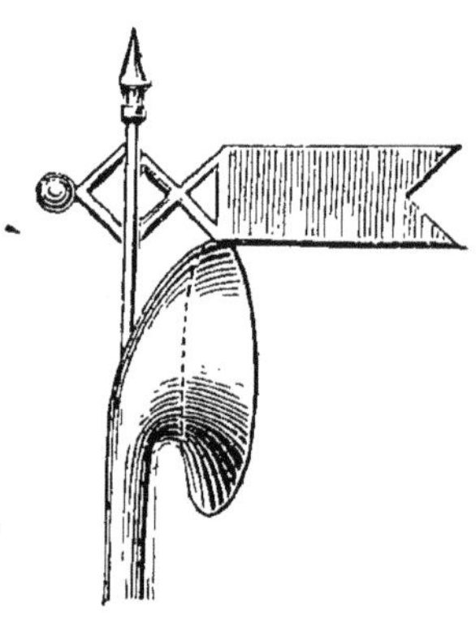

Fig. 33. — Cape à vent.

Dans la seconde figurent les divers instruments où l'on met en œuvre la projection mécanique de l'air, effectuée directement (fig. 37), ou indirectement (1).

(1) A ce dernier genre se rapportent les *ventilateurs à eau*, dont on voyait plusieurs systèmes à l'Exposition universelle de 1889 et qui font intervenir la pression du service d'eau de la ville s'exerçant, comme force motrice déterminant le courant d'air requis, soit par chute dans des appareils consistant essentiellement en tubes en U (Compagnie française de ventilation), soit par propulsion d'une roue horizontale munie d'une hélice (app. de la même Cie et *hydro-ventilateur* de Dulait, de Charleroy). — Ces différents ventilateurs à eau, encore peu usités en France, sont très pratiques.

Enfin à la troisième appartiennent les systèmes

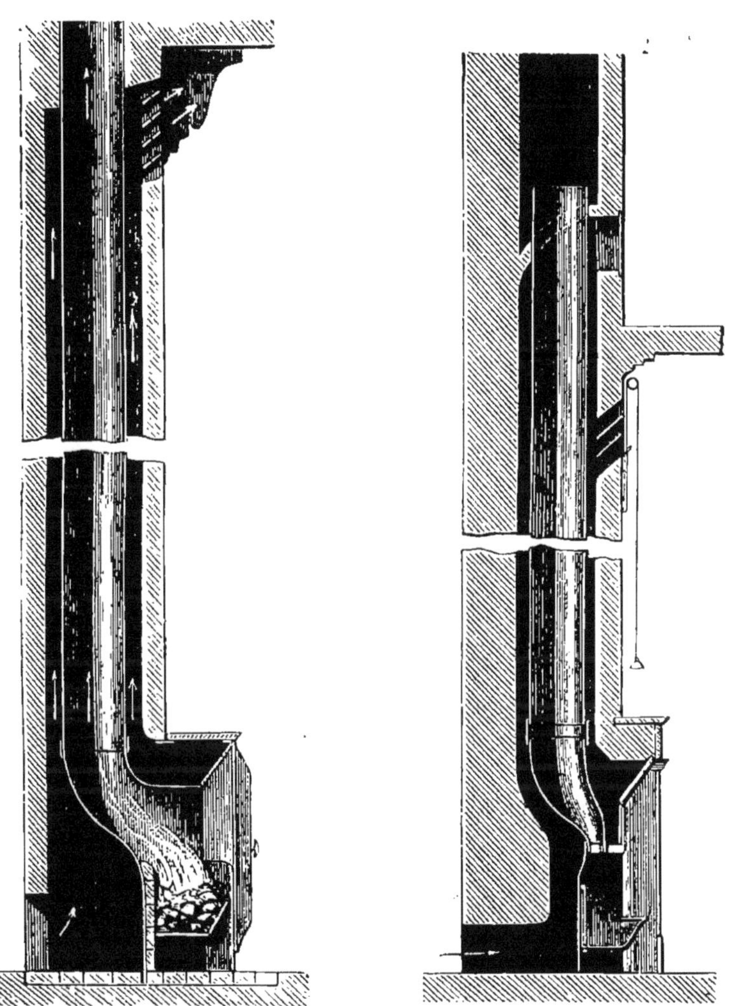

Fig. 34. — Cheminées Douglas-Galton. — Coupes verticales montrant le foyer, le tuyau de fumée et la gaine enveloppante qui s'ouvre au niveau du foyer.

mixtes adoptés dans les hôpitaux, palais publics et

théâtres modernes, et dans lesquels l'air pur est introduit le plus souvent par propulsion et l'air vicié évacué par appel, cet appel réalisé à l'aide d'un dispositif variable de chauffage (foyer spécial et cheminée d'ap-

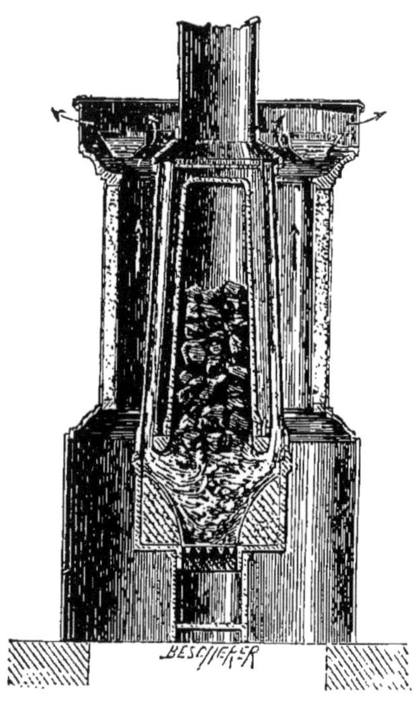

Fig. 35. — Modèle de cheminée adopté par la Ville de Paris.

pel). Quand on a recours à la propulsion, il est avantageux d'assurer à l'air, au préalable, un certain degré d'hygrométricité, par exemple en le faisant passer au travers d'une toile mouillée; autrement il serait trop sec, l'agitation qui lui est imprimée par les machines ayant pour effet de le priver, au moins en partie, de sa vapeur d'eau normale (1).

(1) Citons encore, mais seulement pour mémoire, la ventila-

Dans les habitations privées, il n'existe d'ordinaire aucun aménagement spécial de ventilation; elle s'effectue plus ou moins bien, l'hiver par les appareils de

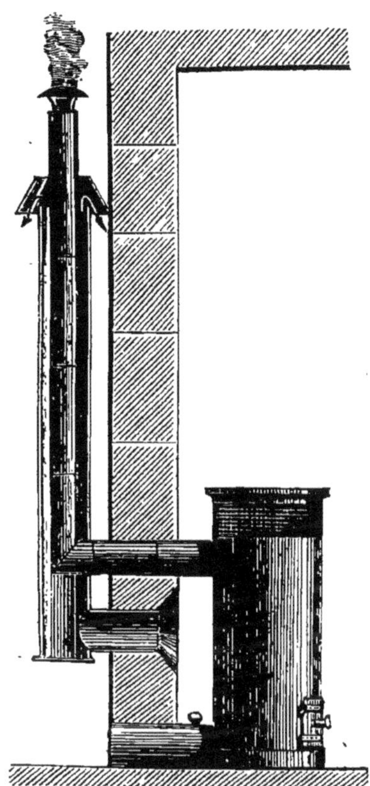

Fig. 36. — Poêle ventilateur.

chauffage domestique dont le *tirage* constitue un actif et automatique appel d'air. Cette ventilation, en quelque sorte spontanée, s'opère soit banalement par les

tion par l'air comprimé (mines, tunnels), inusitée dans les habitations, cela va sans dire.

cheminées ordinaires, soit intentionnellement et mieux par les poêles et calorifères ventilateurs et par les cheminées ventilatrices (cheminée Douglas-Galton, par exemple (fig. 32). Dans ces cheminées, comme dans ces calorifères, on calcule un apport d'air équivalent

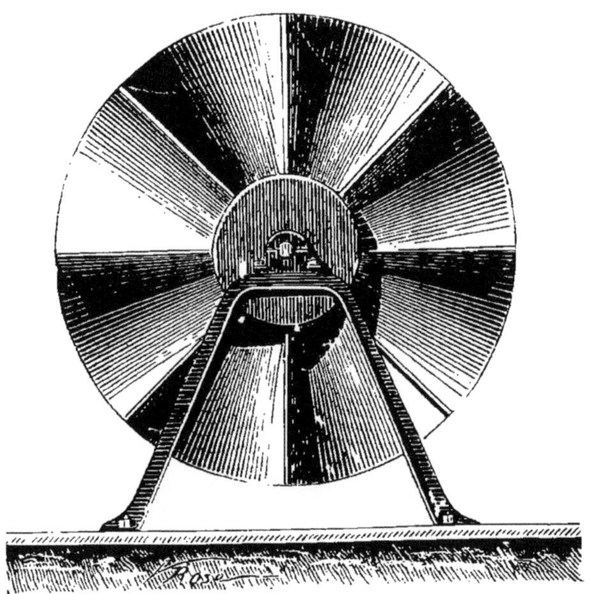

Fig. 37. — Ventilateur héliçoïdal de Geneste et Herscher.

au débit de sortie par le tuyau. De plus, et afin d'éviter que le tirage ne devienne incommode en provoquant de vrais courants froids quand la température extérieure estrigoureuse, on fait passer l'air d'entrée autour et au-dessus du foyer pour l'y échauffer avant de le laisser se répandre dans la pièce. Durant les saisons où chôme le chauffage, on ventile très bien en entretenant à demeure, dans le tuyau de la cheminée ou dans un tuyau fait exprès, un petit foyer d'appel qui pourrait être un simple bec de gaz, une petite lampe même : on a reconnu en effet que la combustion d'un mètre cube de gaz peut introduire par heure, dans une salle, au moins 2500 mètres cubes d'air extérieur (1).

Chauffage. — Le chauffage, s'il ne s'effectue point à l'aide d'appareils bien entendus, peut devenir une cause de méphitisme pour les habitations. La combustion ne s'entretient dans les foyers de diverses espèces que par une consommation incessante d'air, en échange duquel elle dégage des gaz impropres à la respiration. Pour en donner un exemple, 1 kilogramme de bois sec consomme pour brûler près de 5 mètres cubes d'air et dégage près de 6 mètres cubes de gaz irrespirables ; le charbon de bois exige environ 8 mètres cubes d'air et met en liberté pareille quantité de gaz ; la houille moyenne et le coke de bonne qualité prennent près de 9 mètres cubes d'air et rendent à peu près autant de gaz divers.

« Les produits gazeux que le charbon, la braise, la houille, le bois lui-même lorsqu'il n'est pas entièrement desséché peuvent verser dans une enceinte, sont de l'acide carbonique, de l'oxyde de carbone, de faibles

(1) Cette idée a été appliquée aux installations du Pavillon du Gaz à l'Exposition universelle de 1889, où toutes les *lampes à récupération* situées au plafond étaient munies d'une cheminée pour l'évacuation des produits de la combustion, ainsi que de l'air vicié issu par une ouverture dissimulée dans une rosace.

proportions d'hydrogène carboné et d'hydrogène ; en outre, quelques vapeurs hydrocarburées, dont l'origine est due à la calcination imparfaite du charbon. Ces substances sont immédiatement épanchées dans l'air ambiant par les foyers découverts que l'on établit, au milieu des pièces sans ventilation suffisante, par les réchauds de braise ou de charbon, qui sont l'effet d'une funeste prédilection dans certaines classes de personnes sédentaires, par les brasiers usités encore dans les pays méridionaux, notamment en Espagne et en Orient (1). »

Mal installés ou défectueusement construits, les cheminées et les poêles laissent quelquefois se dégager ou refluer dans les appartements, au lieu de les évacuer au dehors, les produits gazeux de la combustion. Parmi ceux-ci, il faut mettre en première ligne, en raison de sa grande nocuité, l'*oxyde de carbone* ; c'est lui qui produit la petite flamme bleue visible au-dessus du charbon allumé des fourneaux, lorsqu'un courant d'air le fait remonter de l'intérieur du brasier à la surface où il brûle ; le charbon qui brûle à l'air libre fournit plus de 1/2 pour 100 de ce gaz. En général, il se forme dans les combustions incomplètes, lentes, étouffées, alors que des matières carbonées brûlent sans recevoir la proportion d'oxygène nécessaire pour leur transmutation en acide carbonique ; il prend naissance dans les foyers où il y a un excès de charbon, et si les

(1) Michel Lévy, *Traité d'hygiène*, 6e édition. Paris, 1879.

produits de la combustion viennent à pénétrer dans une pièce, soit par la fermeture de la clef d'un poêle, soit par suite du mauvais état des conduits calorifères, l'oxyde de carbone donne lieu à des maux de tête, à des vertiges ou à un commencement d'asphyxie, jadis imputé à tort à l'acide carbonique (1). Avant même que l'atmosphère d'un local devienne impropre à la respiration par le défaut d'oxygène et l'augmentation de l'acide carbonique, la présence d'une minime quantité d'oxyde de carbone peut déjà lui communiquer des propriétés délétères. (Michel Lévy.)

(1) Exemple : les accidents si fréquents et parfois mortels occasionnés par les poêles mobiles actuellement en vogue, et en général par les poêles à combustion lente. — Voir d'ailleurs à ce sujet l'importante Instruction du Conseil d'hygiène et de salubrité du département de la Seine, du 29 mars 1889, sur le mode de chauffage des habitations à Paris. (Jourdan, *Pouvoirs des maires en matière de salubrité des habitations*, p. 115). — Toutes les villes pourraient faire leur profit de cette Instruction si complète. — Voir encore le Rapport de M. le Dr Chantemesse relatif au *mode de chauffage des habitations* (*Journal officiel* du 13 novembre 1890 et *Annales d'hygiène*, 3e série, t. XXIV). Ce rapport, lu au Comité consultatif d'hygiène publique de France (séance du 3 novembre), et approuvé par la haute assemblée, formule en termes plus brefs des conclusions semblables à celles qu'avait votées l'Académie de médecine sur ce même sujet à la suite de l'importante discussion soulevée, au commencement de 1889, par une retentissante communication de M. le Dr Lancereaux. Un grave accident survenu au commencement de cet hiver (accident de la rue Neuve-des-Mathurins : neuf victimes qui heureusement ont pu être sauvées) avait donné un caractère d'actualité urgente à la publicité du Rapport de M. Chantemesse, malgré laquelle les poêles à combustion lente paraissent ces temps derniers redoubler leurs ravages.

L'usage des réchauds de charbon ou de braise est dangereux partout où il n'existe pas un courant d'air suffisant pour balayer les émanations toxiques de la combustion de ces substances. On a même parfois signalé de sérieux accidents imputables à l'emploi des *chaufferettes* ou *chauffe-pieds*, qu'il serait aisé de remplacer par des briques ou des bouillottes.

Les *poêles*, si répandus comme moyen de chauffage domestique, se font en métal (tôle, fonte), en faïence ou en briques. Les poêles métalliques, qu'il est malsain de pousser au rouge, s'échauffent vite et à un degré élevé pour se refroidir de même ; on leur reproche, à juste titre, de dessécher l'air et de répandre une mauvaise odeur : cet inconvénient est d'ailleurs très atténué dans les poêles à double enveloppe. Les poêles en faïence mettent, au contraire, plus de temps à s'échauffer, mais ne peuvent rougir et gardent plus longtemps leur calorique, qu'ils répandent d'une manière moins brutale pour ainsi dire, leur pouvoir rayonnant étant moindre. Il en est à peu près de même des poêles en briques. Le chauffage par les poêles, quel que soit leur genre, comporte l'addition d'un vase d'eau destinée à restituer à l'air la quantité de vapeur d'eau nécessaire pour le rendre salubre.

Les *cheminées* sont, on l'a vu, un puissant moyen de ventilation, mais elles constituent un médiocre et coûteux appareil de chauffage, car, à moins de dispositifs spéciaux, le volume d'air appelé par le tirage est toujours de beaucoup supérieur à celui qui ira s'échauffer directement au contact de la flamme. Elles perdent donc beaucoup de calorique libre, malgré la concavité, l'éclat et le poli qu'on donne à leurs parois ; on évalue cette perte aux 9/10 de la chaleur produite. Il est avantageux d'utiliser le calorique de la fumée en la faisant passer par des tuyaux qu'elle échauffe et qui rayonnent à leur tour, ce qui contribue à l'élévation de la température de l'air ambiant. Un grand nombre de cheminées fument; on fait cesser ce grave inconvénient en diminuant le diamètre du tuyau par lequel s'échappe la fumée produite, et en activant la combus-

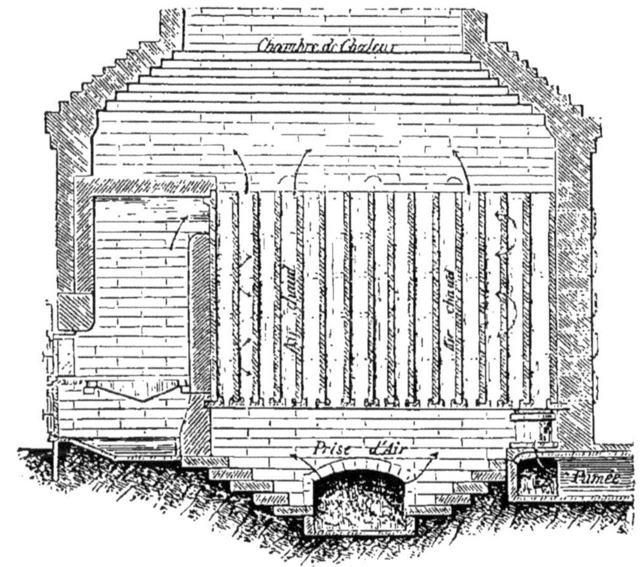

Fig. 38. — Calorifère Gaillard et Haillot. (*Coupe.*)

tion du bois au moyen de l'air lancé dans le foyer par deux tuyaux qui, ouverts au dehors, viendront aboutir aux parties latérales de la cheminée. (Michel Lévy.)

Les *calorifères à air chaud* sont des appareils de chauffage qui sont installés à distance des appartements et leur distribuent la chaleur par un système de tuyaux munis d'ouvertures généralement pourvues de grillages. Peu usités dans les habitations particulières, ils répartissent un air desséché et souvent même altéré chimiquement par le mélange des produits gazeux de la combustion opérée dans le générateur. Certains de ces appareils, tels que le calorifère Gaillard et Haillot, par exemple (fig. 38), présentent des dispositions ingénieuses qui atténuent en grande partie ces inconvénients. Ils sont applicables surtout aux locaux à occupation intermittente, comme les écoles, les théâtres, les salles d'assemblée, les casernes, où il importe d'avoir vite un certain degré de chaleur.

Le *chauffage par la vapeur* consiste à faire circuler dans les diverses parties d'un édifice de la vapeur d'eau issue d'un générateur, au moyen d'une canalisation spéciale. Ce système, applicable seulement à de grands établissements, présente la plupart des inconvénients des appareils à vapeur et exige d'ailleurs la complication d'un second réseau de conduites destinées au retour, vers le générateur, de l'eau condensée par le refroidissement de la vapeur (1).

(1) Il convient de faire à cet égard une exception en faveur d'un système de chauffage central à vapeur à basse pression avec réglage automatique, fonctionnement continu et *unité de réseau de conduites.* Ces appareils, très remarqués à l'Exposition uni-

Le système des *calorifères à eau chaude* implique une

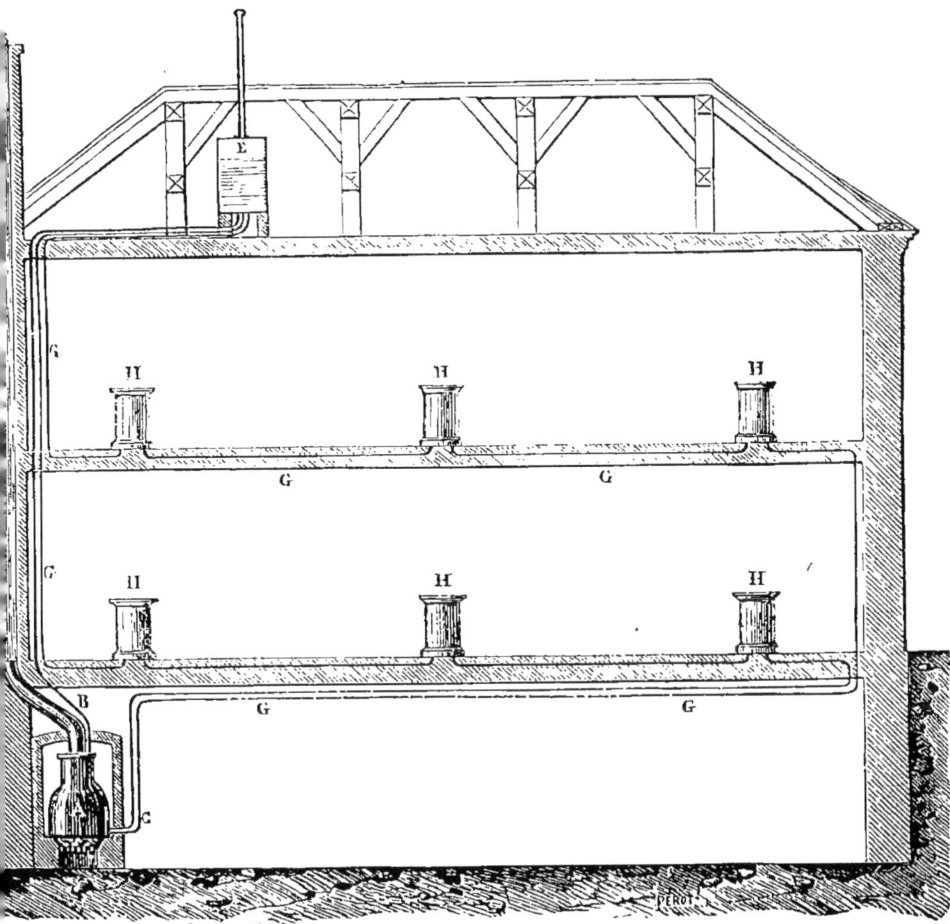

Fig. 39. — Calorifère à circulation d'eau chaude (système Duvoir.)

installation analogue et nécessite en outre de véritables

verselle de 1889, ont été inventés par MM. Beghem et Post et sont très usités notamment en Suisse, où on les construit. Ils sont très simples, économiques et sans danger d'explosion.

poêles dans les diverses pièces à chauffer (fig. 39). On ne l'utilise guère, cela se conçoit, que dans les habitations collectives (hôpitaux, etc.), où ce procédé permet de distribuer partout et en quelque sorte automatiquement une température uniforme et modérée (1).

Enfin, il existe encore des systèmes mixtes, où l'on emploie parallèlement l'eau chaude et la vapeur : ces moyens de chauffage, nécessairement compliqués, ne conviennent qu'à de grands établissements, comme par exemple l'hôpital Tenon, à Paris; l'hôpital militaire de Vincennes.

Éclairage. — Nous ne saurions terminer ces considérations relatives à la salubrité des habitations sans parler de l'*éclairage*, dont les divers modes exercent sur elle, à différents titres, une réelle influence.

En premier lieu la *lumière naturelle* ou *lumière solaire*, cet utile élément de la vie organique universelle, doit avoir un large accès dans nos demeures, qu'elle y pénètre soit sous forme de rayons directs ou réfléchis, soit à l'état de lumière diffuse, par des ouvertures mobiles ou non, garnies ordinairement de vitres disposées et orientées diversement.

« Les individus qui passent une grande partie de leur vie dans les lieux obscurs ou mal éclairés ne se distinguent pas seulement par le caractère de leur peau,

(1) Dans certaines localités, à Chaudesaigues (Cantal), à Amélie-les-Bains, on met à contribution l'eau thermale naturelle pour ce genre de chauffage.

qui s'étiole et se décolore; ils respirent moins, ils ont les chairs molles, bouffies, comme infiltrées, ils sont frappés d'atonie dans tous leurs tissus, et sujets aux accidents de l'hydroémie ; tels sont les individus que la misère confine dans les quartiers les plus sombres et les plus encombrés des grandes villes, les prisonniers relégués dans les cachots ténébreux, les marins dont le poste habituel est dans les parties profondes des vaisseaux, dans la cale, à la cambuse, les portiers des maisons de Paris situées dans les rues étroites des quartiers les plus populeux, les ouvriers qui travaillent au-dessous du niveau du sol, etc. C'est parmi ces classes de la population que l'on observe en grand nombre les déviations du système osseux, les nuances exagérées du tempérament lymphatique, porté le plus souvent jusqu'à l'état scrofuleux ; c'est aussi sur elles que la phthisie tuberculeuse sévit le plus (1). »

L'hygiène exige donc que les différentes parties de nos appartements soient accessibles à la lumière solaire, sauf à en atténuer l'éclat, s'il nous incommode, à l'aide de stores, de persiennes, de volets à jalousies. Dans les pièces où l'on se livre habituellement à un travail minutieux, la lecture et l'écriture en particulier, il est bon que l'éclairage, toujours généreux du reste, ait lieu unilatéralement, au moyen de la lumière diffuse prise par le nord. Cette prescription est plus impérative quand il s'agit d'éclairage scolaire, et dans ce cas

(1) Michel Lévy, t. Ier, p. 370.

M. Émile Trélat, qui s'en est fait le promoteur en France, demande en outre l'accès de la lumière par une seule baie.

« Dans la question de l'éclairage artificiel, dit M. le professeur Arnould (1), l'hygiène de la vue n'est plus seule en cause; les modes artificiels d'éclairage introduisent dans nos habitations des corps qui sont rarement indifférents et deviennent parfois hautement offensifs; l'éclairage n'est obtenu qu'à l'aide de la combustion, condition de la luminosité de ces corps, et, par conséquent, élève la température intérieure en même temps qu'il mélange à l'air de nos demeures des produits plus ou moins oxydés, aux dépens de l'oxygène de notre atmosphère. La lumière électrique ne fait pas absolument exception; mais l'échauffement de l'air et la consommation d'oxygène sont si faibles qu'on peut les regarder comme nuls. »

Les corps employés à l'éclairage sont *solides*, *liquides* ou *gazeux*.

Les premiers sont la *chandelle* et la *bougie*. Les chandelles sont composées de suif, substance dont la combustion exige, par kilo, près de 10 litres 1/2 d'air, et dégage dans l'atmosphère ambiante des quantités variables d'hydrogène carboné, d'oxyde de carbone, d'acide carbonique ; des acides gras, tels que les acides margarique et stéarique; des huiles volatiles et odorantes et du charbon. Il n'est pas besoin d'insister sur

(1) Arnould, *Nouveaux éléments d'hygiène*, 2e édition, p. 668.

la viciation atmosphérique résultant d'un tel mode d'éclairage, d'ailleurs très imparfait, d'autant plus que, pour plusieurs de ces produits gazeux, nous avons signalé les dangers inhérents à leur présence dans l'air respiré. (Voir page 4.)

Les *bougies*, formées principalement aujourd'hui de blanc de baleine et de stéarine, ont une grande supériorité hygiénique sur les chandelles, et pourtant elles ne sont pas tout à fait inoffensives : on s'en rendra compte en sachant que la combustion d'un kilogramme d'acide stéarique dans une capacité de 50 mètres cubes y élève à 4 p. 100 la proportion d'acide carbonique, c'est-à-dire vicie l'air presque au même degré que la respiration. L'éclairage par les bougies donne peu de fumée; celle des bougies *stéariques*, moindre encore que celle des anciennes bougies de cire, se compose surtout d'un peu d'hydrogène carboné, d'acide carbonique et de charbon, et cause peu d'irritation pour les muqueuses des yeux et des voies aériennes.

Les matières liquides usitées ponr l'éclairage domestique sont les *huiles grasses* (de colza, d'œillette, de noix), exceptionnellement des huiles essentielles, et les carbures d'hydrogène liquides. La fumée des huiles grasses, dont la proportion est en rapport avec le genre de lampe employé, se compose surtout d'hydrogène carboné, d'acide carbonique et de charbon. Les lampes imparfaites dont on se servait autrefois fumaient beaucoup; les lampes modernes sont des appareils à combustion très active, assujettis aux conditions de tout foyer, munis de cheminées de verre coudées pour mélanger les gaz et activer la combustion, avec des entrées d'air qui facilitent le contact de ce gaz avec la flamme en la refroidissant (Péclet). Les meilleurs types sont encore la *lampe Carcel* et la *lampe modérateur*, qui donnent le maximum d'éclairage et dégagent le moins de fumée.

Parmi les carbures d'hydrogène liquides, les plus usités pour l'éclairage sont les *huiles volatiles de schiste* et surtout *de pétrole*, aujourd'hui si répandues. Le pétrole possède un pouvoir éclairant considérable; il faut 532 grammes d'huile pour représenter la lumière de cent bougies stéariques et seulement 320 grammes de pétrole, soit une économie de 40 p. 100 (Arnould). Les inconvénients principaux, outre la chaleur élevée dégagée par ce mode d'éclairage, sont les dangers bien connus d'explosion et d'incendie des huiles minérales, ainsi que leur odeur désagréable et irritante, car, même avec les meilleures lampes, de petites quantités de schiste ou de pétrole échappent toujours à la combustion et se volatilisent dans l'atmosphère.

Quand on a recours aux huiles minérales volatiles (schiste, pétrole), ce sont leurs vapeurs spontanées qui brûlent; au contraire le *gaz d'éclairage* provient, comme on sait, d'une opération chimique préalable, la distillation de la houille, dont, sans parler des cendres, le résidu solide est le coke. Nous ne saurions entrer ici dans les détails de la fabrication du gaz qui est, à juste titre, rangée parmi les « industries insalubres »

(2e classe), ni de sa distribution publique et domestique. Les inconvénients généraux de l'éclairage au gaz, en dehors de ceux de sa préparation qui met en liberté dans les usines divers produits nuisibles, sont d'abord les inconvénients communs à tous les modes d'éclairage où l'on brûle des hydrocarbures : lumière un peu crue, flamme trop échauffante pour l'air ambiant, odeur désagréable, danger d'explosion, et par conséquent d'incendie. Les inconvénients particuliers du gaz résident surtout dans les impuretés dont il est difficile de le débarrasser malgré les épurations courantes pratiquées à l'usine. Sans compter l'oxyde de carbone, à peu près inséparable du carbure d'hydrogène qui est l'élément éclairant, ces impuretés, toutes gazeuses, sont principalement l'acide carbonique, l'ammoniaque, l'hydrogène sulfuré, et même le sulfure de carbone. Ces divers produits accessoires de la distillation de la houille, s'ils arrivent jusqu'au bec, peuvent soit échapper à la combustion, soit brûler en donnant naissance à de nouveaux composés malsains eux-mêmes ; s'ils ne parviennent pas aux robinets de dégagement, ils peuvent se diffuser avec le gaz dans nos habitations par des appareils de conduite défectueux ou des fuites accidentelles. De quelque façon qu'il s'effectue, leur mélange à l'air respirable y introduit de graves éléments de viciation, dont quelques-uns, comme l'hydrogène sulfuré, par exemple, sont hautement toxiques et ont déterminé de véritables empoisonnements.

De là résulte, pour l'hygiène, d'une part la nécessité

7.

d'une ventilation plus active des locaux éclairés au gaz, et d'autre part l'obligation de ne brûler, au

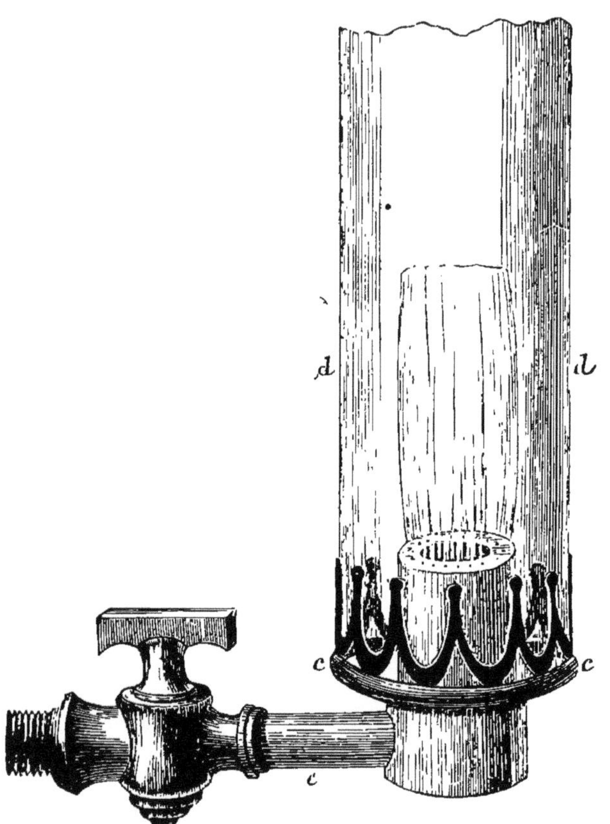

Fig. 40. — Flamme de gaz pour l'éclairage privé.

e, canal pour le gaz ; *cc*, anneau ; *dd*, cylindre de verre.

moyen de becs bien conditionnés, que du gaz convenablement épuré et distribué par une canalisation absolument imperméable. Cette dernière condition, capitale aussi bien pour la sécurité que pour la salubrité, est le mieux réalisée soit par des tuyaux en fonte avec joints coulés en plomb, soit par des tuyaux en tôle bitumée à joints précis.

Quant aux becs de gaz usités dans les pièces d'habitation, les meilleurs sont les becs cylindriques ou mieux annulaires, livrant passage au gaz par une série de

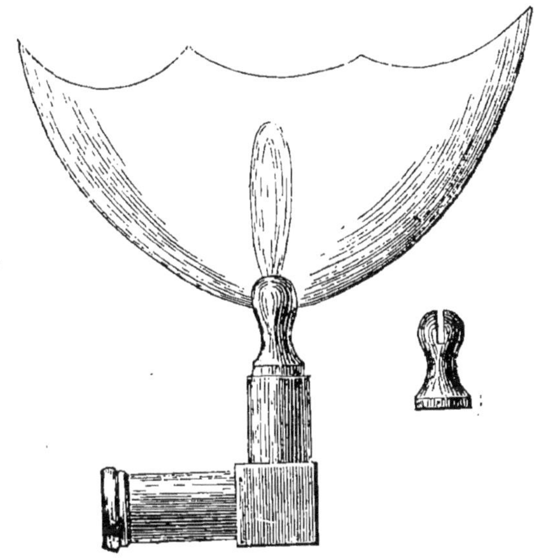

Fig. 41. — Flamme de gaz pour l'éclairage public.

trous disposés circulairement et munis de verres (avec ou sans globes) (fig. 40) ; cette disposition rend la flamme plus fixe et la combustion plus complète qu'elle ne peut l'être dans les becs en éventail (éclairage public) (fig. 41). Ajoutons que, pour éclairer les travaux un peu fins, l'écriture, la lecture, si l'on ne peut avoir assez de lumière avec des becs disposés à une certaine hauteur, il faut les abaisser au niveau de la tête des personnes, mais en abriter la flamme au moyen d'un abat-jour opaque qni la rende invisible et inoffensive à l'œil par son éclat et sa chaleur *directs*, en n'en laissant parvenir les rayons que sur l'objet à éclairer. Le dessous de ces abat-jour constitue ordinairement une sorte de réflecteur destiné à mieux concentrer la lumière (1).

L'*éclairage électrique*, qui semble appelé dans un avenir prochain à détrôner complètement tous les autres genres d'éclairage artificiel, n'est encore actuellement appliqué, dans un certain nombre de grandes villes, qu'aux voies publiques, habitations collectives et lieux de réunion (théâtres, etc.). La lumière y est due à l'action d'un courant galvanique développé non plus comme naguère par une pile, mais par des appareils magnéto-électriques tels que la machine Gramme, mis en mouvement soit par une force naturelle (chute

(1) Dans les grandes villes pour l'éclairage public de quelques quartiers privilégiés, les anciens becs *à papillon* se voient préférer de plus en plus, les *brûleurs à air chaud* ou *lampes à récupération*, et les *becs à incandescence*. Les becs du premier système, dont le principe est dû à Siemens, emploient l'air chauffé par leur propre flamme pour brûler le gaz, dont la combustion est ainsi rendue plus complète et par suite la puissance éclairante plus grande, avec une notable économie. On a même appliqué ces becs à la ventilation, comme on le voyait au pavillon du Gaz, à l'Exposition universelle de 1889 (v. note de la page 104). Les becs à incandescence doivent leur lumière si brillante et fixe à divers corps infusibles tels que des fils de platine, etc., que la flamme du gaz porte et maintient indéfiniment au rouge blanc, grâce au summum de caloricité obtenu par l'usage du brûleur Bunsen.

d'eau), soit par la vapeur. Il y a deux modes d'éclairage électrique : celui où la lumière est produite par l'*arc voltaïque* et celui où elle est produite par *incandescence*. Dans le premier cas (lampes Foucault, bougies Jablochkoff), la lumière jaillit pour ainsi dire entre deux électrodes de charbon séparées qui brûlent et s'usent au fur et à mesure; elle possède presque fatalement un éclat maximum, sujet d'ailleurs à des intermittences, qui ne la rend guère applicable qu'à des éclairages à distance (phares, éclairage des grandes places, etc.). Dans le deuxième cas (lampes Edison, etc.), la lumière résulte de l'incandescence, sans combustion véritable, d'un fil métallique, d'une lamelle de charbon, intercalés dans un *circuit* continu ; en variant soit l'intensité du courant, soit la conductibilité propre de la substance à porter à l'incandescence, on peut dans une certaine mesure régler l'éclat de la lumière, ce qui rend ce procédé plus applicable à l'éclairage de près. Du reste, tous deux admettent, on pourrait dire exigent, l'emploi de globes en verre teinté ou dépoli, car la lumière électrique a pour principal inconvénient, sous le rapport de l'hygiène de la vue, son trop d'intensité et sa blancheur trop crue, auxquelles l'œil a besoin de s'accoutumer. En revanche, la combustion en quelque sorte rudimentaire qui se produit dans l'arc voltaïque consomme très peu d'oxygène et dégage très peu d'acide carbonique ; cette consommation et ce dégagement sont nuls dans les appareils à incandescence. Par conséquent, l'altération et l'échauffement de l'air sont négligeables dans ce genre d'éclairage. Enfin, dernier avantage, il permet, à l'aide d'un simple fil métallique, de transporter et de distribuer au loin une lumière uniforme, sans les risques d'explosion et d'empoisonnement que fait courir le gaz.

Il serait assurément difficile de soutenir que les maisons de la plupart des villes de province sont toutes irréprochables au point de vue de la salubrité. Sans revenir sur les défectuosités flagrantes de beaucoup d'habitations sous le rapport des latrines, par exemple, il est permis de dénoncer souvent soit leur humidité notoire, due à l'inobservation des règles édictées par l'hygiène pour les constructions en terrain aqueux, soit l'insuffisance de leur aération intérieure avec le déplorable système des petites cours borgnes (1) et les passages étroits souillés de mille immondices où s'ouvrent les portes et les fenêtres de tant de logements nauséabonds ; la pénurie avec laquelle la lumière solaire est répartie dans maints appartements qui donnent sur de sombres ruelles ; les irrémédiables défauts de la distribution et de l'aménagement intérieurs de beaucoup de maisons anciennes ; les conditions déplorables de la ventilation, du chauffage et de l'éclairage

(1) Interdites d'ailleurs par le décret du 23 juillet 1884, qui comble les principales lacunes des dispositions légales antérieures, notamment celles des décrets du 27 juillet 1859 et du 18 juin 1872, relatives à la largeur des rues et à la hauteur correspondante des maisons ainsi qu'à leur construction.

artificiels d'un grand nombre de pauvres habitations.

Faute de pouvoir tout réédifier de fond en comble, il ne reste qu'à améliorer ce qui est susceptible d'amélioration, et à ne construire à nouveau que suivant les prescriptions de l'hygiène (1). Réorganisées sur des bases sérieuses et instituées obligatoirement, au moins dans les villes un peu importantes, les *commissions des logements insalubres* qui pourraient être chargées de surveiller l'exécution de ces divers genres d'assainissement consulteront avec fruit le projet de règlement adopté en 1880 par la Commission des logements insalubres de Paris et relatif à la *construction des habitations*, ainsi que le tout récent projet de règlement concernant la *salubrité intérieure des maisons* à Paris (2).

Voici, du reste, sur cet important sujet, les conclusions votées l'an dernier par le Congrès d'hygiène de Paris :

« Le Congrès demande qu'une revision immédiate de la loi du 13 avril 1850 sur les logements insalubres soit effectuée par le Parlement, en prenant pour base le projet redigé par la commission des logements insalubres de la ville de Paris ;

» Que le cube d'air minimum d'une pièce servant

(1) Les propriétaires sont tenus de soumettre à l'administration les plans de construction de leurs maisons dans les villes où l'article 4 du décret du 26 mars 1852 a été rendu applicable en vertu de l'article 9 du même décret.

(2) Le premier de ces projets est reproduit *in extenso* dans le savant ouvrage d'Arnould (1re édition, p. 1148 et suivantes); d'importants extraits du second sont cités dans la 2e édition (p. 1211 et suivantes).

à l'habitation soit porté de 14 à 18 mètres cubes, sans préjudice des moyens de ventilation et d'éclairage;

» Que les règlements administratifs interviennent pour prévenir l'encombrement dans les logements habités.

» A l'avenir, les propriétaires des voies privées, rues, passages, impasses, cités et autres espaces intérieurs situés dans Paris, clos ou non clos à leurs débouchés sur la voie publique et servant d'accès commun à plusieurs propriétés distinctes, devront se conformer aux dispositions suivantes :

» *a*. — S'il existe un égout sur l'une des voies publiques auxquelles aboutissent ces voies privées, rues, passages, impasses, cités ou autres espaces intérieurs, et s'ils reçoivent des écoulements d'eaux pluvieuses ou ménagères, il y sera construit un égout ou conduite d'évacuation dont le type sera fixé dans chaque cas par l'administration. — Les eaux de chaque construction riveraine devront être évacuées souterrainement dans cet égout, conformément aux règles fixées pour les maisons en bordure des voies publiques pourvues d'égout.

» S'il n'existe pas d'égout public permettant la réalisation immédiate de ces dispositions, elles deviendront obligatoires dès que l'égout public faisant actuellement défaut aura été construit.

» *b*. — Chaque fois que, en vertu des dispositions précédentes, un égout sera obligatoire, la conduite d'eau du service privé le sera également dans toute la longueur de la rue, s'il existe une conduite de cette nature d'eau dans l'une des voies publiques aboutissantes. Lorsqu'il existera des conduites d'eau de même nature aux deux extrémités, la conduite de la voie privée s'étendra de l'une à l'autre, de manière à s'alimenter par les deux bouts ; son diamètre ne sera pas inférieur à $0^m,10$. La conduite du service public devra être établie dans l'étendue nécessaire pour assurer le lavage complet des ruisseaux de la voie. Dans les voies privées où il ne serait pas établi d'égout par suite de l'absence de galerie pouvant servir de débouché dans les voies adjacentes, la pose en terre des conduites d'eau, soit du service public, soit du service privé, sera néanmoins obligatoire, à moins qu'il n'en soit décidé autrement par l'administration en raison de la nature des sous-sols des voies privées.

» *c.* — Les chaussées et les trottoirs devront être refectionnés et construits à neuf, suivant l'un des systèmes admis pour les voies publiques ou suivant tout autre système, qui aurait été préalablement agréé par l'administration. En tous cas, les pentes transversales et longitudinales seront établies régulièrement de manière à assurer partout un libre et facile écoulement des eaux.

» *d.* — L'éclairage sera assuré au moyen d'appareils en nombre reconnu suffisant par l'administration.

» Ces divers travaux devront être exécutés par les soins et aux frais des propriétaires, faute de quoi l'administration y pourvoira d'office après une mise en demeure régulière et les frais seront répartis entre les riverains, proportionnellement aux longueurs des façades, à moins de conventions contraires. Le recouvrement de ces frais sera effectué comme en matière de contributions directes.

» Les projets de travaux à exécuter devront être soumis préalablement à l'administration et approuvés par elle. En outre, ces travaux devront être reçus par les ingénieurs du service municipal, mais les propriétaires resteront néanmoins responsables de toutes les conséquences de l'exécution de ces travaux, sans que l'administration puisse être recherchée en quoi que ce soit à ce sujet.

» L'entretien des ouvrages est à la charge des propriétaires riverains, sous réserve de l'exécution d'office par l'administration, en cas de refus des propriétaires, et après une mise en demeure restée infructueuse.

» Les prescriptions de la loi du 26 mars 1873, relatives au balayage des voies publiques, sont applicables aux voies privées, etc., etc., définies ci-dessus.

» Pour les voies privées, passages, cités et autres espaces intérieurs clos ou non clos à leurs débouchés sur la voie publique et ne rentrant pas dans la désignation faite ci-dessus, les prescriptions édictées par ledit article seront applicables lorsque l'administration l'aura reconnu nécessaire. Dans ce cas, des arrêts préfectoraux désigneront les voies privées qui devront être soumises aux mesures d'assainissement susindiquées. »

CHAPITRE VIII

ALTÉRATIONS ET FALSIFICATIONS ALIMENTAIRES

Aux termes du décret du 18 décembre 1848, qui a institué les conseils d'hygiène et de salubrité d'arrondissement et de département, ces conseils, ainsi que les commissions cantonales d'hygiène publique, peuvent avoir à s'occuper de « la qualité des aliments, boissons et médicaments (1) livrés au commerce ». En effet, les altérations spontanées aussi bien que les falsifications des aliments, des condiments et des boissons sont susceptibles d'exercer une influence considérable sur la santé publique. Malgré la loi du 27 mars 1851 et les nombreuses mesures prohibitives édictées depuis, les sophistications de denrées alimentaires s'accroissent dans une mesure effrayante. Tirant parti des progrès de la science, l'industrie des falsifications « dénature

(1) Nous ne nous arrêterons pas sur la question tout à fait spéciale de la surveillance de la *qualité des médicaments livrés au commerce.* L'inspection des pharmacies et drogueries constitue une mission particulière pour laquelle, aux termes du décret du 3 mars 1859, les conseils d'hygiène délèguent ceux de leurs membres qui, par leur profession, possèdent la compétence nécessaire.

la composition des aliments et des boissons; elle y introduit des principes délétères; elle tripote des mélanges dangereux; et personne ne peut dire jusqu'où va le dommage irréparable qui en résulte pour la santé des classes les moins aisées, ni quelle part revient à la sophistication alimentaire dans la détérioration progressive de leur constitution, dans le nombre et la gravité de leurs maladies, dans leur mortalité si disproportionnée avec celle des classes supérieures par leur aisance, c'est-à-dire principalement par le prix qu'elles peuvent mettre au choix de leurs aliments. » (Michel Lévy.)

Depuis une trentaine d'années que ces lignes ont été écrites, les falsifications se sont développées dans des proportions formidables, et elles atteignent aujourd'hui, on peut le dire, toutes les classes de la société. Nous devrons nous borner à énumérer les plus importantes, et à indiquer sommairement quelques-uns des procédés usuels d'expertise qui s'y rapportent.

I. — ALTÉRATIONS SPONTANÉES.

A. — *Aliments d'origine animale.*

Viande de boucherie. — Au point de vue de la salubrité, c'est, pour les viandes, l'examen *sur pied* qui constitue le meilleur mode d'expertise : en général, un vétérinaire un peu exercé juge aisément si un animal est susceptible de donner de la viande saine.

Faute de cette garantie, qui manque, non seulement

dans les villages, mais encore dans beaucoup de petites villes, on est réduit à l'examen de la viande en quartiers et en morceaux.

La viande saine est couverte de graisse ferme, blanche ou à peine jaunâtre; chez le bœuf et le mouton, sa consistance est ferme sans dureté, et sa couleur d'un beau rouge clair; chez le porc, l'agneau et le chevreau, la chair, un peu molle, est plutôt blanc rosé. La bonne viande doit avoir une odeur douce et peu accusée; elle ne doit présenter aucun point saignant, visqueux, blafard, ni aucune mucosité à sa surface. La moelle des os longs est ferme, blanche, jaune clair ou légèrement rosée; la moelle des os courts est plus rosée, plus fluide et se fige rapidement.

Les viandes malsaines sont d'abord les viandes putréfiées (1) et celles qui proviennent d'animaux morts de maladie; en second lieu les viandes tuberculeuses ou charbonneuses; enfin les viandes infestées de parasites. Pour ces deux catégories de viandes, incontestablement les plus dangereuses, et dont les altérations peuvent si facilement passer inaperçues, la meilleure garantie réside dans une cuisson complète et prolongée, qui détruit les parasites et les germes.

Il faut sans doute rattacher à un certain degré de corruption la plupart sinon la totalité des accidents

(1) La putréfaction développe, chez les animaux comme chez l'homme, divers genres d'éléments dangereux, *microbes* et *ptomaïnes*. — Ajoutons que rien ne démontre l'innocuité absolue, et dans tous les cas, du gibier faisandé.

imputés soit à des conserves de viande (1), de poisson (morue, sardine), ou de mollusques (homard), soit à des préparations de charcuterie (saucisses, fromage de cochon) (2).

Quant aux viandes tuberculeuses (ou provenant d'animaux tuberculeux), dont la nocuité au moins relative est aujourd'hui bien établie, il vaut mieux les proscrire rigoureusement, car cuites et même bouillies, ce qui d'ailleurs diminue la valeur nutritive de la viande, rien ne prouve que *jamais* elles ne puissent communiquer la tuberculose. Il en est de même du lait.

Pour des raisons identiques, pareille défense est

(1) Les anciens procédés de conservation des viandes (méthode Appert et Fastier), encore en usage chez nous, notamment pour l'armée, semblent devoir être désormais remplacés peu à peu par les systèmes nouveaux dont le principe est dû à M. Giffard et qui mettent en œuvre la *congélation* comme moyen d'enrayer la décomposition. Les divers appareils frigorifiques usités donnent des conserves où la viande n'a perdu aucune des qualités physiques, chimiques ou comestibles que lui enlevait fatalement la chaleur à laquelle on était obligé de recourir avec le procédé Appert. On évite également ainsi les inconvénients résultant de l'emploi des boites métalliques dont le métal équivoque ou les soudures suspectes ont parfois causé des accidents avec ce système de conserves. La congélation peut s'appliquer à des quartiers volumineux de viande, et même à des animaux de boucherie entiers.

A l'état sec, c'est-à-dire privée artificiellement des 2/3 ou 3/4 d'eau qu'elle contient fraîche, la viande se conserve en *poudre*, mais jusqu'ici les méthodes de préparation ne donnaient que des résultats imparfaits : avec le procédé Rousseau, on obtiendrait au contraire un produit inaltérable, insipide et inodore, avec toutes les qualités nutritives de la viande fraîche.

(2) Voir *Revue d'hygiène*, 1888, p. 293.

applicable aux viandes provenant d'animaux atteints de charbon (fièvre charbonneuse, sang de rate), de clavelée, de morve, de farcin, de typhus, de péripneu-

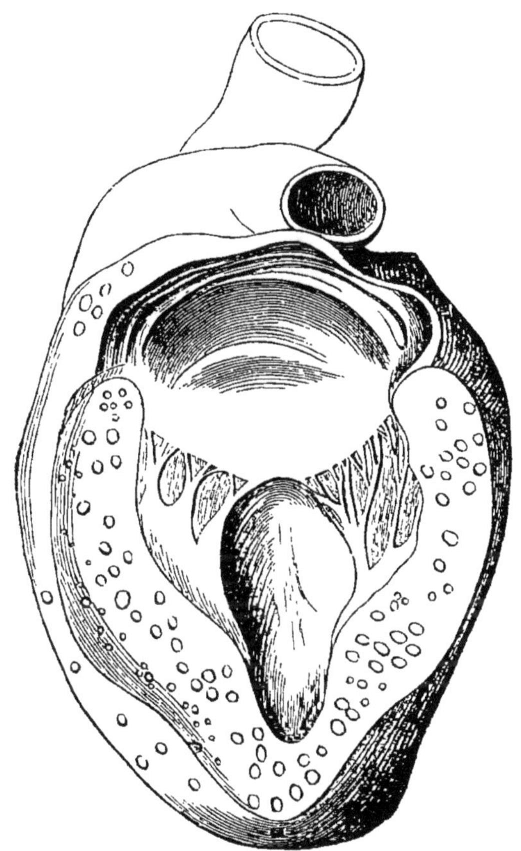

Fig. 42. — Ladrerie du porc. Cysticerque du cœur.

monie contagieuse, de fièvre aphtheuse, de rage même.

Enfin les viandes infestées de parasites, comme celles des porcs et même des bœufs atteints de ladrerie (maladie caractérisée par la présence de *cysticerques* dans les organes et les muscles, fig. 42 et 43), qui sont susceptibles de donner le tænia, et surtout les dangereuses viandes de porcs *trichinées* (fig. 44 et 45) doivent être interdites de la manière la plus formelle.

Les pouvoirs publics ne sont pas tout à fait désarmés par rapport à ces diverses interdictions prononcées par

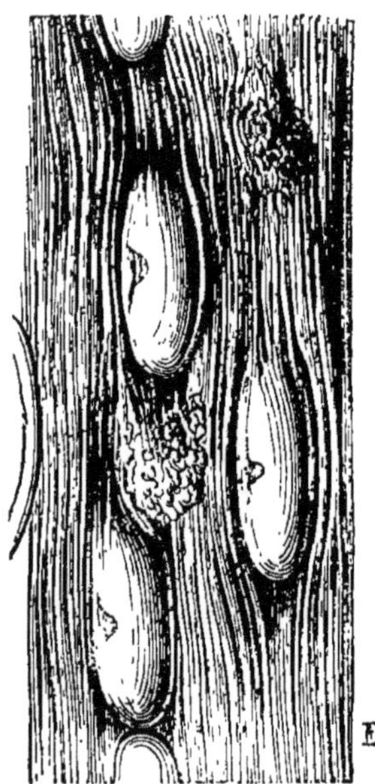

Fig. 43. — Cysticerques dans les muscles de l'homme.

l'hygiène. A l'intérieur, la loi du 21 juillet 1881, complétée et sanctionnée par le décret du 22 juin 1882, réglemente la police sanitaire des animaux, et prescrit l'organisation d'un service d'inspection *vétérinaire* sur les animaux destinés à l'abatage et sur les viandes de boucherie, au point de vue de la recherche des maladies contagieuses (1). L'autorité ordonne immédiatement,

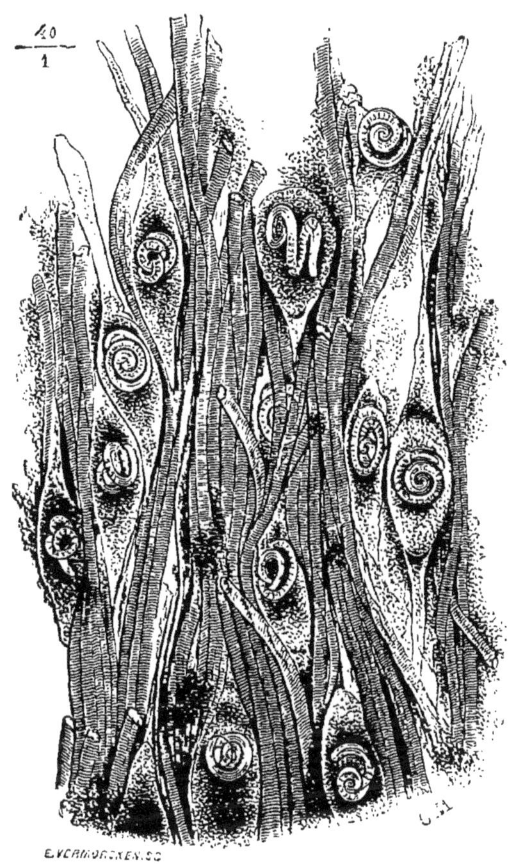

Fig. 44. — Fragment de muscle contenant des trichines enkystées (40 diamètres).

bien entendu, la saisie et la destruction des viandes

(1) La nomenclature en vigueur de ces affections a été complétée par l'adjonction de la tuberculose (décret présidentiel du 28 juillet 1888 et arrêté ministériel conforme). Mais cette surveillance, généralement *possible* dans les abattoirs publics,

signalées comme malsaines. Malheureusement beaucoup de petites villes et la plupart des localités rurales, sinon toutes, échappent, en fait, à l'application de la

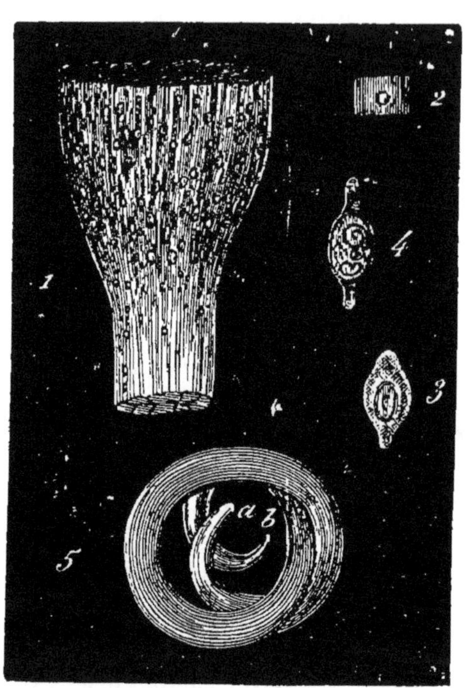

Fig. 45. — Fragment de muscle contenant des trichines enkystées.

loi, faute d'organisation spéciale et souvent faute d'abattoirs réguliers (1). Aussi, en 1889, le Congrès international de Paris a-t-il été dans le cas d'émettre le vœu

devient difficile à exercer sur les *viandes foraines* et à peu près impossible dans les *tueries particulières*, ce qui depuis longtemps en fait désirer la suppression au nom de l'hygiène publique.

(1) Nous avons dû appeler sur cette circonstance l'attention de la section VI du Congrès de Paris. (Voir le compte rendu officiel, p. 954.)

suivant : « La surveillance des boucheries doit être généralisée dans toutes les communes, et plus particulièrement dans les campagnes. »

Pour les viandes abattues ou sur pied venant de l'étranger, les mesures de prophylaxie en vigueur, impliquant l'interdiction de laisser entrer sur notre territoire celles qui sont reconnues malsaines, sont édictées par la loi du 5 avril 1887 qui a organisé à la frontière un service d'inspection sanitaire dans ce but; mais la loi du 24 juin 1889 limite à la frontière géographique les points désignés pour le fonctionnement de ce service.

Gibier, poissons, mollusques. — Sauf la putréfaction, bien entendu, on ne connaît aucune altération nuisible de la chair des volailles, du gibier, des poissons et même des mollusques comestibles; quelques-uns de ces derniers causent pourtant parfois des indispositions des voies digestives, d'ailleurs peu graves et mal expliquées.

Lait. — Le lait provenant d'animaux tuberculeux n'est pas le seul qu'on doive tenir pour suspect, mais l'hygiène publique ne saurait proscrire que les laits dont l'altération se manifeste par l'absence des qualités ordinaires de ce liquide, telles que son goût, son odeur, sa blancheur, sa propriété de bouillir sans se coaguler, et de conserver son bon goût, sa bonne odeur, sa couleur après l'ébullition. A ces caractères on doit ajouter la parfaite mobilité de ses molécules, l'absence de viscosité et de grumeaux suspendus dans sa masse : enfin, loin de s'épaissir par l'ammoniaque, il doit perdre son opacité et devenir plus fluide (Michel Lévy) (1).

Beurre. — Quant au beurre, sa seule altération spontanée qui puisse intéresser la salubrité publique est le *rancissement* ; vieux à l'excès, il peut occasionner des accidents assez graves.

Fromages. — Les fromages trop avancés ont aussi parfois donné lieu à des ébauches d'empoisonnement (2).

Œufs. — Les œufs non frais, surtout les œufs couvés, sont malsains, sinon réellement dangereux (3).

(1) Le lait est extrêmement accessible aux microbes : on en a trouvé jusqu'à 2,500,000 par centimètre cube, peu après la traite, dans un échantillon provenant du commerce. On ne peut donc le garder ou le transporter qu'après l'avoir soumis à des traitements spéciaux (*lait condensé*, ou mieux lait stérilisé par la chaleur : système Tyndall, chauffages intermittents à 70° ; et système Pasteur, décrit p. 139). Ces deux méthodes employées, la première par une compagnie anglaise, la deuxième par une maison française (Exposition de 1889), donnent d'excellents produits, surtout celle-ci.

(2) En 1884 et 1885, il a été publié près de 300 cas d'intoxication par du fromage altéré, dans l'un des États de l'Amérique du Nord.

(3) Il faut faire une exception en faveur des œufs frais *conservés*. Parmi plusieurs procédés industriels de conservation, on peut citer au premier rang le procédé Cruveiller (Exposition de 1889).

B. — *Aliments d'origine végétale.*

Blé, farines. — Les graines des céréales sont accessibles à un certain nombre d'altérations spontanées qui rendent leur farine plus ou moins malsaine. Tantôt c'est le mélange de plantes nuisibles (ivraie, etc.), tantôt la présence de certains champignons vénéneux, comme l'ergot (accidents graves d'ergotisme gangreneux ou convulsif), le verdet du maïs (pellagre), la rouille, etc. Sous forme de farine, les graines de céréales défectueusement manutentionnées fermentent vite, se peuplent d'insectes et moisissent rapidement ; pareille détérioration atteint les produits de la mouture quand le grain est germé, moisi, charançoné, rouillé, etc. Fabriqués avec de telles farines, le pain, les pâtes alimentaires sont évidemment mauvais pour la santé, comme lorsque ce sont ces denrées mêmes qui ont été atteintes par les moisissures et la fermentation putride (1).

Légumes féculents. — Des observations analogues s'appliquent aux grains qui constituent les légumes féculents et aux pommes de terre, si accessibles malheureusement aux insectes et à la putréfaction.

Champignons. — L'hygiène publique ne devrait pas se désintéresser de la surveillance des marchés au

(1) Des faits observés en 1843 et 1856 à la manutention de Paris ont montré que l'ingestion de pain ou de biscuit altéré était capable de déterminer des accidents toxiques.

point de vue de la mise en vente des champignons, dont maintes espèces, bien difficiles à toutes distinguer sûrement, sont si vénéneuses.

Fruits. — Il en est de même des fruits comestibles ; on a vu parfois de redoutables accidents, jusqu'à des attaques cholériformes, résulter chez nombre de personnes de l'ingestion de fruits verts ou gâtés.

Café, thé. — Les grains de café et les feuilles de thé, ainsi que le chocolat, n'admettent guère d'altérations spontanées que celles qui résultent de l'humidité (moisissures, fermentation).

Sel, poivre, sucre. — Les diverses sortes de condiments usuels, le sel de cuisine, le poivre, le vinaigre, la moutarde, les huiles comestibles, les différentes espèces de sucre, ne sont susceptibles de subir aucune altération spontanée intéressant l'hygiène publique.

C· — *Boissons.*

Eau. — Nous n'avons pas à revenir sur les altérations que peuvent offrir les eaux potables : cette question a été amplement traitée plus haut (1).

Vin. — Celles qui sont susceptibles d'atteindre le vin

(1) Voir chapitre III.

et de le rendre malsain dans une certaine mesure sont dues à la présence de divers ferments, sous l'influence desquels *il se pique*, *s'aigrit*, *tourne*, *moisit*, devient *filant*, *amer*.

Bière, cidre. — La bière et le cidre sont exposés aux mêmes altérations, dont paraissent exemptes les eaux-de-vie et les liqueurs alcooliques. Le traitement

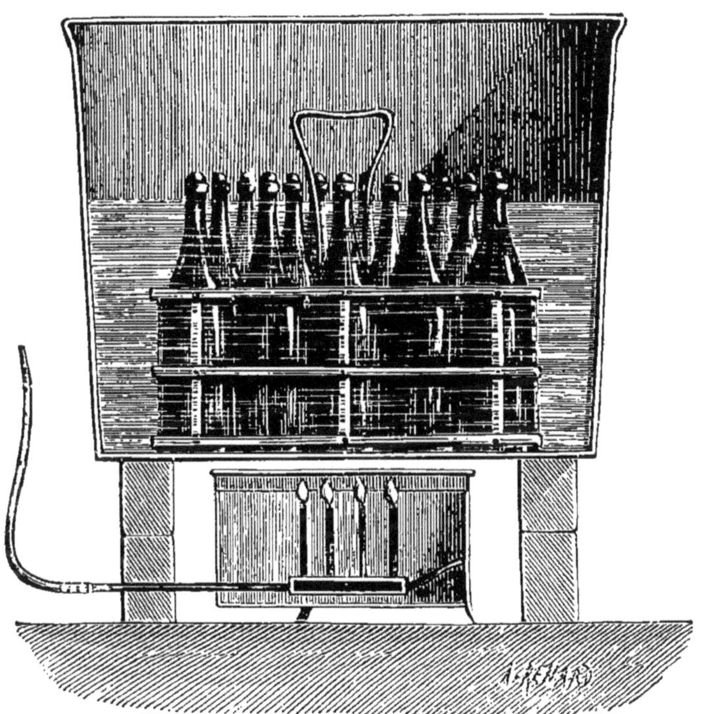

Fig. 46. — Appareil Pasteur.

préventif de ces diverses maladies est la *pasteurisation* ou chauffage à 60° (fig. 46) qui en détruit les ferments.

II. — FALSIFICATIONS.

A. — *Aliments d'origine animale.*

Viandes. — Les viandes, et en général la chair des animaux comestibles, ne sauraient prêter, cela va sans dire, à de véritables adultérations intéressant l'hygiène. Il n'en est pas de même du lait et du beurre.

Lait. — Celles du lait dérivent toutes en quelque sorte de l'*écrémage*, car c'est pour remplacer la crème indûment soustraite que le falsificateur ajoute les diverses substances étrangères auxquelles recourt la fraude, à commencer par l'eau.

La plus répandue de toutes est en effet le *mouillage*, qui présente pour le fraudeur le double avantage d'accroître par l'addition d'un ingrédient gratuit le volume total de sa marchandise et d'en dissimuler ainsi l'épaississement suspect après l'enlèvement de la crème, c'est-à-dire de la partie qui renferme la graisse, élément nutritif important (1). Il en résulte que l'écrémage est préjudiciable à la santé du nourrisson à l'allaitement artificiel, dont l'alimentation est

(1) On vend couramment, à Paris, un lait privé de la 1/2 ou des 2/3 de sa crème et coupé de 2 à 5 p. 10 d'eau. A New-York, une loi récente déclare falsifié et poursuit rigoureusement « tout lait qui contient plus de 88 p. 100 d'eau ou de liquides aqueux, et moins de 12 p. 100 de matières solides du lait, lesquelles ne doivent pas renfermer moins de 3 p. 100 de graisse. »

ainsi dangereusement appauvrie. Par l'addition d'eau, qui est à peu près inévitable après l'écrémage, les albuminoïdes, le sucre, les sels sont eux-mêmes dilués, et le repas au lait, à peu près sans valeur au point de vue de la nutrition, se réduit ou peu s'en faut à une illusion alimentaire. De plus, le lait *mouillé tourne* à la cuisson. Enfin la pureté de l'eau employée, dont on ne se préoccupe guère, a son importance au point de vue de l'hygiène, en raison des germes morbides auxquels elle peut comme on l'a vu (1), servir de véhicule (fièvre typhoïde transmise par le lait).

Sans parler de la dégustation, les procédés usuels d'expertise du lait ont pour objectif la proportion de graisse qu'il contient : en d'autres termes, ils visent soit sa densité (la densité normale étant comprise entre 1030 et 1034), soit son opacité, soit sa présence réelle et la proportion de la crème. Les instruments du premier groupe sont des sortes d'aréomètres spéciaux tels que le *lacto-densimètre de Quévenne et Bouchardat* (fig. 45) dont la triple graduation indique

(1) Chap. III, p. 28; chap. IV, p. 49.

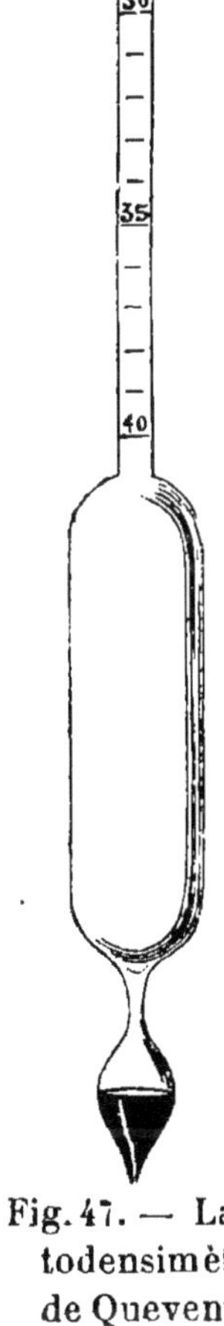

Fig. 47. — Lactodensimètre de Quevenne.

en même temps la densité du lait, et la proportion d'eau ajoutée avec ou sans écrémage préalable. Ceux du deuxième ont pour type le *lactoscope de Donné* (fig. 48), espèce de lunette graduée à travers laquelle,

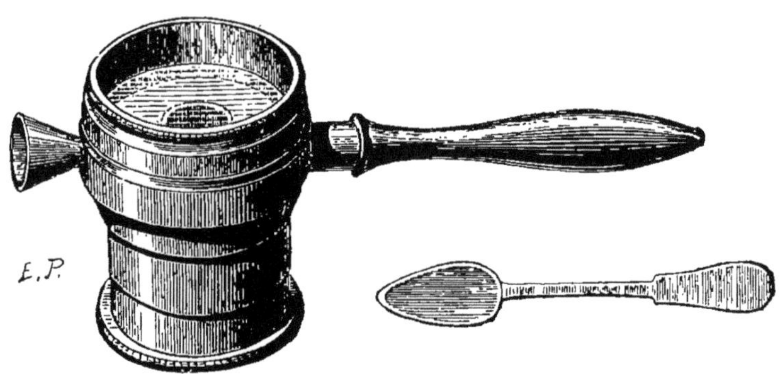

Fig. 48. — Lactoscope de Donné.

en regardant un corps lumineux (bougie), on cherche à apprécier le degré d'opacité du lait qu'on y a introduit ; enfin ceux de la troisième catégorie, les *crémomètres* (exemple : crémomètre de Chevallier) (fig. 49) sont des éprouvettes graduées pour mesurer la hauteur de la crème qui au bout de vingt-quatre heures s'est séparée du lait en expérience. Il est juste d'ajouter que les lactoscopes, peu usités aujourd'hui, donnent des indications très vagues.

Un bon lait de vache doit marquer de 30 à 40 au lactodensimètre, de 25 à 30 au lactoscope, de 10 à 16 au crémomètre. L'analyse chimique, telle qu'on peut la pratiquer dans les laboratoires, donne, cela va sans dire, des résultats bien plus précis. Sans en indiquer les détails (1), nous rappellerons les réactions suivantes propres à faire reconnaître les susbtances étrangères qui entrent dans les falsifications les plus communes. L'eau additionnée de teinture d'iode au 1/20 révèle la présence de la farine, de l'amidon et de la dextrine par la coloration bleue qu'elle produit. En chauffant du lait mélangé de *blanc* ou de *jaune d'œuf*, il se produit d'épais flocons d'albumine coagulée. Si l'on évapore un lait additionné de sel de soude (chlorure, bicarbonate, etc), et qu'on calcine le résidu, on retrouve dans les cendres, à l'aide de leurs réactifs spéciaux, ces divers sels dont les similaires n'existent dans le lait normal qu'à la dose de 0,2. — Par des réactions chimiques plus simples encore, on peut constater la présence des sels métalliques nuisibles provenant de l'action du lait sur des vases de zinc, de plomb ou d'étain impur.

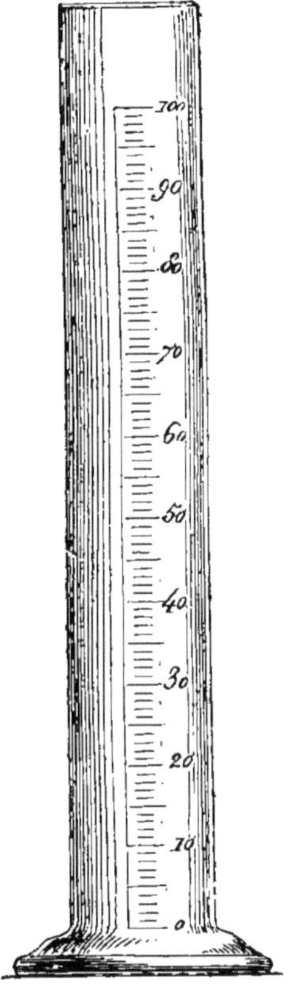

Fig. 49. — Crémomètre Chevallier.

(1) Voir notamment à ce sujet : Soubeiran, *Nouveau Dictionnaire des falsifications des aliments et des médicaments*, p. 305 et suivantes; Bonnet, *Précis d'analyse microscopique des denrées alimentaires*. Paris, 1890, p. 407 et suivantes.

Beurre. — Les falsifications du beurre sont nombreuses. On dissimule sa rancidité par la superposition d'une couche irréprochable ; on masque son défaut de couleur sous une teinte factice obtenue à l'aide de safran, de curcuma, de carottes (procédés inoffensifs), de fleurs jaunes de renoncules, qui sont vénéneuses, et même de jaune de chrome et de jaune d'aniline. Pour le rendre plus lourd, on y mélange des pommes de terre broyées, ou du suif de bœuf ou de veau, fraude qui se décèle en le faisant fondre (1) ; du suif ordinaire, reconnaissable en outre par son odeur ; du sable, de la craie, etc., qui lui donnent un aspect grenu, craquant sous la dent, et d'ailleurs se déposent par l'ébullition du beurre avec de l'eau.

Actuellement les principales substances qui servent le plus à sophistiquer le beurre sont le beurre *artificiel* ou margarine (2) et l'oléomargarine, produits souvent adultérés eux-mêmes par l'addition frauduleuse de corps gras étrangers, tels que l'huile d'arachides. Il a fallu une loi spéciale (14 mars 1887) pour réprimer ces falsifications, substitutions totales ou mélanges ; la vente de la margarine, de l'oléomargarine et des substances de même destination ne peut être faite impunément que sous étiquettes claires et explicites. — Un des bons procédés d'expertise rapide et suffisamment approximative est celui de Reichert, modifié par

(1) Nous ne pouvons que signaler ici le procédé de Horn (Soubeiran, *ouvrage cité*, p. 94).

(2) Girard et Brevans, *la Margarine*. Paris, 1888.

Kœttstorfer, qui repose sur ce principe que le beurre est la matière grasse qui exige, pour être saponifiée, le plus de potasse (de 221 milligr., 5 à 232,5 par gramme). Tout beurre qui exigera moins de 221 sera donc réputé falsifié. (Arnould.)

Saindoux. — Le saindoux se fraude surtout par l'addition d'eau, dont, à l'aide d'un peu de chaux ou de soude, on peut lui faire absorber jusqu'à 40 p. 100.

B. *Aliments d'origine végétale.*

Blé, farine. — Les caractères normaux des graines de céréales et des farines qui en proviennent sont assez connus pour n'avoir pas besoin d'être énumérés ici. Il en est de même des procédés de dosage de l'eau (12 à 18 p. 100 dans les bonnes farines), du gluten (28 à 30 p. 100 de gluten humide et 10 p. 100 de gluten sec, pour les farines de bon blé tendre, et pour celles de blé dur, 40 à 45 p. 100 de gluten humide et 13 à 15 de gluten sec), et du son (au plus 1/2 p. 100 pour les farines fines). En général, un examen microscopique très élémentaire suffit pour reconnaître à leur aspect particulier les grains d'amidon légitimes des diverses farines de céréales au milieu de denrées suspectes (1). La fraude introduit en effet, dans les farines, des moutures soit de diverses graines de légumineuses (fèves,

(1) Bonnet : *Précis d'analyse microscopique des denrées alimentaires*, Paris, 1890.

pois, etc.) (fig. 48), soit de différentes herbes comme l'ivraie, la nielle, le colza sauvage, qui parfois sont cause d'accidents toxiques, comme ceux signalés il y a deux ans

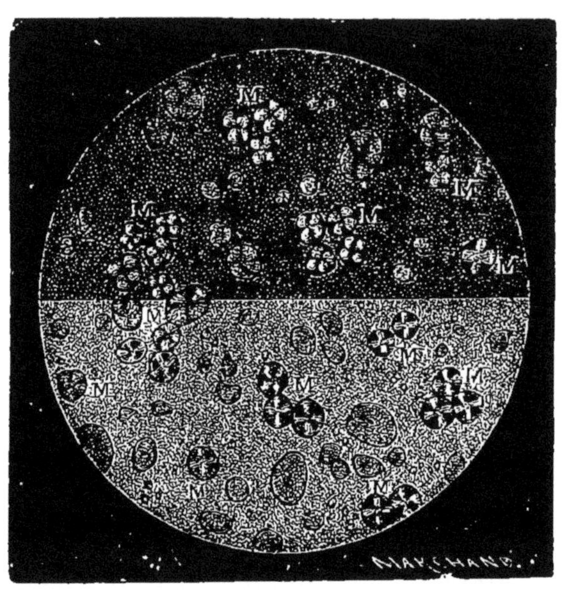

Fig. 48. — Mélange de farine de blé et de farine de maïs (Moitessier).

en Pologne. On mélange encore la farine de froment de farines de seigle, d'orge et d'avoine ; de millet, de riz, de maïs (fig. 49), de sarrasin, et même de lin ; de fécule de pommes de terre (fig. 50), et enfin de substances minérales telles que le gypse, le plâtre, la craie, l'argile, la chaux, la terre même.

Le premier effet de ce dernier genre d'addition est d'augmenter le poids spécifique de la farine, qui pour le blé est 0,60 à 0,62, pour le seigle 0,53 à 0,55. L'analyse chimique décèle aisément ces sophistications, qui du reste se révèlent d'abord par l'accroissement de la proportion d'éléments minéraux contenus dans la farine (normalement 0,8 p. 100 *au plus* pour le froment,

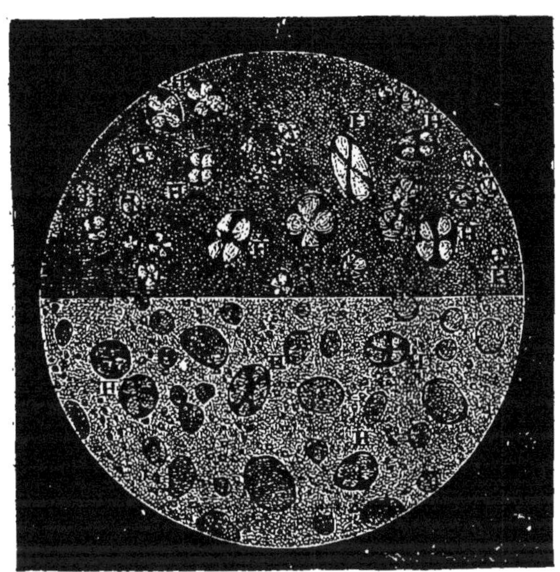

Fig. 49. — Mélange de blé et de farine de haricot (Moitessier).

1 à 2 p. 100 pour le seigle.) L'hygiène publique n'a pas à s'occuper de la présence, dans les farines, des sels de plomb ou de cuivre, d'ailleurs sans danger en raison de l'insignifiance des doses; ils proviendraient en général, les premiers de meules réparées au moyen de coulées de plomb, les secondes de l'introduction, par le chaulage des blés, de sels cupriques, qui, même pour quelques auteurs, préexisteraient naturellement dans les végétaux.

Pain. — Un des modes les plus communs de sophistication du pain est l'excès de proportion d'eau nécessaire à la panification, et qu'une cuisson insuffisante ou hâtive retient dans la mie en augmentant son poids,

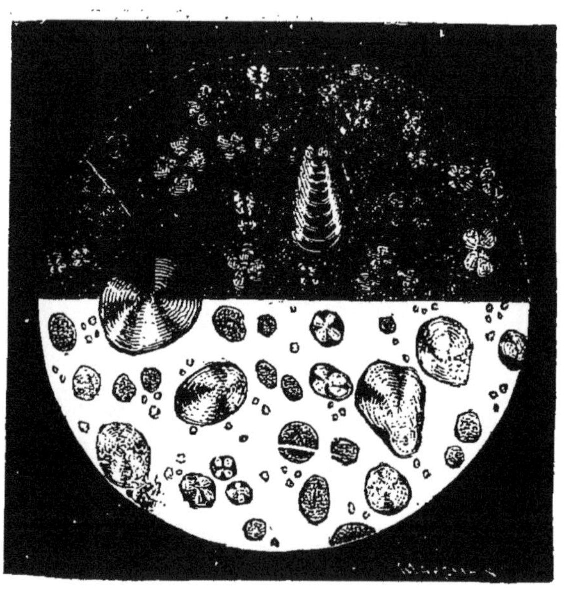

Fig. 50. — Mélange de farine de blé et de fécule de pommes de terre (Moitessier).

c'est-à-dire en diminuant son pouvoir nutritif. On peut en dire autant de l'accroissement de la proportion de son (blutage insuffisant des farines). En France, le pain frais contient de 33 à 43 p. 100 d'eau.

L'introduction, dans le pain, de sulfate de cuivre et d'alun, qui constitue une falsification ordinairement inoffensive d'ailleurs à cause des faibles doses usitées, a pour but de favoriser l'hydratation exagérée ou la conservation du pain; ces deux sels s'opposent en effet au développement des ferments et moisissures. Le chlorure de sodium, au contraire, à la dose de 5 à 6 grammes par kilogramme, est d'un emploi rationnel :

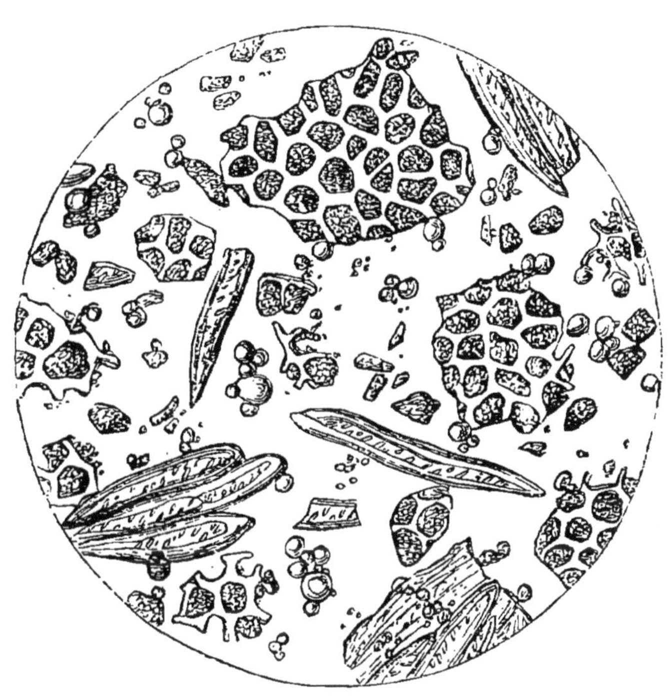

Fig. 51. — Café pur moulu.

il rend le pain plus savoureux et le fait mieux lever. Le cuivre et l'alun se retrouvent, à l'aide de leurs réactions chimiques propres; il en est de même d'autres sels métalliques éventuellement introduits par fraude.

Fécules alimentaires. — Les fécules alimentaires,

telles que le tapioca, se falsifient avec l'amidon de blé, la fécule de pommes de terre, etc.

Café. — La sophistication s'exerce sur les cafés en

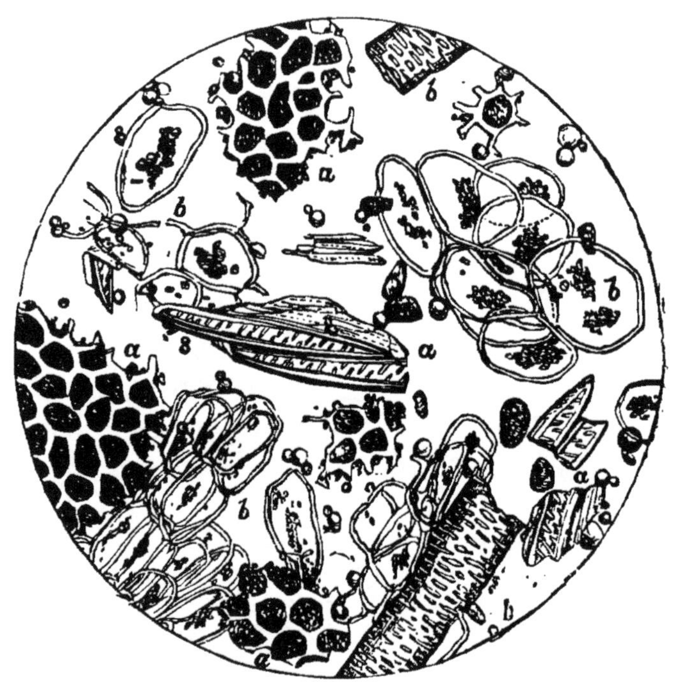

Fig. 52. — Café falsifié par la chicorée (Hassall).

grains soit par la dissimulation de leurs avaries au moyen d'ingrédients nuisibles (sels colorants de plomb, de cuivre, etc.), soit par la fabrication artificielle, avec moulage et coloration factices, de grains soi-disant torréfiés et composés de marcs de café, de plâtre et même d'argile. En poudre, le café torréfié (fig. 51) se falsifie avec des farines, des moutures de légumineuses, des fécules, de la chicorée (fig. 52), des glands pulvérisés (fig. 53), de vieux marcs.

Thé. — La plus élémentaire falsification du thé

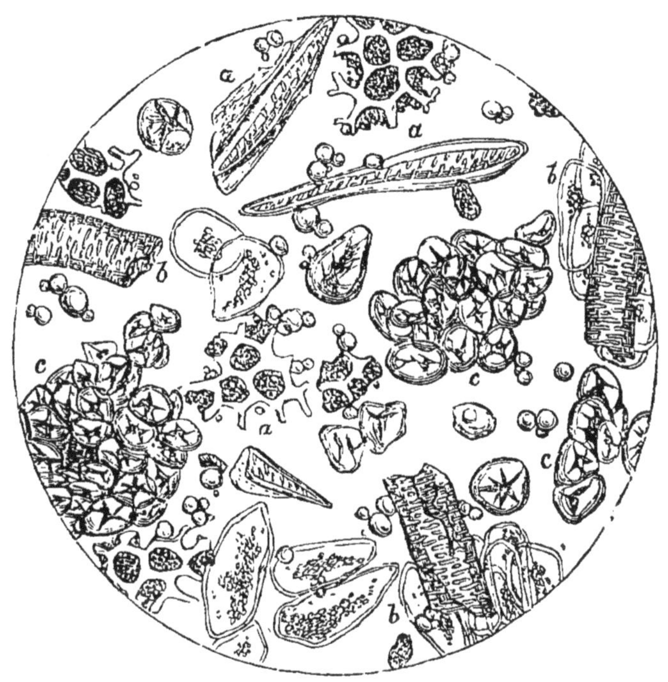

Fig. 53. — Café falsifié par la poudre de gland (Hassall).

aa, café, *bb*, chicorée, *cc*, gland.

s'opère avec celui qui a déjà servi ; mais on y ajoute aussi, même dans les pays d'origine, des feuilles étrangères en tête desquelles il faut citer les épilobiums, des feuilles de rosier sauvage, de fraisier, etc. On y indroduit également divers éléments inorganiques, tels que du sable, du plâtre pour augmenter le poids, et différentes substances colorantes : bleu de Prusse, bois de Campêche, indigo, caramel; on y a même trouvé de la limaille de laiton. Ces fraudes se reconnaissent au moyen du microscope et des réactifs chimiques.

Chocolat. — Le chocolat se falsifie avec de la farine, des fécules, des poudres minérales, des graines étrangères; en outre, la fraude peut faire passer dans la fabrication des fèves de cacao altérées, et comme telles plus ou moins nuisibles. Ces diverses sophistications se décèlent soit à l'œil ou à l'odorat, soit au microscope, soit à l'aide des réactifs chimiques, soit enfin à l'aide de la chaleur.

Condiments. — Les condiments prêtent aussi beaucoup à l'industrie des falsificateurs.

Ils vendent comme *huile d'olive*, par exemple, des huiles inférieures pures ou mélangées entre elles, quelques-unes altérées. L'expertise doit porter sur la densité, le point de congélation différent pour chacune d'elles, et sur les réactions chimiques appropriées.

Le *sucre* vendu en poudre, les *cassonades*, se falsifient avec de la glucose, de l'amidon, de la fécule, de la craie, du plâtre, du sable, de la terre même ; en pains, le sucre est au-dessus de la fraude. On vient, il y a quelques années, d'introduire dans le commerce, un produit dérivé du goudron de houille, la *saccharine*, qui, d'abord annoncée comme médicament, est entrée déjà dans la sophistication du sucre ou du moins des sirops. Le Conseil d'hygiène et de salubrité de la Seine (1) et le Comité consultatif d'hygiène publique de France (2) ont, il y a deux ans, conclu à la prohibition de cette substance dans l'alimentation générale, comme pouvant avoir des dangers pour la santé publique. Elle est en effet susceptible de provoquer des troubles gastro-intestinaux, car il est avéré qu'elle retarde ou suspend certains actes digestifs.

Le *sel* est sophistiqué par l'addition de plâtre, de varechs renfermant des sels iodés, de sel marin impur ou *sel de salpêtre*, de sulfate de soude ou de chaux, de chlorhydrate de potasse, de substances terreuses, etc.

Le *vinaigre* se fraude avec des sirops altérés de fécule, des lies de vin; de l'acide sulfurique, de l'acide azotique, de l'acide chlorhydrique, falsifications très dangereuses, mais heureusement faciles à reconnaître par l'expertise chimique ; de l'acide tartrique même.

Le *poivre* sophistiqué (fig. 54) peut contenir du gingembre, du piment pulvérisé ; des poudres de moutarde, de colza, de chènevis; de la farine, de la fécule, etc.; de la poussière, de l'argile et même de la brique pilée.

(1) Voy. *Ann. d'hyg.*, 1888, t. XX, p. 95.

(2) Voy. Brouardel, Gab. Pouchet et Ogier : *la Saccharine; son usage dans l'alimentation publique; son influence sur la santé*, rapport au Comité consultatif (*Ann. d'hyg.*, 1888, t. XX, p. 300.) — Voy. aussi *la Saccharine* (*Ann. d'hyg.*, 1888, t. XX, p. 60).

La *moutarde* en poudre se falsifie avec de la fécule de pommes de terre, de la farine de maïs, d'orge, de haricots

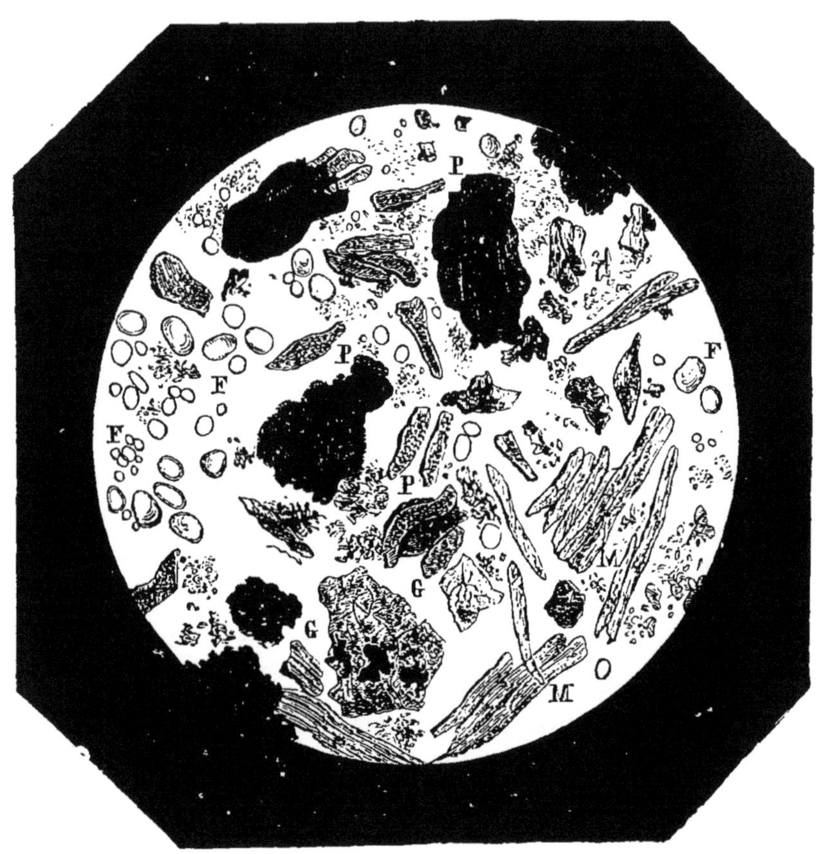

Fig. 54. — Poivre falsifié.

P, poivre ; F, fécule ; M, maniguette. — Grossissement : 45.

en grains, avec des semences de graines oléagineuses, telles que le colza, etc.

C. — *Boissons.*

Vin. — Les falsifications ordinaires des vins consistent aujourd'hui dans les mélanges de crus différents (*coupage*); dans l'addition d'eau (*mouillage*), d'alcool (*vinage*), et de divers composés chimiques de destinations variées (plâtrage, alunage, salicylage, etc.); dans les colorations artificielles ou l'addition de *bouquets* factices; enfin, dans la production de vins *fabriqués.*

Les coupages entre vins rouges ou entre vins blancs non malsains peuvent être inoffensifs pour la santé; mais parmi les innombrables mélanges usités de nos jours dans le commerce, personne ne pourrait se porter garant de l'absence de tout ingrédient nuisible.

Le mouillage constitue une fraude extrêmement répandue, pouvant être dangereuse même quand elle porte sur des vins tout à fait naturels, en raison des impuretés éventuelles de l'eau; plus sûrement nuisible quand elle porte sur des vins déjà frelatés. « Le dosage de l'extrait sec, dit M. le professeur Arnould (1), est le meilleur moyen de reconnaître l'addition d'eau au vin, à condition que l'on ait pour terme de comparaison un échantillon de vin authentique, de même année et de même provenance que le vin suspect. Défalcation faite du plâtre, s'il y en a, le poids de l'extrait sec du vin mouillé sera inférieur à celui du vin normal, dans des proportions qui correspondent à la proportion

(1) Arnould, *Nouveaux éléments d'hygiène*, 2e édition, p. 1037.

d'eau ajoutée. En dosant avec soin la glycérine chez un vin mouillé, puis viné, le poids de glycérine se trouvera tout à fait au dessous de ce qu'il devait être pour la richesse en alcool; le rapport normal (Pasteur) est de 1 de glycérine pour 14 d'alcool; devient-il 1/16, 1/18, c'est que le vin a été mouillé, puis viné. » Ces deux expertises, dosage de l'extrait sec et dosage de la glycérine, sont des opérations très importantes, mais très compliquées. Nous ne pouvons ici qu'indiquer les procédés d'A. Gautier (1) et d'A. Girard, qui exigent de délicates manipulations chimiques.

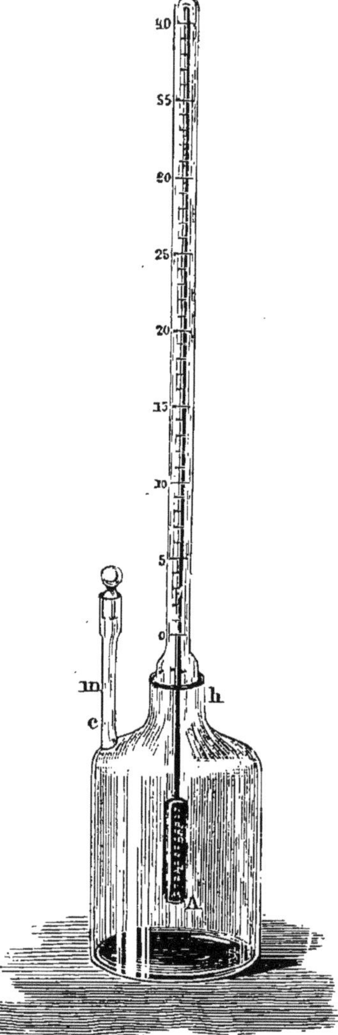

Fig. 55. — Pycnomètre.

L'examen physique du vin doit toujours précéder les différentes expertises, malgré le caractère aléatoire des indications approximatives qu'il donne. Il y a là

(1) Armand Gautier : *Sophistication et analyse des vins*, 4e édition, Paris, 1891.

des pratiques spéciales, parmi lesquelles se placent celles des dégustateurs de profession.

Il faut ensuite s'occuper de la densité, moindre pour les vins *travaillés* que pour les vins ordinaires ; celle-ci varie de 0,992 à 0,998. Pour la déterminer on doit se servir, non des aréomètres ordinaires, mais d'un instrument plus sensible, le *pycnomètre* (fig. 55). Cet instrument consiste en un vase en forme de flacon A, bouché au moyen d'un thermomètre *h*, dans lequel on verse successivement de l'eau et le liquide en expérience jusqu'à ce que le niveau atteigne le point *m* dans le tube capillaire *c*. Le chiffre représentant le poids de liquide divisé par celui du poids de l'eau donne la densité cherchée, sauf les corrections éventuelles de température.

Une expertise plus importante est celle qui concerne la richesse alcoolique. On la détermine au moyen de l'*appareil distillatoire de Salleron* (fig. 56), dans lequel une éprouvette L recueille au sortir du serpentin C tout l'alcool d'un volume donné de vin contenu dans un ballon B chauffé à l'aide d'une lampe à esprit-de-vin A. On reconstitue, par une addition suffisante d'eau mélangée à l'alcool distillé, le volume primitif du vin en expérience, et on prend alors la densité de ce mélange avec un aréomètre spécial, en effectuant, au moyen des tables, les corrections relatives à la température qui doit être ramenée à + 15.

Le vinage est une fraude qui serait relativement peu malsaine avec l'emploi exclusif de l'eau-de-vie de raisin.

Elle a pour but de *remonter* la richesse en esprit d'un vin naturellement faible ou indûment affaibli par le mouillage. Les produits obtenus de cette façon, même les moins imparfaits, ne valent jamais pour l'estomac

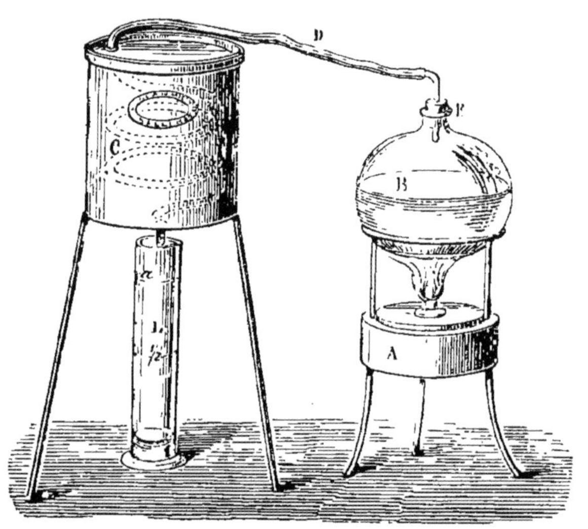

Fig. 56. — Appareil distillatoire de Salleron.

les vins naturels les plus médiocres ; en tout cas, l'incorporation de l'alcool ainsi ajouté s'effectue mieux par le vinage au *moût* ou à la *cuve*, c'est-à-dire avant la fermentation. L'eau-de-vie introduite de la sorte dans le vin, afin d'accroître sa force et de retarder sa décomposition, s'y reconnaît assez aisément à son odeur caractéristique et par la déflagration sur des charbons incandescents lorsqu'on y verse une certaine quantité de ces mixtures. Mais aujourd'hui en France, par suite des ravages croissants du phylloxéra, on ne récolte vraiment presque plus d'eau-de-vie de raisin (49 fois moins en 1883 qu'en 1840) (1) et comme, d'autre part, le commerce des vins est loin d'avoir diminué, il en résulte que le vinage s'effectue à peu près toujours actuellement avec des alcools industriels, dont la production, en 1883, était déjà onze fois plus forte qu'il y a une cinquantaine d'années. Or leur toxicité a été surabondamment démontrée par les recherches entreprises ces années dernières et notamment par les expériences de MM. Laborde et Magnan (2). Aussi l'Académie de médecine, à la suite de la mémorable discussion de 1886 sur le vinage, a-t-elle voté son « interdiction absolue sauf quand il est pratiqué à l'aide d'alcool *pur* et ne dépasse pas deux degrés. Le vinage, déclare-t-elle catégoriquement, n'est pas seulement dangereux par la quantité et souvent par la mauvaise qualité de

(1) Récolte de 1883 : 14 678 hectolitres, au lieu de 715 000 en 1840. La production des alcools industriels (distillation des mélasses, betteraves, graines et matières amylacées, cidres, marcs et fruits) ne s'élevait en 1840 qu'à 176 500 hectolitres; en 1883, elle est de 1 982 602 hectolitres. (Ch. Girard, *Revue d'hygiène*, 1885, p. 926). Cette progression rapide continue sans interruption; on en jugera par ce fait, établi sur les statistiques officielles. Le chiffre atteint, en 1889 (par les alcools de grains et de betteraves seulement, sans parler des alcools de mélasse et autres alcools d'industrie), est de 1 575 355 hectolitres, en augmentation de près de 100 000 hectolitres depuis l'année précédente.

(2) Laborde et Magnan : *Toxicité des alcools dits supérieurs et des bouquets artificiels* (*Ann. d'hyg.*, 1887, t. XVIII, p. 346 et *Revue d'hygiène*, 1887, p. 625 et suivantes).

l'alcool qu'il ajoute au vin, mais encore parce qu'il permet de pratiquer le mouillage, qui est à la fois une fraude et une falsification (1). »

Les principaux composés chimiques qu'on ajoute au vin pour en corriger la qualité (2) et qui peuvent influer sur la santé sont le sulfate de chaux (*plâtrage*), l'alun (*alunage*), l'acide salicylique (*salicylage*).

Le plâtrage est une opération très en honneur dans le Midi; elle consiste en une addition de sulfate de chaux au tonneau ou à la cuve, et a pour effet d'aviver la couleur du vin, d'augmenter sa vinosité et de favoriser sa conservation; aussi est-elle adoptée par tout propriétaire de crus médiocres ou mauvais. Les intérêts du consommateur sont-ils également sauvegardés par cette pratique? Grâce à elle, tous les vins défectueux qu'on ne pourrait ni garder, ni transporter peuvent arriver aujourd'hui jusqu'à lui; mais ce n'est pas tout. La crème de tartre, qui joue un rôle important dans

(1) Séance du 30 novembre 1886.

(2) Nous mentionnerons seulement pour mémoire le *collage* (à la gélatine ou au blanc d'œuf) qui a pour but de clarifier rapidement le vin dans les tonneaux, et le *sucrage* (au sucre de canne ou à la glucose), opération au moyen de laquelle on rehausse la richesse alcoolique des vins médiocres par la production, au sein du moût, d'un appoint d'alcool dérivé du sucre sous l'influence de la fermentation. En elles-mêmes, ces deux pratiques sont anodines ; mais, en fait, quand on se sert des glucoses du commerce, ordinairement impures (alun 1 p. 100) ou provenant de la fécule de pommes de terre (production d'alcool *amylique* par la fermentation, c'est-à-dire d'un composé toxique), les vins ainsi *vinés* sont dangereux.

la composition naturelle du vin, a été remplacée dans le vin plâtré par du sulfate de potasse. Ainsi, abondance plus grande de vins naturellement mauvais, disparition de l'un des principes essentiels du vin remplacé par un sel que la thérapeutique repousse comme un purgatif irritant, voilà ce qu'il y gagne (Michel Lévy). D'accord avec l'avis formulé en 1880 par le Comité consultatif d'hygiène publique (1), l'Académie de médecine a voté, en 1888 (2), que « la présence du sulfate de potasse dans les vins de commerce, quelle qu'en soit l'origine, ne doit être tolérée que jusqu'à une limite maxima de 2 grammes par litre » ; elle exprime en outre le vœu d'une application effective de la circulaire du Ministre de la justice en date du 27 juillet 1880, interdisant, sous peine de poursuites à titre de falsification, le commerce des vins plâtrés dans une proportion plus élevée (3). Le *déplâtrage* des vins au moyen de sels de

(1) *Recueil des travaux du Comité consultatif d'hygiène*, 1880.

(2) Séance du 12 juin 1888.

(3) On s'est encore avisé dernièrement d'ajouter de l'*acide sulfurique* au vin ; cette fraude a motivé les conclusions suivantes du Comité consultatif d'hygiène, rendues exécutoires par une circulaire catégorique du Ministre de la Justice (déc. 1890).

« 1° L'addition d'acide sulfurique au vin, quelle qu'en soit la proportion, est nuisible à la santé du consommateur;

2° Il importe de faire une distinction absolue entre le sulfate de potasse produit par le plâtrage et le sulfate de potasse produit par addition directe au vin d'acide sulfurique : ce dernier est constitué par du sulfate acide de potassium ;

3° Il est possible de démontrer, par une analyse complète des sels du vin, que le sulfate de potasse provient de l'addition directe d'acide sulfurique au vin et non du plâtrage;

baryte, de strontiane, de plomb ou de tout autre sel vénéneux, présente ausssi de graves dangers d'intoxication.

On a proposé, il y a quelques années, de substituer le tartre ou le phosphate de chaux au plâtre pour la clarification et la conservation des vins : la dose de 350 grammes de phosphate par hectolitre serait très suffisante, et l'addition aux moûts soit de cette substance soit de tartre ne présenterait pas d'inconvénients au point de vue de l'hygiène. (A. Gautier, Charles Girard, Vallin).

L'alun sert à exalter la couleur des vins et à leur donner plus d'astringence. Cette pratique n'est pas très répandue maintenant ; la fraude qu'elle constitue et qui est d'ailleurs à peu près indifférente à la santé se décèle aisément à l'aide des réactifs appropriés. Autrefois on traitait, pour les adoucir, les vins aigres par le protoxyde (litharge) ou le carbonate de plomb (céruse). Cette dangereuse falsification a déterminé des accidents toxiques; mais elle est devenue, croyons-nous, très rare. Les vins ainsi frelatés ont une saveur styptique, sucrée et persistante ; du reste, les réactions chimiques si connues du plomb ne laissent subsister aucune difficulté pour cette expertise.

Le *soufrage* ou *mutage*, pratiqué communément au

4° Le Comité est d'avis qu'il y a lieu d'interdire, dès à présent, l'addition directe d'une quantité quelconque d'acide sulfurique au vin, ainsi que la circulation et la vente des vins ainsi falsifiés. »

tonneau (combustion d'une mèche soufrée) ou à la cuve, est une très ancienne pratique inoffensive pour la santé publique, qui a pour but de prévenir l'acidification des vins par le développement de moisissures. La *pasteurisation* (chauffage à 62°) remplit, pour le vin en bouteilles, le même but (voir p. 63).

Le *salicylage* des denrées alimentaires et des boissons est une pratique assez récente ; elle a pour but de les soustraire, par l'addition d'acide salicylique ou de composés salicylés, à la désorganisation spontanée qui résulte de l'action des divers ferments. Pour le vin, en particulier, le salicylage a souvent servi à masquer la défectuosité de produits très inférieurs ou déjà altérés ; de plus, on introduit ainsi subrepticement dans les voies digestives une substance qui est loin d'être inerte. Le Comité consultatif d'hygiène publique a déjà par six fois, depuis 1877, déclaré suspects les aliments et les boissons contenant une quantité quelconque d'acide salicylique ; l'interdiction de ce produit en vue de cet usage a même fait, en 1881 et en 1883, l'objet de deux circulaires ministérielles (1). A son tour, l'Académie de médecine a voté (2) le maintien de la prohibition de l'acide salicylique et de ses dérivés dans les denrées et les boissons alimentaires, en raison des risques que, même à des doses faibles, mais journalières et prolongées, ces composés peuvent faire courir à la santé d'un certain

(1) *Recueil des travaux du Comité consultatif d'hygiène publique.*
(2) Séance du 25 janvier 1887.

nombre de personnes (troubles gastro-intestinaux par arrêt de certains phénomènes digestifs; maladies des reins, etc.). La réaction chimique de l'acide salicylique permet aisément de découvrir cette adultération.

L'acide borique peut très bien être employé, au lieu d'acide salicylique, pour la conservation des denrées alimentaires, et notamment des vins. De l'avis général, une telle pratique est inoffensive pour la santé ; cette opinion a d'ailleurs été formulée par le Comité consultatif d'hygiène publique (séance du 5 mai 1879).

La question de la *coloration artificielle* des vins a été encore, il y a deux ans, l'objet d'une importante délibération du Comité consultatif d'hygiène publique. Dans sa séance du 4 juin 1888, il a déclaré qu'il y a lieu de considérer comme une falsification, et de prohiber formellement l'addition au vin de toute matière colorante étrangère, ainsi que d'en empêcher la vente (1). Les fraudes de ce genre, extrêmement répandues, peuvent devenir très dangereuses quand, au lieu d'une substance végétale inoffensive, elles introduisent dans la boisson des drogues très actives et même toxiques. On emploie communément les mauves noires, le tournesol, les coquelicots, les mûres, les betteraves, les baies de sureau et d'hièble; les extraits de bois de troène ou d'airelle myrtille, de *baies de Portugal*; la décoction de bois de Campêche et de bois du Brésil, la cochenille, le carmin d'indigo et enfin la fuchsine et les couleurs d'ani-

(1) *Recueil des travaux du Comité consultatif d'hygiène.*

line, substances fréquemment arsénicales, c'est-à-dire susceptibles de déterminer de véritables empoisonnements. Même pure (sur 7 échantillons de vins fuchsinés, Ritter n'en a trouvé que 2 exempts d'arsenic), la fuchsine pourrait, selon certains auteurs, occasionner à faibles doses de sérieux accidents des voies digestives et des troubles marqués dans les fonctions des reins. Il faut donc rigoureusement la proscrire; d'ailleurs toutes ces expertises relatives aux colorants artificiels sont faciles et sont indiquées dans les ouvrages spéciaux : notre cadre ne nous permet pas de les décrire ici.

L'addition de bouquets *artificiels* est également une pratique frauduleuse, d'autant plus qu'on l'applique ordinairement à des vins frelatés, quelquefois même à des mélanges sans nom fabriqués de toutes pièces, alcoolisés et colorés artificiellement. Mais beaucoup de ces bouquets sont hautement toxiques, comme l'*huile de vin française* et l'*huile de vin allemande* (expériences de Laborde et Magnan). Ce dernier produit, analysé par M. Ch. Girard au Laboratoire municipal de Paris, « provient de l'oxydation, par l'acide nitrique, d'huile de coco, de beurre de vache, d'huile de ricin et quelquefois d'autres matières grasses... » En dehors de leur étrangeté, ces mélanges frauduleux sont donc nuisibles : il faut les proscrire impitoyablement.

La production de vins artificiels est une sophistication avérée. Il en est qui ne contiennent pas un atome de jus de raisin, par exemple le *vin de groseille*. D'autres fois, dit M. Arnould, avec de l'alcool de provenance douteuse, un peu de vin de Roussillon, du sucre et un arome, on livre à la consommation des vins de liqueur *imités*, insalubres en raison de leur surcharge alcoolique.

Enfin, le mélange de vin avec de la piquette de raisins secs, si en vogue un moment, constitue aussi une falsification tombant sous le coup de la loi de 1851 et de l'article 413 du Code pénal (arrêt du Conseil d'État) (1).

Le vin de raisins secs lui-même ne constitue pas une sophistication et n'exerce aucune action nuisible sur la santé. La vente en est permise à la condition qu'il soit annoncé sincèrement pour ce qu'il est.

Bière. — Les fraudes dont la bière est l'objet et qui intéressent la santé sont d'abord la substitution de la fécule de pommes de terre au malt d'orge ou d'autres céréales : non seulement la fécule de pommes de terre n'introduit point de matière azotée, mais elle produit, en fermentant, de notables proportions d'un alcool dangereux, l'alcool amylique (Arnould). L'emploi de glucose en guise de malt est généralement mauvais, par suite de l'impureté ordinaire des glucoses du commerce, qui contiennent de l'acide sulfurique. Quant au houblon, on le remplace par toutes espèces de substances amères, acide picrique, noix vomique, col-

(1) On consultera avec le plus grand fruit, sur cette question si vaste des falsifications du vin : Soubeiran, *Nouveau Dictionnaire des falsifications*, Paris, 1874, et plus particulièrement le savant traité de M. A. Gautier (*Sophistication et analyse des vins*, 4e édition, Paris, 1891), contenant toutes les méthodes analytiques, ainsi que les divers procédés pour reconnaître les fraudes.

chique, coloquinte, coque du Levant, aloès, absinthe, gentiane, quassia ; extrait de buis, d'écorces de saule, de centaurée ; fiel de bœuf, etc., dont plusieurs sont toxiques, et beaucoup malfaisantes. Les opérations qu'on fait subir à la bière pour la conserver, et en premier lieu le salicylage, motivent des remarques analogues à celles formulées pour les vins ; nous n'y reviendrons donc pas (1).

Cidre. — Les falsifications du cidre, outre le mouillage et l'alcoolisation, sont l'addition de cendres ou de substances calcaires telles que la craie, pour saturer les acides en excès, et l'addition de composés plombiques, litharge, céruse, pour masquer l'amertume exagérée du liquide.

Eaux-de-vie. — Actuellement les eaux-de-vie constituent, avec les liqueurs, l'agent le plus actif de l'alcoolisme, en raison de leur proportion relativement élevée, 38 à 61 p. 100 d'alcool qui, nous l'avons vu plus haut, est aujourd'hui presque exclusivement fourni par l'industrie. En effet, on obtient de l'alcool en distillant, non seulement les liquides alcooliques, vin, cidre, etc., les fruits sucrés et les marcs de raisin, mais encore, après fermentation, les moûts d'orge, les pulpes

(1) Dans sa séance du 27 août 1888, le Comité consultatif d'hygiène publique de France, a émis l'avis que « l'emploi de l'acide benzoïque ne saurait être toléré pour la conservation de la bière et d'autres substances alimentaires. »

de betteraves, de pommes de terre, de grains quelconques, et jusqu'aux tiges et racines des végétaux sucrés. Les produits de la distillation des liquides alcooliques et des fruits sucrés (*alcools bon goût*) ne sont pas toxiques; tous les autres (*alcools mauvais goût*) le sont hautement, et, cela va sans dire, malgré les *rectifications* imposées par leur saveur première, qui est absolument mauvaise. Une autre sophistication est l'addition, d'ailleurs inévitable, de *bouquets* artificiels destinés à donner à ces produits frelatés la couleur, l'odeur et la saveur de produits naturels authentiques. Pour les eaux-de-vie, cognac, rhum, un certain nombre de ces bouquets sont inoffensifs. Quant aux liqueurs proprement dites, leurs *essences* ou bouquets sont les uns inoffensifs, les autres éminemment toxiques. Ainsi l'essence factice d'absinthe produit des accidents épileptiformes ou d'autres désordres convulsifs. Il en est de même des bouquets de vermouth et de bitter, de liqueur de noyau, etc. Il est inutile, pensons-nous, d'insister sur la nocuité des liquides où la fraude la plus éhontée introduit de tels ingrédients.

Alcoolisme. — A cet important sujet se lie étroitement la grave question de l'alcoolisme, qui est, sous forme aiguë ou chronique, une réelle et redoutable *intoxication* portant sur les centres nerveux.

D'accord avec l'observation chez l'homme, les expériences sur les animaux ont toutes montré que les boissons alcooliques *naturelles*, vins, bière, eaux-de-vie et liqueurs de pureté authentique, donnent simplement lieu à des phénomènes passagers d'ébriété plus ou moins intense, sans action profonde sur le cerveau et les nerfs, tandis que les vins et spiritueux *fabriqués* à base d'alcool d'industrie (1), c'est-à-dire de produits essentiellement toxiques, déterminent de véritables empoisonnements de jour en jour plus nombreux, dont la fatale influence se multiplie et se perpétue à l'infini. « L'alcoolisme des parents engendre chez les enfants des affections nerveuses durables, affections qui se transmettent à leur tour, si bien que l'ivrogne non seulement remplit nos asiles, mais encore en devient pour l'avenir le triste pourvoyeur (2). »

Aujourd'hui, il est vrai, l'industrie des sophisticateurs pénètre à peu près partout; mais c'est à Paris et dans les grandes villes qu'elle atteint son apogée. En présence des progrès continuels de la fraude, il est temps de prendre, dans nos pays, de sérieuses mesures contre l'invasion d'un mal dont notamment les Congrès d'hygiène de Genève, de La Haye et de Vienne ont, depuis plusieurs années, signalé l'extension et les dangers. Un des points sur lesquels, d'ici au prochain Congrès, il est urgent de chercher à établir un accord international, est l'institution d'un service d'inspec-

(1) Le nom équivoque d'alcools *supérieurs*, sous lequel on les désigne fréquemment, correspond à une particularité de leur composition chimique et n'a rien à voir, bien entendu, avec leurs propriétés hygiéniques négatives.

(2) Laborde et Magnan (*Ann. d'hyg.*, 1887, t. XVIII, p. 346).

tion concernant exclusivement les denrées alimentaires et les boissons. « Le moyen le plus efficace de contenir, sinon d'empêcher la falsification de ces produits, est l'installation de laboratoires pour analyses, non seulement dans les grandes villes, mais encore dans les communes où tant celui qui vend que celui qui achète peuvent demander l'examen d'un produit plus ou moins suspect. Dans les communes de moindre importance, on pourrait organiser ces laboratoires avec peu de difficultés et de dépenses. Le pharmacien de la localité, qui doit avoir des connaissances suffisantes, pourrait les diriger sans préjudice de sa pharmacie, et il pourrait pratiquer les dix ou douze classes d'analyses qui, en totalité, sont nécessaires pour les besoins du service de la localité. Pour la pratique de ces analyses, on pourrait réduire le matériel nécessaire à un très petit nombre d'instruments et appareils (1). »

Nous nous associons pleinement, pour notre part, à ces considérations. Partout un laboratoire départemental d'analyse est une création qui s'impose : nous en avons déjà formulé le vœu à propos de la question si importante de l'eau potable. On se rendra compte de l'utilité réelle de ce genre d'institutions en sachant que, d'après les statistiques établies dans les pays où elles existent depuis plusieurs années, le nombre des produits falsifiés a déjà diminué de 50 p. 100 par rapport au chiffre des denrées reconnues sophistiquées

(1) Compte rendu du Congrès international d'hygiène de Vienne, in *Revue d'hygiène*, 1887, p. 865.

par ces laboratoires lors de leur inauguration, cependant toute récente.

Voici d'ailleurs, sur cet important sujet et sur les questions afférentes à l'hygiène alimentaire, les conclusions votées en 1889 par le Congrès international d'hygiène de Paris.

« Il y a lieu d'inviter toutes les villes et communes importantes à créer un bureau d'hygiène *avec laboratoire.* — Dans les pays où cette distinction n'est pas encore suffisamment établie dans la loi, il y a lieu d'édicter des dispositions pénales différentes et nettement déterminées relativement aux falsifications des substances alimentaires, suivant qu'elles peuvent ou non nuire à la santé du consommateur. — La législation doit déterminer que les produits fabriqués vendus par les négociants portent une étiquette mentionnant la composition du produit. L'étiquette ne portera pas la composition détaillée du produit, mais la mention suivante : *Artificiel; ne contient pas de matières nuisibles.* — Il importe que les analyses de l'air et des eaux soient faites et publiées d'une manière uniforme, afin de pouvoir être facilement comparées. »

CHAPITRE IX

L'ASSAINISSEMENT DES CIMETIÈRES ET LA CRÉMATION

Nous avons jusqu'ici passé en revue les principales causes d'insalubrité qui résultent, pour les lieux habités, de la *vie* même de leurs habitants, et qui sont relatives à l'air, aux eaux et au sol, ainsi qu'aux habitations, aux aliments et aux boissons. Mais la *mort* est aussi susceptible d'exercer une influence nocive sur la santé publique : nous voulons parler de l'insalubrité du mode actuel d'inhumation des cadavres, et des dangers inhérents à la présence des cimetières au voisinage et surtout au sein des centres de population.

Insalubrité du terrain des cimetières. — On a vu que les maladies infectieuses (fièvre typhoïde, érysipèle, septicémie, tuberculose, choléra, charbon, etc.) ont pour effet, sinon pour principe, la présence et le développement dans l'organisme de *germes figurés* appelés microbes, qui représentent les agents de la propagation de ces maladies. Les corps des personnes qui y ont succombé renferment pendant un temps plus ou moins long ces germes en pleine activité : les expériences l'ont démontré d'une manière péremptoire pour celles de ces affections qui sont transmissibles par inoculation aux animaux; les recherches microbiologiques l'ont prouvé pour celles qui jusqu'ici n'ont pu être communiquées par inoculation. Or le terrain des cimetières est d'une manière permanente imprégné d'infiltrations qui proviennent de la décomposition des cadavres et qui, fluidifiées par les pluies ou l'humidité ambiante, doivent finir par gagner de proche en proche soit les couches superficielles du sol, soit ses couches profondes et par là la nappe d'eau souterraine (puits, sources, etc.). Une fois pénétrée de ces infiltrations, la surface du sol peut, on le conçoit aisément, ou bien répandre dans l'air, d'une façon plus ou moins insidieuse, les miasmes qu'elles sont susceptibles d'exhaler, ou bien abandonner aux eaux des pluies, c'est-à-dire laisser éventuellement entraîner au loin les microbes dont elles sont peuplées. Un autre mode de dégagement de ces principes dangereux est inhérent aux fouilles incessantes que subit le terrain des cimetières : les tranchées ainsi creusées continuellement ont pour effet nécessaire de mettre subitement à découvert les substances en décomposition d'origine animale qui peuvent s'y trouver accumulées depuis longtemps sous terre à l'abri de l'air, et qui échappaient par suite aux chances d'une fermentation active.

Ce fait de diffusibilité intratellurique des germes infectieux a été mis hors de toute contestation, en ce qui concerne le charbon, par M. Pasteur : « Un animal charbonneux est enfoui ; le microbe pathogène, dont le sang est rempli, se cultive dans la terre qui entoure le cadavre ; il s'y réduit à l'état de germes. Ceux-ci seraient inoffensifs s'ils restaient à l'intérieur de la terre, mais les vers de terre les ramènent des profondeurs à la surface. Alors les pluies et les travaux de culture les répandent sur les plantes, ou bien les eaux les entraînent dans les ruisseaux quand les circonstances s'y prêtent. Ensuite ces germes pénètrent dans le corps des animaux et y développent le parasite infectieux (1). »

On vient de voir le danger de pénétration en nous par l'intermédiaire de l'eau et des végétaux comestibles ; mais l'appareil digestif n'est pas la seule voie ouverte à l'introduction des germes charbonneux dans le corps des animaux ou de l'homme. Il ressort en effet d'une autre communication de M. Pasteur (2) que, dans une ferme située près de Senlis et qui, chaque année, faisait des pertes nombreuses par la fièvre charbonneuse, « le séjour momentané à la surface d'une fosse où, depuis *douze* ans, on n'avait pas enfoui d'animaux charbonneux, a suffi pour que deux moutons sur sept soient morts du charbon dans l'intervalle de six semaines, bien que le germe de la maladie n'ait pu pénétrer dans leur corps que par suite de l'habitude des moutons de flairer sans cesse la terre sur laquelle ils sont parqués. Les emplacements qui recouvraient les fosses servaient

(1) Communication à l'Académie des sciences, séance du 6 septembre 1880.

(2) Académie de médecine, séance du 1er février 1881.

à la culture potagère de la ferme ; le fermier, seul de tous les habitants, a eu une pustule maligne qui a guéri et dont il porte encore la cicatrice sur le visage. Si les légumes consommés n'avaient pas été cuits, la ferme aurait peut-être compté plusieurs victimes. *Il semble donc que la combustion et l'assimilation végétales n'atteignent pas les germes de certains organismes microscopiques; la prophylaxie doit puiser dans cette constatation de nouveaux et importants enseignements.* »

La preuve expérimentale du transport de ces germes de la profondeur à la surface du sol a été fournie par les inoculations pratiquées par M. Pasteur et ses collaborateurs, soit avec la terre qui recouvrait les fosses où étaient enfouis des animaux morts du charbon, soit avec les excréments des vers de terre recueillis sur ces fosses. M. Poincaré a obtenu également des résultats positifs avec l'eau d'un pâturage fréquenté par un animal charbonneux.

Ce qui vient d'être dit pour le charbon paraît, *à priori*, tout à fait applicable à la plupart des maladies infectieuses de l'homme, que les doctrines modernes, nous l'avons vu, tendent à faire rentrer l'une après l'autre dans le cadre des affections microbiennes. Or on sait qu'elles figurent, pour une forte proportion, parmi les causes de décès qui peuplent les cimetières. Il est donc inutile d'insister sur les dangers qu'ils peuvent présenter à ce point de vue.

Mais ce n'est pas tout ; en dehors des germes figurés qui existent dans les cadavres des individus morts de maladies virulentes, épidémiques ou contagieuses, on rencontre aussi, dans les corps de ceux qui ont succombé à des maladies banales ou à des accidents, de redoutables agents toxiques, les *ptomaïnes*. Le moment est venu d'en dire quelques mots.

Découvertes scientifiquement en 1870 par le professeur Selmi (de Bologne) et par M. A. Gautier, et étudiées depuis cette époque par une foule de savants au nombre desquels il convient de citer MM. Panum, Brieger (de Berlin), Brouardel (1), Bouchard, G. Pouchet, etc., les ptomaïnes sont des substances alcaloïdes vénéneuses dont certaines sont volatiles et qui se produisent toujours *post mortem* (2) au cours de la putréfaction des tissus animaux. Elles varient suivant la nature du milieu où on les observe et aussi suivant la date à laquelle a débuté l'activité des microbes, activité dont on admet qu'elles sont un produit. Malheureusement il n'existe aucun réactif chimique *certain* capable d'en déceler la présence : quant à leur toxicité, elle a été mise hors de doute par de nombreuses expériences sur les animaux. Suivant M. le professeur

(1) Brouardel : *Sur un réactif propre à distinguer les ptomaïnes des alcaloïdes végétaux* (*Ann. d'hyg.*, 1881, t. V, p. 497). — *Réactions des ptomaïnes et conditions de leur formation* (*Ann. d'hyg.*, 1881, t. VI, p. 9).

(2) Dans sa communication capitale à l'Académie de médecine (séances des 12 et 19 janvier 1886), M. A. Gautier a aussi traité des *leucomaïnes*, alcaloïdes également très toxiques qui existent dans les sécrétions de l'homme et des animaux *vivants en bon état de santé*.

Brouardel (Académie de médecine, séance du 14 juin 1881), les ptomaïnes se produisent surtout lorsque la putréfaction s'opère à l'abri du contact de l'air, ce qui est le cas des corps *enterrés* dans les cimetières.

Voilà donc une nouvelle série d'agents très dangereux, liquides, c'est-à-dire facilement diffusibles, quelques-uns même volatils, que toute décomposition cadavérique met en liberté, et qui, comme les microbes dont il était question plus haut, pénètrent le sol des nécropoles, en y gagnant de proche en proche les couches profondes aquifères, ou les couches superficielles en contact avec l'air et les eaux qui ruissellent à fleur de terre.

Nous ne saurions mieux faire que de citer à ce propos les éloquentes paroles prononcées à la Chambre des députés (séance du 30 mars 1886), par M. Blatin, dans la discussion de la loi sur la liberté des funérailles.

« ... Tous ces poisons restent dans les cadavres, sont inhumés avec eux, sont solubles et sont entraînés par les eaux. Dans les terrains secs, ils se mêlent aux poussières, et si le sol est mis en mouvement, ils se disséminent dans l'atmosphère et provoquent des accidents redoutables; et c'est ainsi que dans les grandes villes on assiste, d'une façon pour ainsi dire inconsciente, à ces intoxications lentes, à ces débilités précoces, à ces anémies incoercibles, à ces névroses inexpliquées, à ces existences brèves, à ces morts prématurées.

» Ce qui rend le danger plus redoutable encore, c'est que tous ces poisons, qu'ils soient de nature miasmatique, c'est-à-dire vivante, ou de nature purement chimique, ont cette singulière et effrayante propriété de conserver leurs qualités virulentes pendant une durée en quelque sorte indéfinie, pendant des années, pendant des siècles; de telle sorte que toutes les fois qu'on fait subir un mouvement au sol dans lequel ils se trouvent et qu'on les place ainsi dans un milieu favorable à leur développement, ils recommencent aussitôt leur action de mort. »

On voit à quel point, surtout dans les villes, la question des cimetières intéresse l'hygiène publique. Il importe donc d'étudier le moyen d'atténuer autant que possible, sinon de supprimer tout à fait, les graves dangers inhérents au mode actuel d'inhumation des corps.

Assainissement de la mort. — En théorie, les mesures d'assainissement à recommander devraient avoir pour objectif précis la destruction, dans les corps enterrés, des germes infectieux propres aux maladies virulentes ainsi que la neutralisation des produits toxiques de la décomposition cadavérique. Mais ce double résultat ne saurait être obtenu qu'à la condition de posséder des agents assez efficaces pour réaliser définitivement et complètement cette désinfection. Or, jusqu'ici, nous ne sommes pas en mesure de résoudre un tel problème : les ptomaïnes de la putréfaction, encore peu connues, restent au-dessus de notre atteinte, et les plus puissants antiseptiques, à les supposer infaillibles contre les germes figurés des maladies infectieuses, sont peu applicables, en pratique, à une semblable opération devant porter sur la généralité des corps (1).

On a pourtant fait quelques tentatives dans ce sens, et d'abord il convient de citer à ce point de vue les divers systèmes d'*embaumement* ou de conservation des cadavres, dont la plupart n'aboutissent en réalité qu'à un ajournement plus ou moins long des phénomènes de décomposition.

Nous mentionnerons seulement pour mémoire les *appareils frigorifiques*, comme ceux que M. le professeur Brouardel a fait installer à la Morgue de Paris (2), qui ne sauraient être employés, on le comprend, pour préserver à jamais de la putréfaction et débarrasser de leurs germes infectieux tous les corps destinés à être enterrés.

Il n'y a pas lieu non plus de songer à rendre obligatoire l'embaumement, qui s'effectue généralement à l'aide d'injections intraveineuses de divers liquides antiseptiques ou antiputrides : préparations à base d'acide arsénieux (3), de chorure de zinc ; glycérine phéniquée, boratée, etc. Les premières, en raison de leurs principes toxiques, seraient légitimement proscrites au nom des nécessités de la médecine légale ; toutes d'ailleurs soulèveraient les vives et respectables oppo-

(1) Voir l'important rapport de MM. Brouardel et du Mesnil, approuvé par le Comité consultatif d'hygiène publique de France (séance du 18 juin 1888), sur les mesures hygiéniques à observer pour l'établissement des cimetières.

(2) Brouardel : *Installation d'appareils frigorifiques à la Morgue* (*Ann. d'hyg.*, 1880, 3e série, t. III. p. 63).

(3) Interdites par la loi.

sitions d'une partie des familles qu'on prétendrait y astreindre ; de plus, pour être de quelque utilité, les embaumements exigent de longues et délicates opérations, qui resteraient irréalisables dans bien des circonstances.

A défaut du corps, est-il au moins possible de rendre d'avance la bière imputrescible ou même antiseptique dans une certaine mesure? « On a préconisé, dit M. Vallin (1), un grand nombre de modèles de cercueils désinfectants ou imperméables, fabriqués les uns avec du bois imprégné d'acide phénique, les autres garnis à l'intérieur de carton goudronné, d'un enduit pâteux formé de résine colophane, de craie, de gutta-percha, de caoutchouc, d'huile de colza. Ces cercueils peuvent donner une sécurité trompeuse : dans les cas ordinaires, une couche épaisse de sciure de bois phéniquée (2) retient suffisamment les gaz et les liquides qui pourraient s'échapper.

» Lorsque les cimetières laissent dégager des odeurs infectes, il y a lieu d'asperger le sol avec des solutions fortes de chlorure de chaux, sulfate de zinc ou de fer, d'exhausser les tumulus recouvrant les tranchées des fosses communes ; de drainer le sol lorsque celui-ci est

(1) Vallin : Art. DÉSINFECTANTS, *Dictionnaire encyclopédique des sciences médicales*, p. 393.

(2) On a également proposé d'imprégner la sciure de bois, ou même du sable, d'une solution saturée de borate de soude, substance tout à fait inoffensive et inodore. (Voir le *Compte rendu du Congrès international d'hygiène et de sauvetage de Bruxelles*, 1876, in *Annales d'hygiène*, 1876, t. XLVIII, p. 401.)

humide. On peut compléter cette épuration par le traitement chimique des eaux de drainage qui, dans ces conditions, ont une odeur intolérable, ou par leur déversement à la surface de prairies gazonnées (1).

» Dans la pratique des exhumations, avant de faire descendre les ouvriers dans le caveau, il est de toute nécessité d'y établir une active ventilation, soit à l'aide d'une pompe à incendie fonctionnant à vide (Guérard), soit à l'aide d'une manche à air, ou d'un fourneau surmonté d'une cheminée. Les eaux corrompues contenues dans le caveau, après avoir été traitées par le chlorure de zinc (500 grammes de sel par mètre cube d'eau), sont épuisées par des pompes. Au moment de l'ouverture du cercueil, l'odeur cause parfois des accidents ou un malaise extrême. En pulvérisant avec un fort soufflet muni d'un réservoir *ad hoc* une solution très concentrée de chlorure de zinc (à 50 ou 70 pour 100), on la fait presque instantanément disparaître.

» La poudre de charbon rend dans ces cas les plus grands services; on en répand une couche de plusieurs centimètres dans la bière ouverte et les gaz sont rapidement absorbés; malheureusement elle est très salissante et gêne beaucoup dans les autopsies judiciaires. »

Crémation. — Le seul moyen absolument certain de supprimer radicalement la dangereuse insalubrité des

(1) L'innocuité de ce dernier expédient est plus que contestable *à priori*.

cimetières est la destruction des corps par le feu, l'*incinération* ou *crémation* (1).

Pratiquée par les anciens, notamment en Grèce et à Rome avant l'ère chrétienne, ce mode de sépulture, encore relativement peu usité en France, fonctionne aujourd'hui régulièrement en Italie, en Suisse, en Angleterre, en Belgique, en Hollande, en Suède, en Danemark, aux États-Unis et au Japon. En Italie, il existait, il y a cinq ans, une soixantaine de sociétés de de crémation, dont quelques-unes comptaient déjà jusqu'à 5000 ou 6000 membres; le nombre total des incinérations, de 1876 à 1888, s'y élevait à 1403; en Angleterre, de 1884 à la fin de 1889, 100 crémations ont été effectuées à Working.

Partout d'ailleurs, dans le monde entier, se répand à l'heure actuelle cette utile réforme : l'hygiène la réclame, les mœurs publiques s'y habituent insensiblement et les gouvernements l'autorisent tour à tour. Le quatrième Congrès international d'hygiène, qui s'est tenu à Genève en septembre 1882, et le cinquième qui s'est tenu à La Haye en août 1884, adoptent à l'*unanimité*, comme les précédents Congrès internationaux, un vœu pressant en faveur de la crémation.

En France, dès 1880, se constitue à Paris la *Société*

(1) Pour la destruction des cadavres d'animaux morts de maladies infectieuses, comme le charbon, M. Aimé Girard a proposé l'acide sulfurique concentré où l'on ferait dissoudre à froid le corps tout entier : l'opération durerait de 24 à 48 heures, et du liquide ainsi obtenu on pourrait extraire, avec bénéfice, un superphosphate de chaux azoté.

pour la propagation de la crémation, qui comptait au nombre de ses adhérents de la première heure des noms comme Gambetta, Paul Bert, Anatole de La Forge, Frédéric Passy, etc., signataires de la première proposition de loi tendant à autoriser la crémation *facultative*.

En 1885, le Conseil d'hygiène et de salubrité de la Seine adopte le projet d'installation d'un appareil crématoire destiné uniquement, en attendant le vote de la loi, à l'incinération des débris de cadavres provenant des amphithéâtres de dissection (1), et le conseil municipal de Paris prescrit la construction, au cimetière du Père-Lachaise, d'un premier four crématoire muni d'un appareil Gorini (2).

Enfin, la Chambre des députés a voté, le 30 mars 1886, par 321 voix contre 174, un amendement de M. Blatin établissant la légalité de l'incinération des cadavres; et, après le vote du Sénat, la promulgation, effectuée le 15 novembre 1887, de la *loi sur la liberté des funérailles*, sanctionne implicitement le droit à la crémation (3).

(1) Voyez Brouardel, *De l'utilité qu'il y aurait à autoriser la crémation des corps ayant servi à des études anatomiques* (*Ann. d'hyg.*, 1884, t. XI, p. 411).

(2) C'est le système employé en Italie à Milan, à Rome, à Lodi, à Crémone, à Varèse, et en Angleterre à Working; au début, il paraissait avoir sur tous les autres une supériorité que l'expérience n'a pas confirmée ; et, après avoir fonctionné jusqu'en août 1889, il est en voie de démolition.

(3) Le règlement d'administration publique prévu par cette loi a été promulgué le 27 avril 1889; son titre III, consacré exclusivement à l'incinération, détermine les formalités, conditions et garanties requises.

L'incinération des corps, effectuée selon les méthodes modernes, n'est contraire ni à la religion, ni à la morale, ni au sentiment, ni à la sécurité publique. Quant aux légitimes intérêts de la justice, la crémation ne les met pas en péril, quoi qu'on en ait dit.

« Les exhumations juridiques, dit M. Blatin (1), se font dans quatre circonstances, qui sont d'abord les empoisonnements, ensuite la vérification des coups et blessures, la vérification des grossesses prématurées, et enfin les vérifications d'identité... Pour les vérifications d'identité, de grossesse et de coups et blessures, un règlement d'administration publique, qui exigerait un examen préalable extrêmement minutieux avant d'autoriser la crémation, permettrait non seulement de les constater aisément, mais, dans un très grand nombre de circonstances, de constater des crimes et des délits qui, aujourd'hui, passent complètement inaperçus... Il ne reste donc comme objection sérieuse que la question des empoisonnements. C'est la seule, du reste, qui ait frappé un certain nombre de bons esprits.

» Au point de vue très spécial de l'incinération, les poisons peuvent être groupés en deux catégories. Ce sont ceux d'abord qui se retrouvent complètement dans les cendres. Ceux-là, bien entendu, ne soulèvent aucune objection. Ce sont des poisons minéraux, des sels de plomb, de zinc, d'antimoine, etc. On les reconnaît plus facilement dans les cendres que dans l'intérieur des cadavres. L'incinération, par conséquent, faciliterait les recherches au lieu de les empêcher.

» Reste la catégorie des poisons qu'on ne retrouve pas

(1) Discours prononcé à la Chambre des députés, le 30 mars 1886. (Discussion de la loi sur la liberté des funérailles.)

dans les cendres, qui sont détruits en même temps que le cadavre dans l'incinération. Presque tous ces poisons appartiennent à la série des alcaloïdes végétaux ou animaux... Il est certain que lorsque le cadavre est incinéré, toute trace de ces poisons alcaloïdes disparaît avec lui, mais ce qui est certain aussi, c'est que le même phénomène se passe dans l'inhumation. Ces poisons sont des substances organiques d'une nature absolument analogue aux éléments de nos tissus ; dès que les phénomènes de l'oxydation commencent dans le cadavre, ces phénomènes se produisent sur les poisons alcaloïdes et les font disparaître. J'ajoute même que ces poisons, qui sont extrêmement solubles, sont généralement absorbés avant même que la victime soit décédée ; ils se localisent dans un certain nombre d'organes, et aussitôt la mort ils ne peuvent plus être retrouvés.

» Cela est tellement vrai que lorsqu'il s'agit de faire des recherches en matière d'empoisonnement par les alcaloïdes, ce n'est point surtout dans le cadavre lui-même que les médecins légistes cherchent les traces de ces poisons, c'est dans les vomissements, dans les déjections, dans les rejets de toute nature dont les malades souillent leurs objets de literie, leurs draps, le sol de la chambre où ils sont couchés. On recueille ces matières, on en fait une solution que l'on injecte hypodermiquement à des animaux, et de l'ensemble symptomatologique, de l'allure toxique, on déduit la nature de l'intoxication. Par conséquent, au point de vue des alcaloïdes, il n'y a pas plus de sécurité avec l'inhumation qu'avec l'incinération, parce que, il importe de le répéter, dès qu'un cadavre fermente, les alcaloïdes disparaissent nécessairement. L'objection qu'on fait à ce sujet est donc sans valeur.

» Il est vrai qu'il y a quelques poisons minéraux volatils qui peuvent être constatés dans un cadavre inhumé et qu'on ne pourrait pas retrouver dans les cendres, par exemple le mercure, dont les sels sont volatils; mais les empoisonnements par les sels de mercure ont un ensemble symptomatologique si caractéristique, qu'il est absolument impossible à l'œil le moins exercé de s'y méprendre. Aussi, dans le règlement d'administration publique dont il s'agissait tout à l'heure, il devrait être formellement indiqué que toutes les fois qu'un malade a succombé, si sa maladie a présenté des symptômes différents de ceux des maladies connues, le cadavre sera soumis à un examen médico-légal scrupuleux, avant que l'incinération soit autorisée. Du reste, la présence du mercure n'est pas une présomption d'empoisonnement; car le mercure n'est pas seulement un poison, c'est un médicament employé dans un certain nombre de maladies...

» On a parlé encore de l'arsenic, qui est également très volatil. Mais des expériences tout à fait récentes ont démontré que lorsque l'arsenic est soumis à une très haute température en vase clos, il se forme des sels stables qui sont des arséniates de chaux. On a empoisonné des animaux avec de l'arsenic; on les a ensuite comburés avec des appareils analogues à ceux dont on se sert pour la crémation, et dans les cendres, à l'aide de l'appareil de Marsh, on a constaté la présence de l'arsenic.

» Du reste, l'exhumation ne met pas aussi souvent qu'on pourrait le croire sur la trace des criminels, tandis que l'incinération, loin de nuire à la recherche des crimes, à leur constatation, la facilitera, et elle pourra même les empêcher dans un grand nombre de cas; car lorsqu'on saura qu'un cadavre, avant d'être incinéré, doit être examiné d'une façon sérieuse, un très grand nombre de criminels hésiteront avant de commettre un empoisonnement. »

Les partisans de la crémation étaient d'ailleurs les premiers à demander, avec M. Kœchlin-Schwartz, président de la Société française, « qu'elle soit entourée de toutes les *garanties* possibles, c'est-à-dire qu'on ne l'autorise que quand l'on est sûr, autant qu'on peut l'être, que la mort est naturelle. » Ces garanties sont

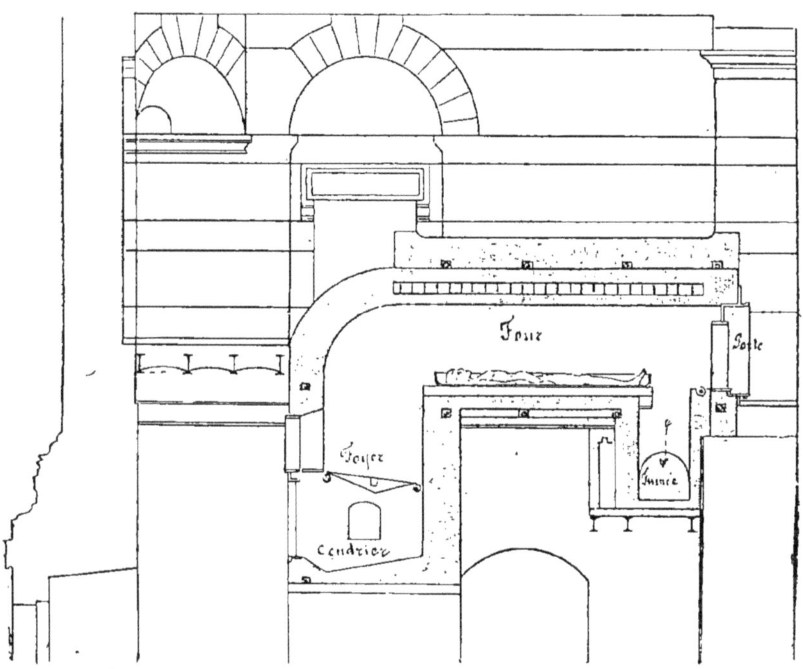

Fig. 57. — Four crématoire.

spécifiées au titre III du Règlement d'administration publique du 27 avril 1889 ; elles consistent principalement en « un certificat du médecin traitant affirmant que la mort est le résultat d'une cause naturelle », et en un « rapport d'un médecin assermenté, commis par l'officier de l'état civil pour vérifier les causes du décès. A défaut du certificat d'un médecin traitant, le médecin assermenté doit procéder à une enquête sommaire dont il consignera les résultats dans son rapport.

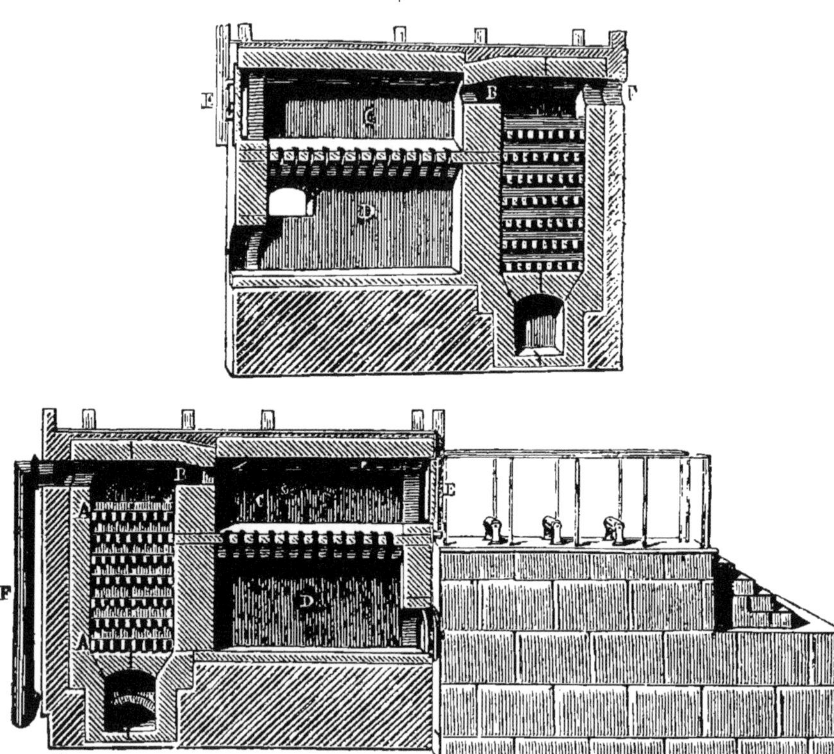

Fig. 58. — Four crématoire Siemens.

A, régénérateur; B, canal horizontal pour le passage des gaz; C, chambre de calcination et de combustion; D, cendrier; E, porte en fer; F, canal.

Dans aucun cas, l'autorisation ne peut être accordée que si le médecin assermenté certifie que la mort est due à une cause naturelle. »

Outre l'appareil Gorini, adopté en premier lieu pour

le cimetière du Père-Lachaise à Paris (fig. 57) (1), il

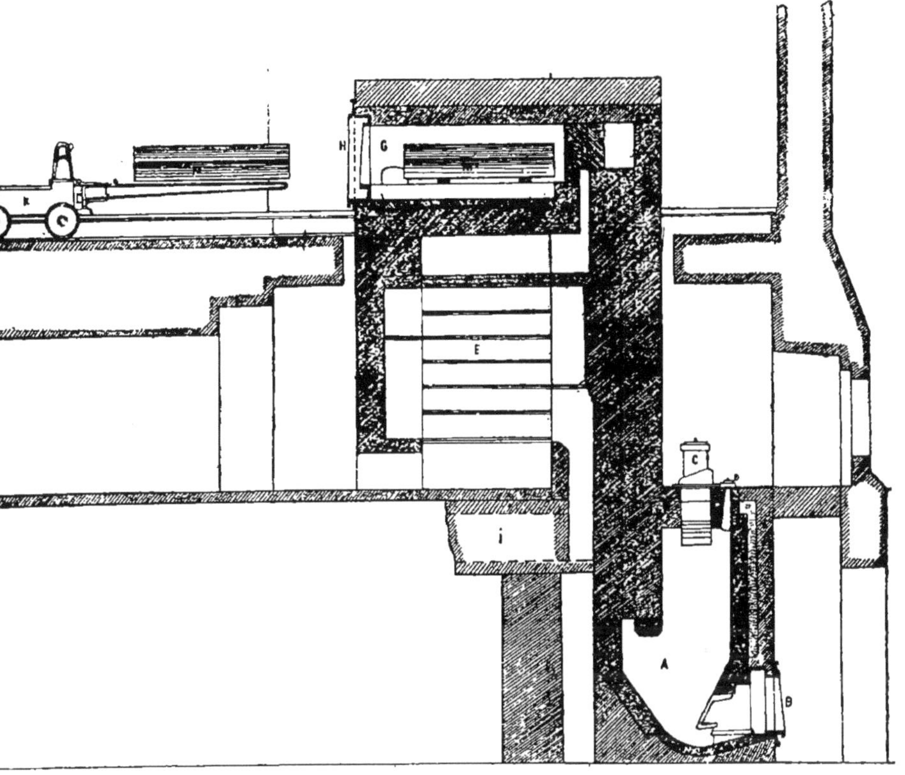

Fig. 59. — Appareil crématoire. Système Toisoul et Fradet. Type de la ville de Paris, 1889.

A, gazogène ; B, portes ; C, trémie de chargement ; D, trou de piquage ; E, récupérateur ; F, brûleurs ; G, laboratoire ; H, portes ; I, conduit de fumée ; K, chariot André et Piat ; L, bras articulés du chariot ; M, cercueil ; M', position du cercueil dans le laboratoire.

existe plusieurs autres types de fours à incinération : le

(1) Du Mesnil, *le Monument crématoire du cimetière de l'Est, la crémation à Paris* (*Annales d'hyg.*, 1888, t. XIX, p. 77).

système Venini, usité à Milan, à Working, etc. ; le système Siemens (fig. 58) adopté à Dresde et à Gotha (1) ; le système Toisoul et Fradet, appareil à air chaud (fig. 59), qui remplace au cimetière du Père-Lachaise l'ancien crématoire à reverbère et à bois du type Gorini ; le système Bourry (air chaud) qui fonctionne depuis l'an dernier à Zurich ; le système Guichard, etc.

L'opération, d'ailleurs peu dispendieuse (2), peut être effectuée en une heure et même moins ; elle dure au maximum de deux à quatre heures, suivant les appareils ; elle laisse un résidu d'os blanchis très friable ; et, de l'aveu même des adversaires de la crémation, elle s'effectue sans aucune espèce d'inconvénient pour la santé publique.

L'époque n'est pas loin où l'incinération des morts, qui est maintenant autorisée en France, et s'effectue couramment à Paris (3), se pratiquera de tous côtés en province, et où la plupart des villes, soucieuses de réduire leur insalubrité, auront, comme en Italie, leurs crématoires pour suppléer au chômage croissant des cimetières.

Voici d'ailleurs les vœux émis l'an dernier sur ce point par le Congrès international d'hygiène de Paris, confirmant les vœux des congrès internationaux

(1) Du Mesnil, *Inhumation et crémation* (*Ann. d'hyg.*, 1877, t. XLVII, p. 43).

(2) Prix minimum à Paris : 50 francs.

(3) 49 crémations ont été effectuées au cimetière de l'Est en 1889, dont 13 avec l'ancien et 36 avec le nouvel appareil.

d'hygiène précédents : « 1° Le Congrès demande que les gouvernements fassent disparaître les obstacles législatifs qui s'opposent encore à la crémation facultative des cadavres ; 2° qu'ils avisent à organiser la crémation des cadavres sur les champs de bataille ; 3° qu'il soit créé une commission technique qui serait appelée à donner son avis sur toutes les questions relatives à la pratique de la crémation à Paris. »

Dépôts mortuaires. — Nous ne parlerons ici que pour mémoire des *dépôts mortuaires* ou *obitoires*, locaux où l'on *entrepose* les corps des décédés dans des conditions qui doivent supprimer les dangers inhérents à la promiscuité des morts et des vivants.

« Ils sont appelés, dit Arnould, à rendre des services particuliers en cas d'épidémie, et chez les ménages pauvres qui ne disposent parfois que d'une seule pièce. On les établit d'ordinaire au cimetière ou tout à proximité. »

Des règlements sanitaires régissent l'installation et l'usage des dépôts mortuaires en Angleterre et en Écosse, en Belgique, en Allemagne, en Autriche, en Suède et en Finlande (1). En France il n'existait jusqu'à présent aucune institution de ce genre : un projet adopté par le conseil municipal de Paris il y a trois ans (2), sur le rapport du Dr Chassaing, après études

(1) A. Plamberg (d'Helsingfors), *Traité d'hygiène publique, d'après ses applications dans différents pays d'Europe.*

(2) Voyez Belval, *Des dépôts mortuaires* (*Ann. d'hyg.*, 1877,

en Allemagne, en Belgique et en Angleterre, vient seulement d'être exécuté. Il est vrai que c'est seulement dans le courant de l'année 1890 que les crédits nécessaires ont été votés. Il faut ajouter également que la législation antérieure ne prévoyait pas le transport des cadavres avant leur mise en bière et qu'il a fallu que le décret du 27 avril 1889 autorisât et réglementât la construction des dépôts mortuaires.

Un premier dépôt mortuaire vient d'être inauguré (1) au cimetière Montmartre. Un second dépôt va être construit au Père-Lachaise. Sans doute ils pourront rendre de réels services aux populations des quartiers avoisinants. Malheureusement le décret du 27 avril 1889 interdit le transport dans les dépôts mortuaires des personnes décédées à la suite de maladies contagieuses. Et si, pour ces cas, les maires sont autorisés à faire des inhumations d'urgence, il n'en reste pas moins évident que l'utilité des dépôts mortuaires serait dans ces conditions encore plus évidente (2).

2e série, tome XLVIII, p. 193 et Brouardel, *Dépôts mortuaires* (*Ann. d'hyg.*, 1890, t. XXIV, p. 289).

(1) 15 décembre 1890.

(2) Voy. le *Temps* du 16 décembre 1890.

CHAPITRE X

DES INDUSTRIES INSALUBRES

Outre les éléments d'insalubrité dérivant de la vie et de la mort, il y a aussi à considérer ceux qui résultent des *professions*, et, particulièrement au point de vue de de l'hygiène publique, des diverses industries.

L'atmosphère et le sol des villes, ainsi que les eaux dont elles s'alimentent, qu'elles proviennent des rivières coulant à ciel ouvert ou de la nappe souterraine, sont encore accessibles à un dernier genre de souillures desquelles résulte un sérieux élément d'insalubrité pour les centres de population : ce sont les résidus de certaines industries. L'hygiène a le devoir de s'occuper de cette grave question ; il lui appartient d'indiquer comment on peut se débarrasser, sans nuire à la santé publique, par neutralisation, dénaturation ou utilisation agricole, soit des dépôts solides d'origine minérale, végétale ou animale ; soit des eaux résiduaires, dont le déversement libre est aussi dangereux à la rivière qu'à la surface du sol, car elles peuvent par infiltration aller en contaminer les couches profondes aquifères et par là souiller les puits ou sources qui en sont tributaires ; soit enfin des résidus gazeux et fumées diverses, si incommodes, sinon si malsaines.

Etablissements classés. — Sous le nom d'établissements *classés*, les manufactures et ateliers « dangereux, insalubres ou incommodes » sont régis, au point de vue même de l'insalubrité et de l'incommodité publiques, par le décret du 15 octobre 1810 et l'ordonnance du 14 janvier 1815. La nomenclature et la division de ces établissements, répartis en trois classes, sont fixées par un décret du 3 mai 1886 qui, à cet égard, constitue en France, actuellement, l'ensemble des dispositions en vigueur. Cette nomenclature ne comprend pas moins de quatre cent trente et une industries (1) ; quant à leur classement légal, il tient compte non du dommage auquel peut être exposée la santé de l'ouvrier industriel, mais seulement du danger couru par la commodité ou la salubrité publiques : telle industrie, comme celle de la céruse, par exemple, très nuisible à l'ouvrier, mais sans grande insalubrité de voisinage, est rangée dans la troisième classe, alors que dans la première figurent les fabriques de colle forte, les amidonneries, inoffensives pour ceux qui travaillent, mais redoutables à l'extérieur pour la santé publique.

La *première classe* comprend les établissements dont, au point de vue sanitaire, les inconvénients sont assez

(1) Elle a été encore étendue depuis 1886 par quelques additions qui ont fait l'objet de décrets complémentaires ultérieurs.

graves pour motiver leur éloignement obligatoire des habitations.

La *deuxième classe* renferme les établissements qui peuvent être autorisés par l'administration préfectorale sans être astreints à l'affichage préalable, mais après enquête ;

La *troisième classe*, ceux dont l'autorisation est du ressort des sous-préfets, sans nécessité d'affiche ni d'enquête.

Les industries énumérées dans la nomenclature annexée au décret de 1886 sont nombreuses, et la liste, forcément incomplète en raison des inventions nouvelles qui tendent incessamment à en élargir le cadre, contient l'énumération sommaire des principaux genres d'inconvénients reconnus aux diverses industries : poussière, fumée, odeur, émanations nuisibles, altération des eaux, etc.

Poussières. — Pour les *poussières*, par exemple (poussières métalliques, pierreuses, charbonneuses, animales et végétales), dont beaucoup sont toxiques, la ventilation générale ou banale des ateliers et même l'humectation artificielle de leur atmosphère sont des mesures insuffisantes à en empêcher la dangereuse diffusion au loin (1). Il importe de recourir à une venti-

(1) Pour donner une idée de la nocuité à distance des poussières industrielles, on peut citer le fait, observé à Bradford par J.-H. Bell, d'accidents charbonneux développés sur des animaux qui paissaient autour d'usines situées dans la banlieue

lation spéciale, partielle, particulièrement limitée à chaque appareil ou machine développant de la poussière; il faut que des ventilateurs spéciaux aspirent ces poussières et les retiennent dans une chambre de dépôt où elles se déposent par la stagnation de l'air (Poincaré).

Fumées. — Les *fumées* d'usines, ces nuées épaisses d'acide carbonique, d'acide sulfureux, de charbon, vomies au-dessus de nos têtes par les hautes cheminées des fabriques, sont également malsaines, d'abord à l'état gazeux en ce qu'elles vicient l'air ambiant, et ensuite à cause de leur condensation spontanée, par le dépôt pulvérulent qu'elles abandonnent autour de nous; c'est dire l'utilité des appareils *fumivores.*

Odeurs et émanations. — Les *odeurs et émanations* issues de certains établissements industriels sont aussi une cause puissante de viciation de l'air et conséquemment d'insalubrité pour le voisinage : il suffit de citer à ce point de vue les usines à gaz, les dépôts de pétrole, les ateliers pour la vulcanisation du caoutchouc au moyen du sulfure de carbone; les fabriques de certains produits chimiques, d'engrais, de poudrette ; les voiries, les abattoirs, les rouissages de lin ou de chanvre, les boyauderies, les tanneries ; les fabriques de colles fortes, de noir animal, et en général toutes

de cette ville et dans lesquelles on travaille la laine et le crin, accidents semblables d'ailleurs à ceux éprouvés par les ouvriers eux-mêmes.

les industries où se manipulent des matières organiques putréfiables ou déjà putrides.

Il est difficile, on le comprend, de remédier à un tel genre d'inconvénients : la désodoration de certaines matières premières ou de certains produits industriels ne saurait être obtenue, en admettant qu'elle fût toujours praticable, qu'au prix d'entraves presque insurmontables pour l'industrie.

Altération des eaux. — Enfin la source la plus redoutable d'insalubrité est l'*altération des eaux* par les résidus solides ou liquides des usines, que ces derniers y soient introduits immédiatement (déversement direct à la rivière) ou médiatement (infiltration à travers le sol après rejet *banal*). Nous nous sommes suffisamment étendu déjà, notamment à propos des égouts et des cimetières, sur le mécanisme de cette pénétration à double voie, si active en ses dangereux résultats (1).

Divers procédés chimiques ont été recommandés pour l'épuration des eaux industrielles : ceux usités dans le département du Nord, qui emploient l'acide chlorhydrique (Holden, Walocque) ; ceux appliqués également dans le département du Nord et en Angleterre,

(1) On s'en rendra compte par le fait suivant, observé à Bâle. Le sol qui recevait les résidus d'une fabrique d'aniline fut trouvé, jusqu'à $8^{m},50$ de profondeur, imprégné d'arsenic, dans la proportion de 5 p. 100. A une centaine de pas de l'usine, des puits étaient empoisonnés au point de renfermer 2 centigrammes d'arsenic par litre; plusieurs personnes en furent malades. (Arnould, *Nouveaux éléments d'hygiène*, 1re édit., p. 534.)

qui utilisent la chaux, soit pure (système Wiksted), soit mélangée d'alun et même d'argile (de Mollins); celui, essayé avec succès, dit-on, dans une localité près de Vienne (Autriche), et qui mettrait en œuvre le sesquichlorure de fer obtenu par la réaction de l'acide chlorhydrique sur un minerai de fer hydraté (Béranger et Stingl). Ces différentes méthodes ne donnent que des résultats très imparfaits et n'aboutissent qu'à un certain degré de clarification, bien éloigné de la purification requise.

Les meilleurs modes d'épuration des eaux vannes industrielles sont l'*évaporation* en chaudière suivie de l'incinération du résidu solide, pour celles qui sont très concentrées et riches en sels, et surtout l'*épandage méthodique* en irrigations sur un sol approprié. Nous ne reviendrons pas sur la théorie de l'épuration par le sol, dont nous avons parlé à propos de l'utilisation des eaux d'égout. Il convient toutefois de faire observer que l'application de ce système aux résidus liquides des industries, exempts en général de germes morbides proprement dits, ne soulèverait pas chez les hygiénistes une opposition aussi convaincue et aussi intransigeante que celle dont le *tout à l'égout* avec épandage consécutif en irrigations agricoles a été l'objet de la part des autorités scientifiques les plus incontestées.

Rien qu'en ce qui concerne les établissements classés où se manipulent des substances d'origine organique, végétale ou animale, et dont les résidus sont signalés comme capables d'altérer les eaux, dans la nomenclature annexée au décret de 1886, nous citerons : les *abattoirs*; les *fabriques d'alcools* autres que l'alcool de vin et sans rectification ; les *amidonneries*, *féculeries* et *malteries*; les *buanderies*; les *ateliers de blanchiment des fils et tissus de lin*, de *chanvre* et de *coton* par les chlorures alcalins; les ateliers de *lavage de déchets de filatures de lin*, de *chanvre* et de *jute*; les *blanchisseries de déchets de coton*; les *rouissages de chanvre et de lin*; les *fabriques de pâte à papier*; les ateliers de *lavage des éponges*; ceux où se *traitent* et se *filent les cocons*; les fabriques de *colle forte*; les ateliers d'*aplatissement des cornes et sabots* après macération; les ateliers d'*extraction et de lavage de phosphate de chaux*; les fabriques de *suif d'os*, de *poudrette* et autres engrais animaux; les *teintureries*; les *triperies*.

Pour les eaux résiduelles des distilleries, comme l'a judicieusement fait adopter dans le Nord le Conseil d'hygiène de Lille, on doit exiger l'épandage, en irrigations méthodiques sur un sol approprié, de toutes les vinasses brutes ; quant aux vinasses épurées (1), il ne faut en permettre le déversement à la rivière qu'en un point où l'on n'y puise jamais d'eau pour la boisson.

Les amidonneries et féculeries sont, pour les rivières, d'un voisinage éminemment redoutable par la quantité et la nature des eaux qu'elles y rejettent. Un bon procédé d'épuration chimique de ces eaux est celui

(1) Rappelons que l'un des procédés d'épuration chimique les plus usités est le traitement par le perchlorure de fer et par la chaux.

qu'a approuvé le Conseil d'hygiène du Nord : il consiste à les faire passer à travers un tamis serré, puis à les traiter par le perchlorure de fer (50 grammes par hectolitre), ensuite à les additionner d'un lait de chaux jusqu'à réaction alcaline, enfin, à les mettre en dépôt et à les décanter. Après cette série d'opérations, elles sont devenues claires, inodores et alcalines, et leur déversement à la rivière n'offre plus grand danger.

Les abattoirs publics ont tout d'abord l'avantage de supprimer les *tueries particulières*, naturellement moins bien tenues, sans surveillance régulière au point de vue de la police sanitaire des animaux qu'on y sacrifie, incommodes aux voisins et souvent à toute la ville parce qu'elles deviennent facilement des foyers de putréfaction. « L'abattoir, dit M. le professeur Arnould (1), doit être situé à la périphérie de la ville, relié à la gare des marchandises par un railway spécial, abondamment approvisionné d'eau. Le sol des écuries et des ateliers sera dallé en pierres dures, parfaitement cimentées, présentant une inclinaison légère vers une rigole étanche. Les murs intérieurs doivent être revêtus de ciment, de carreau ou de tout autre enduit permettant les lavages à grande eau. On n'y laissera séjourner ni fumiers, ni détritus solides putrescibles. Lorsque les eaux de lavage ne peuvent être versées immédiatement et intégralement à l'égout, il faut bien ménager, à une extrémité du bâtiment, des citernes de décantation et

(1) Arnould, *Nouveaux éléments d'hygiène*, 2e édit., p. 1221.

d'épuration, car à aucun prix l'on ne saurait admettre ces eaux sur la voie publique. Alors, ou bien on enlève ces eaux à la pompe, dans des tonneaux, ou bien, après décantation simple ou traitement par la chaux, on laisse écouler la partie clarifiée des liquides au ruisseau ou à l'égout, pour reprendre ensuite la matière alcalino-terreuse demi-solide, qui servira d'engrais. Dans les deux cas, ce sont des précautions compliquées, dont le résultat n'est pas toujours certain. Il serait infiniment plus simple et plus sûr d'expulser ces eaux animalisées par la flottaison souterraine. »

Les diverses industries qui comportent des opérations de rouissage, de dégraissage, de lavage, de blanchiment de fils ou d'étoffes de chanvre, de coton, de laine, donnent aussi lieu à de très malsaines eaux résiduelles : on a conseillé de les épurer par voie chimique (procédés déjà cités de Holden et de Walocque), ou mieux par épandage en irrigations fertilisantes et filtrations à travers le sol, après une première décantation spontanée dans des bassins ou citernes de dépôt.

Les eaux vannes de la plupart des autres industries énumérées plus haut nécessitent des mesures d'épuration analogues, qui atténuent leur insalubrité et par suite les dangers résultant, pour la santé publique, de leur déversement à la rivière : c'est toujours la filtration à travers un sol approprié qui donne les meilleurs résultats.

Mais quelles que soient ces atténuations, les *établissements classés* n'en demeurent pas moins malsains dans une certaine mesure, et malgré les garanties réalisées par l'affichage, l'enquête et l'examen approfondi des Conseils départementaux d'hygiène, l'administration fait bien de n'accorder que des autorisations *temporaires*, c'est-à-dire non seulement révocables en cas d'inobservation des mesures requises d'assainissement, mais soumises à l'obligation du renouvellement périodique de l'instruction attentive dont ces affaires sont l'objet. Une telle procédure, gênante peut-être pour l'industrie, contribue à assurer la ponctuelle exécution des mesures imposées par l'hygiène et les règlements de police sanitaire.

Dans les villes qui ne sont pas des centres industriels, les administrations locales ont moins à s'occuper de la questions des établissements insalubres. Cependant il y est accordé de temps à autre quelques autorisations pour des installations qui rentrent dans cette catégorie, ne serait-ce que les usines à gaz, les dépôts de boues et immondices, les dépôts de chiffons, de charbons, les abattoirs, etc. Une telle énumération est, semble-t-il, bien suffisante pour montrer que l'on n'est pour ainsi dire nulle part tout à fait désintéressé dans la question actuelle, et que l'on peut faire son profit des considérations élémentaires d'hygiène publique rappelées plus haut.

Le Congrès d'hygiène de Paris a voté, sur cette importante question, les conclusions suivantes, qui sont des plus précises : « La projection des résidus industriels, gênants ou dangereux, dans les cours d'eau, doit être interdite en principe. Il en est de même de leur introduction dans les nappes souterraines, soit par des dépôts à la surface du sol, soit par des épandages agricoles mal conçus et exécutés sans méthode.

» Les eaux résiduaires d'industrie peuvent être admises dans les cours d'eau et nappes, toutes les fois qu'elles auront subi un traitement entraînant la garantie qu'elles ne mêleront aux eaux publiques aucune matière encombrante, putride, toxique ou infectieuse, ni quoi que ce soit qui en change les propriétés naturelles.

» L'épuration des eaux d'industrie doit être imposée. Elle sera exécutée selon les modes appropriés à chaque industrie.

» L'épuration par le sol est le procédé actuellement le plus parfait que l'on puisse appliquer aux eaux résiduaires des industries qui travaillent des matières organiques. Elle peut toujours et doit quelquefois être combinée à des opérations mécaniques ou chimiques qui assurent la neutralisation des eaux et les préparent à l'absorption par le sol. L'irrigation méthodique avec l'utilisation agricole est la meilleure manière d'exploiter les propriétés assainissantes du sol.

» En cas de pollution des cours d'eau et des nappes souterraines par les résidus industriels, résultant de l'inexécution des prescriptions imposées par l'administration, les travaux de salubrité nécessaires pourront être ordonnés par le gouvernement en vertu de la loi du 16 septembre 1807, et les dépenses seront supportées par les communes intéressées, celles-ci ayant recours contre les auteurs de la contamination, en vertu de l'article 36 de la loi du 16 septembre 1807, et de l'article 11 du décret du 15 octobre 1810. »

CHAPITRE XI

HYGIÈNE OUVRIÈRE

Après les éléments d'insalubrité inhérents aux établissements industriels *pour leur voisinage*, il reste à envisager ceux qui intéressent l'ouvrier lui-même, en raison de son métier.

Les conditions générales propres à la classe ouvrière sont sans analogie avec celles des autres groupes sociaux. Par ignorance ou incurie, sinon toujours par dénûment relatif, l'artisan n'observe guère chez lui (1) les règles de l'hygiène individuelle : de ce fait il se trouve déjà, *à priori*, plus accessible aux influences morbides.

Salubrité de l'atelier et de l'usine. — Le séjour en commun, pendant une partie de la journée (2), dans

(1) La question des *maisons* et *cités ouvrières* (exemples : cités de Mulhouse, familistère de Guise) a vivement préoccupé les meilleurs esprits ; plusieurs types de constructions de ce genre figuraient aux diverses Expositions, notamment à celle de 1889.

(2) Rappelons que la loi du 9 septembre 1848, toujours en vigueur mais irrégulièrement observée, limite à douze heures au maximum la journée de travail des ouvriers. La Chambre des

une atmosphère confinée vient accroître cette prédisposition fâcheuse, qui atteint son apogée dans les cas très fréquents où l'ouvrier est occupé à un travail, à une industrie plus ou moins insalubre. Placé dans une telle situation d'infériorité, il a besoin d'un surcroît de garanties hygiéniques pour résister aux chances multiples de maladies qui l'environnent; en d'autres termes, l'atelier, l'usine, doit lui assurer, pour rétablir l'équilibre, une quote-part de salubrité au moins égale, sinon supérieure, à celle qu'il pourrait trouver dans une habitation privée très saine. C'est dire que d'abord les ateliers et établissements industriels doivent réunir toutes les conditions générales d'hygiène des habitations particulières (1). Mais de plus il faut obvier aux causes spéciales d'insalubrité inhérentes aux diverses industries, en réduire l'action au minimum et protéger contre elles la santé de l'ouvrier. Il y a là tout un ensemble de mesures qui sont pour ainsi dire propres à chaque genre d'industrie (2). Souvent ce seront les

députés s'occupe en ce moment de réduire cette durée, principalement pour le travail des femmes, des filles mineures et des enfants, à qui on tend aussi à interdire le travail de nuit. Ces questions sont étroitement liées à l'hygiène ouvrière.

(1) Voir chap. VII. — Malheureusement jusqu'ici la loi de 1850 sur les logements insalubres, d'ailleurs devenue si incomplète en raison des progrès de l'hygiène, ne vise que les habitations proprement dites, et ne s'applique pas explicitement aux ateliers.

(2) On consultera avec fruit à cet égard le savant *Traité d'hygiène industrielle* de M. le professeur Poincaré, le très pratique *Manuel d'hygiène industrielle* de M. le Dr Napias, et l'*Hygiène des professions* de M. le Dr Layet.

mêmes que celles dont il a été question plus haut (1), à propos des *établissements classés* et de l'assainissement de leur voisinage. Le reste du temps, les prescriptions à indiquer se déduiront pour ainsi dire toutes seules de la nature même des causes particulières d'insalubrité, ordinairement faciles à reconnaître.

Travail des enfants dans les manufactures. — Jusqu'ici en France la loi (19 mai 1874) ne s'est occupée que des enfants au-dessous de douze ans et des filles mineures à propos de la salubrité du travail dans les manufactures : pour la surveiller, elle a créé quinze Inspecteurs, aidés, s'il y a lieu, par des commissions locales et des inspecteurs spéciaux. En 1879, un règlement inséré au *Journal officiel* a précisé les conditions d'application de cette loi. Depuis, divers décrets (1882, 1888) et circulaires ministérielles sont sagement venus limiter le nombre des heures pendant lesquelles les femmes et les mineurs de dix-huit ans peuvent être employés dans les usines et ateliers, ainsi que le genre de leurs occupations.

Salubrité et sécurité du travail. — Il y aurait grand intérêt à étendre aux travailleurs de tout âge et de tout sexe le contrôle de l'inspection hygiénique des fabriques. Le Congrès international de Vienne s'est occupé, il y a trois ans, de cette importante question

(1) Voir le chapitre précédent.

de l'hygiène des ouvriers d'industrie, et le Dr Napias, dont on connaît la haute compétence en ces questions, a résumé l'opinion générale dans les brèves conclusions suivantes, que le Congrès a approuvées sans toutefois qu'un vote soit intervenu.

« 1° Aucune fabrique, manufacture, atelier, chantier ou mine quelconque ne doit être construit ou aménagé sans qu'on ait constaté que toutes les dispositions et précautions relatives à la salubrité et à la sécurité y ont été prévues ;

» 2° Pendant le fonctionnement de ces établissements, une inspection compétente doit vérifier si toutes les mesures sont journellement prises pour l'aération, la ventilation, l'éclairage, l'éloignement des gaz ou poussières toxiques, la protection des mécanismes, etc. ;

» 3° La durée du travail des ouvriers ne doit jamais dépasser douze heures, y compris un repos au milieu du jour, qui doit être d'une heure au moins ;

» 4° Les enfants ne doivent être admis au travail industriel qu'à partir de douze ans au moins, et il faut veiller à ce que les travaux qui leur sont confiés n'excèdent pas leurs forces ;

» 5° Le travail de nuit doit être interdit aux garçons avant seize ans et aux filles et femmes de tout âge (1). »

Nous rappellerons d'ailleurs qu'en 1885 un projet de loi avait été déposé, concernant la salubrité et la sécurité du travail dans les fabriques et manufactures : il

(1) *Revue d'hygiène*, 1887, p. 861 et suivantes.

sanctionnait tout un ensemble de mesures, adoptées par le Comité consultatif d'hygiène publique, et dont voici les principales :

« Les établissements industriels, manufactures, fabriques, usines, mines, chantiers et ateliers de tous genres, autres que l'atelier de famille où aucun ouvrier étranger n'est employé, doivent être assujettis, sous le contrôle de l'administration supérieure, à toutes les précautions néeessaires pour que le travail s'y effectue dans les meilleures conditions possibles de salubrité et de sécurité. Ces établissements devront être constamment tenus dans un état satisfaisant de propreté, d'éclairage et d'aération. Les machines, mécanismes, appareils de transmission, outils et engins de toutes sortes devront être installés et entretenus de manière à ne présenter aucun danger pour les travailleurs.

» Les emplacements affectés au travail dans lesdits établissements, ainsi que toutes leurs dépendances, seront tenus dans un état constant de propreté. Le sol sera nettoyé à fond au moins une fois par jour à l'ouverture ou à la clôture du travail. Les murs et les plafonds seront l'objet de fréquents lavages ; les enduits refaits toutes les fois qu'il sera nécessaire. Dans les locaux où l'on travaille les matières organiques, le sol sera imperméable ; les murs seront stuqués ou silicatés ou recouverts d'une couche épaisse de peinture à base de zinc. Le sol et les murs seront lavés aussi souvent qu'il sera nécessaire avec une solution désinfectante. En tous cas, un lessivage à fond aura lieu au moins deux fois par an. Les résidus putrescibles ne devront jamais séjourner dans les locaux affectés au travail ; ils seront enlevés au fur et à mesure et immédiatement désinfectés.

» L'atmosphère des ateliers et de tous autres locaux affectés au travail sera tenue constamment à l'abri de toute émanation provenant d'égouts, fosses, puisards, fosses d'aisances et de toute autre source analogue. Dans les établissements qui déversent les eaux résiduaires ou de lavage dans un égout public ou privé, toute communication entre l'égout et l'établissement sera nécessairement munie d'un intercepteur hydraulique fréquemment nettoyé et abondamment lavé au moins une fois par jour.

» Les cabinets d'aisances seront abondamment pourvus d'eau, munis de cuvettes à fermeture hermétique avec inflexion siphoïde du tuyau de chute. Le sol, les parois seront en matériaux imperméables ; les peintures seront à base de zinc. Il y aura au moins un cabinet par vingt personnes. Aucun puisard, puits absorbant, boitout, aucune disposition analogue ne pourront être établis qu'avec l'autorisation de l'administration supérieure et dans les conditions qu'elle aura prescrites, sur l'avis du Comité consultatif d'hygiène publique de France.

» Les locaux fermés, affectés au travail, ne seront jamais encombrés. Le cube d'air, par ouvrier, ne sera jamais inférieur à 8 mètres. Les locaux seront convenablement aérés et éclairés par de larges baies vitrées.

Dans les cas où les conditions du travail nuisent à l'aération et où la matière offre des causes spéciales d'insalubrité, la ventilation artificielle sera faite de telle sorte qu'il entre, par homme et par heure, une quantité d'air neuf de 24 mètres cubes au minimum.

» Les poussières et gaz incommodes ou insalubres, les gaz et poussières toxiques seront évacués directement au dehors au moment même de leur production et ne seront jamais mêlés à l'air des ateliers.

» Pour les buées, vapeurs, gaz, poussières légères, il sera installé des hottes avec cheminées d'appel. Pour les poussières déterminées par les meules, les batteurs, les broyeurs et tous autres appareils mécaniques, il sera installé, autour des appareils, des tambours en communication avec une ventilation aspirante énergique. Pour les gaz lourds, tels que vapeurs mercurielles, sulfure de carbone, la ventilation aura lieu *per descensum*, et chaque table de travail sera mise en communication directe avec le ventilateur. Les vapeurs, les gaz, les poussières ne seront jamais déversés dans l'atmosphère; les gaz ou vapeurs seront condensés ou brûlés ; les poussières seront dirigées sur les foyers ou recueillies dans des chambres à poussière. La pulvérisation des matières irritantes ou toxiques ou autres opérations, telles que le tamisage, l'embarillage de ces matières, se fera automatiquement, dans des appareils clos, toutes les fois que cela sera possible.

» Pendant les interruptions de travail pour les repas,

les ateliers seront évacués et l'air en sera entièrement renouvelé.

» Les ouvriers ne devront pas prendre leurs repas dans les ateliers ni dans aucun local affecté au travail.

» Les patrons mettront à la disposition de leur personnel les moyens d'assurer la propreté individuelle : vestiaire avec lavabos et de l'eau de bonne qualité pour la boisson. »

Un nouveau projet de loi élaboré par le Ministère du commerce sur la salubrité et la sécurité du travail dans les fabriques est en ce moment soumis par le gouvernement aux délibérations des Chambres.

Espérons que, plus heureux que ses devanciers, ce projet aboutira et remplira ainsi une grande lacune de notre législation sur une question capitale qu'ont d'ailleurs mise à leur ordre du jour le Congrès ouvrier de Paris de 1889 et la Conférence internationale de Berlin de 1890.

CHAPITRE XII

PROPHYLAXIE DES MALADIES CONTAGIEUSES DÉSINFECTION EN GÉNÉRAL

Les mesures de prophylaxie applicables aux maladies transmissibles se groupent sous les quatre chefs suivants : 1° désinfection : 2° vaccination (limitée exclusivement jusqu'ici, comme on sait, à la préservation de la variole) ; 3° isolement ; 4° déclaration à l'autorité chargée de prendre les mesures sanitaires appropriées.

On appelle *désinfection* toute opération destinée à empêcher la propagation des maladies transmissibles en détruisant leurs germes ou en les rendant inoffensifs

Antiseptiques. — Elle peut s'effectuer à l'aide de divers agents. Ceux d'ordre chimique se nomment *antiseptiques* ou *désinfectants* ; leur nombre est assez considérable, mais malheureusement leur efficacité absolue n'est pas à l'abri de toute contestation. Parmi les plus connus, nous nous bornons à citer comme les meilleurs le *bichlorure de mercure* ou *sublimé corrosif*, le *chlorure de zinc*, l'*acide phénique*, l'*acide borique*, l'*acide sulfureux*, l'*iodoforme*, l'*acide salicylique*, le *crésyl*, etc. Il n'existe qu'un seul antiseptique qui soit absolument sûr: il est d'ordre physique, c'est la *chaleur*. Un très grand nombre d'expériences ont péremptoirement démontré que nul microbe ne résiste à une température de 110° centigrades (Pasteur).

Nous ne possédons jusqu'à présent ni vaccin ni antiseptique chimique capables d'anéantir à coup sûr, au sein de l'organisme atteint, les différents microbes pathogènes des maladies *infectieuses*. Pour certaines de ces affections, il existe divers produits morbides ou autres dans lesquels on trouve le parasite spécifique : il est alors possible de l'y détruire *hors de l'économie*, et, par là, d'empêcher la propagation de la maladie. C'est ainsi qu'on peut agir par la désinfection des matières excrémentitielles sur les microbes de la fièvre typhoïde et du choléra ; par la désinfection des objets souillés de sang ou de suppuration, sur les microbes du charbon, de la septicémie, de la fièvre puerpérale ; par la désinfection des crachats ou des exsudats pseudo-membraneux, sur le bacille de la phthisie ou sur le germe de la diphthérie (croup et angine couenneuse).

Ces désinfections s'effectuent dans les locaux contaminés (planchers, murs, voitures ou brancards ayant servi au transport des malades, etc.); dans les latrines et les vases de nuit; dans les vêtements, objets de literie et tentures, linges à pansement ; dans les crachoirs, etc. Elle doit être notamment pratiquée avec le plus grand soin sur les personnes, médecins, infirmiers, sages-femmes, gardes-malades, dont les habillements, et surtout les mains servent de véhicules par excellence à tous les microbes infectieux. Les antiseptiques chimiques usités en pareil cas sont le chlorure de zinc, le sublimé, l'acide phénique, le sulfate de cuivre, la chaux (1), l'acide sulfureux (2). La plupart de ces désinfections peuvent aussi s'effectuer à l'aide de la chaleur, et le résultat en est plus sûr; nous reviendrons d'ailleurs sur ce sujet.

Désinfection dans la tuberculose. — La *tuberculose* mérite à ce propos une mention spéciale. Il est aujourd'hui démontré que son microbe spécifique foisonne dans les matières expectorées par les phthisiques, lesquelles, desséchées dans les crachoirs, sur les linges, sur la literie, sur les parquets, abandonnent insidieusement à l'air, sous forme de poussière, d'actifs éléments de contagion. C'est là assurément un des principaux modes de diffusion de cette maladie, si meurtrière surtout en Europe.

Or il résulte d'expériences de la plus grande précision faites par M. le professeur Grancher, que, mêlés aux crachats tuberculeux, les divers antiseptiques usuels sont impuissants, même dans des condi-

(1) Doses courantes : sublimé 1/500 ou 1/1000; acide phénique, 2,5 ou 5 p. 100; sulfate de cuivre, 5 p. 100; chaux (lait de chaux) 1/20.

(2) Nous aurons à reparler de ce désinfectant réellement efficace, quoi qu'on en ait dit, et très commode surtout pour l'assainissement des locaux.

tions exceptionnelles et à doses toxiques, à y détruire le bacille de Koch. « Seul, le bichlorure de mercure à 1 p. 100 a *paru le tuer*. Mais à cette dose le sublimé n'est pas facile à manier et ce serait un instrument dangereux à mettre entre les mains des infirmiers (1). »

Au contraire, l'eau à 110° réussit complètement à anéantir ces germes rebelles. L'appareil recommandé par M. Grancher pour cette désinfection, et destiné à être placé près de chaque salle d'hôpital, a été construit par MM. Geneste et Herscher (fig. 60). C'est une sorte de chaudière carrée à compartiments où l'on place les crachoirs avec leur contenu et qu'on remplit ensuite d'eau additionnée de carbonate de soude. Après avoir introduit cette chaudière ainsi garnie dans une caisse métallique appropriée et munie intérieurement d'un petit appareil de chauffage, foyer à gaz ou autre, on porte à l'ébullition (à 103°), et en une vingtaine de minutes on obtient une désinfection absolue des crachoirs. L'appareil décrit par M. Grancher est destiné aux hôpitaux ; il est à souhaiter qu'il en soit fait bientôt une réduction utilisable en ville.

Les matières expectorées par les phthisiques constituent certainement, nous l'avons vu, le principal, sinon le seul véhicule du *contage* de la tuberculose des voies respiratoires. En particulier, et contrairement à une opinion naguère assez accréditée, il est démontré maintenant que l'air expiré par les poitri-

(1) Grancher, Société de Médecine publique, 22 février 1888 (*Revue d'hygiène*, 1888, n° 3, p. 193 et suiv.)

naires ne contient aucun germe tuberculeux (Grancher, Strauss, etc.). Considéré abstractivement, cet air n'est donc pas dangereux par lui-même, tandis qu'il en est

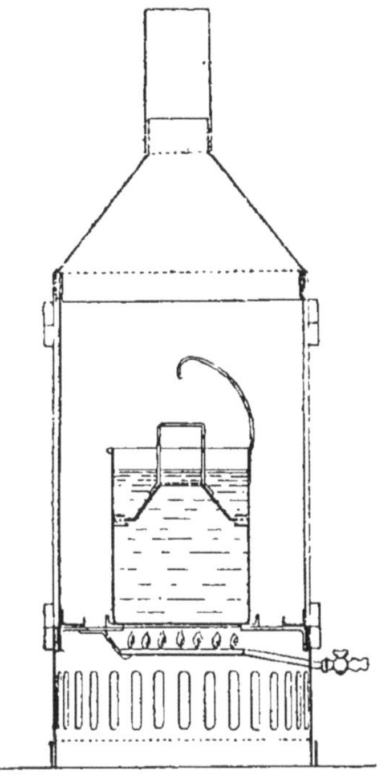

Fig. 60. — Appareil pour la désinfection et le nettoyage des crachoirs des phthisiques de Geneste et Herscher.

tout autrement de l'atmosphère des chambres occupées par des phthisiques, où flottent en permanence des poussières provenant de la dessiccation de leurs crachats. Dans une certaine mesure, on est fondé à en dire autant de l'atmosphère des endroits où ces matières d'expectoration peuvent avoir été projetées accidentellement : lieux publics, voitures, etc.

L'introduction du microbe de la tuberculose par les voies digestives, prouvée chez les animaux, est certainement possible, mais semble moins fréquente chez l'homme. Néanmoins, elle est susceptible de s'opérer soit par l'intermédiaire de l'eau, éventuellement souillée de matières expectorées provenant de tuberculeux, soit par l'ingestion de viandes d'animaux phthisiques, ou de substances alimentaires de nature animale (lait) ou autre, et d'origine douteuse.

Vis-à-vis ces différents périls, l'hygiène ne doit pas désarmer, et en poursuivant de plus en plus la désinfection des crachats suspects partout où ils peuvent se rencontrer, en surveillant attentivement le lait et les viandes de boucherie, on sera sûr d'enrayer et de ralentir efficacement les progrès de la tuberculose. Pour atteindre un tel but, il est urgent de classer cette redoutable maladie au premier rang de celles dans lesquelles la désinfection devrait être rendue obligatoire par une loi internationale de prophylaxie publique, comme l'a voté le Congrès de Vienne (1).

En attendant la réalisation de ce desideratum, voici les mesures d'hygiène publique instamment recommandées, l'an dernier, par le Congrès de Paris.

« Pour les chambres d'hôtel, les appartements ou villas des stations fréquentées par les tuberculeux, il y a lieu de reconnaître l'urgence absolue de l'assainissement vraiment scientifique des locaux par l'appli-

(1) Voir plus loin p. 240.

cation rigoureuse des méthodes antiseptiques; celui des matelas, couvertures, édredons, etc., etc., par l'étuve à désinfection par la vapeur sous pression ; d'insister sur la nécessité du contrôle de ces opérations par un délégué spécial du service d'hygiène dans chaque ville. Pour affirmer hautement la nécessité de ces pratiques dans l'esprit de ceux auxquels elles incombent, pour avoir même au besoin raison des résistances ou d'une incurie regrettable, le médecin a le devoir de recommander tout particulièrement aux clients qu'il dirige dans ces stations, de toujours réclamer la production d'un certificat d'assainissement antiseptique et de salubrité, avant de faire choix d'un hôtel, d'un appartement ou d'une villa. »

Il est clair que de telles mesures *pourraient* utilement s'appliquer à tous les endroits où ont résidé des tuberculeux avérés ; le difficile, avec nos mœurs et notre législation actuelles, serait de les réaliser pratiquement.

A la suite d'une longue et mémorable discussion, l'Académie de médecine a voté, dans sa séance du 28 janvier 1890, les conclusions suivantes, relatives à la prophylaxie de la tuberculose : « La tuberculose est une maladie parasitaire et contagieuse. Le microbe, agent de la contagion, réside surtout dans les poussières qu'engendrent les crachats desséchés des phthisiques et le pus des plaies tuberculeuses.

» Le plus sûr moyen d'empêcher la contagion consiste donc à détruire ces crachats et ce pus, avant leur dessiccation, par l'eau bouillie et le feu. — Le parasite se trouve aussi quelquefois dans le lait des vaches tuberculeuses : il est donc prudent de n'employer le lait qu'après l'avoir fait bouillir, surtout si le lait est destiné à l'alimentation des jeunes enfants. — L'Académie appelle l'attention des autorités sur les dangers que les tuberculeux font courir aux diverses collectivités dont elles ont la direction, telles que les lycées, casernes, grandes administrations et ateliers de l'État. »

Aussi bien que pour la tuberculose, il y aurait lieu de provoquer des mesures internationales de prophylaxie à l'égard des autres maladies infectieuses, bien que la plus répandue et la plus meurtrière d'entre elles, la *fièvre typhoïde* n'ait pu, jusqu'à ce jour, être étudiée expérimentalement ni observée chez les animaux, c'est-à-dire bien que l'irréfutable contrôle fourni par un ensemble d'inoculations positives manque encore à nos données sur le rôle étiologique de son microbe et sur l'efficacité des divers agents de désinfection à lui opposer.

Désinfection dans la fièvre typhoïde et les autres maladies infectieuses. — Cette preuve si décisive, l'expérimentation l'a établie à l'égard des contages des principales maladies infectieuses, et il est aujourd'hui démontré péremptoirement, nous l'avons vu, que la désinfection doit agir sur le sang pour le *charbon*, sur les produits de la suppuration pour la *septicémie*, sur les matières excrémentitielles pour le *choléra*, etc.

A l'égard de celles de ces affections qui sont propres aux animaux mais transmissibles à l'homme, la loi du 21 juillet 1881 prescrit la désinfection des écuries, étables, voitures, etc., ainsi que des objets à l'usage des bêtes malades, ou souillés par elles; l'interdiction de livrer à la consommation la chair des animaux morts ou abattus comme atteints de peste bovine, de farcin, de morve, de charbon, de rage (1); enfin l'enfouissement ou mieux la destruction (2) des cadavres d'animaux atteints de maladies contagieuses.

(1) Le décret présidentiel du 28 juillet 1888 et l'arrêté ministériel y afférent a ajouté la tuberculose à cette nomenclature.

(2) Le Congrès d'hygiène de Milan a adopté un vœu en faveur de l'incinération des animaux atteints ou morts de maladies contagieuses. Après les révélations de M. Pasteur (Voir p. 174 et suivantes), l'enfouissement banal ne saurait suffire au point de vue de la salubrité publique.

CHAPITRE XIII

ÉTUVES A DÉSINFECTION ET AUTRES PROCÉDÉS D'ASSAINISSEMENT

On ne saurait affirmer, avons-nous dit, que seuls les procédés chimiques de désinfection suffisent toujours à effectuer un assainissement radical ; l'emploi même irréprochable de solutions de sublimé, de chlorure de zinc, d'acide phénique, etc., l'usage des fumigations les plus vantées, comme celles dont on se contentait encore il y a quelques années au moment de la dernière épidémie de choléra, ne valent sans doute ni la destruction par le feu des objets sans valeur réelle, ni leur flambage ; les irrigations à l'eau bouillante, la projection de vapeur d'eau surchauffée pour les objets impossibles à soumettre à l'action si complète des étuves à vapeur sous pression ; ni, pour les locaux, le recours *méthodique* à la désinfection par l'acide sulfureux, antiseptique trop décrié depuis quelque temps. Il nous reste à parler avec quelques détails de ces deux derniers procédés.

Étuves à désinfection. — Diverses expériences

ayant mis en relief l'insuffisance des étuves à air chaud, même mélangé de vapeur surchauffée, qui ne détruisent pas tous les germes pathogènes, notamment la bactéridie charbonneuse, on s'est définitivement arrêté en France aux *étuves à vapeur humide sous pression*. Les recherches de M. le professeur Grancher, corroborées plus tard par celles de MM. Vinay (1) et Arloing, et sanctionnées par l'approbation du Comité consultatif d'hygiène publique, ont démontré que les appareils de ce type, fabriqués par MM. Geneste et Herscher, suffisent à la pression de 106° pour tuer sûrement, même au sein d'épais matelas, tous les microbes pathogènes éprouvés.

Ces appareils se composent (fig. 61) d'un générateur

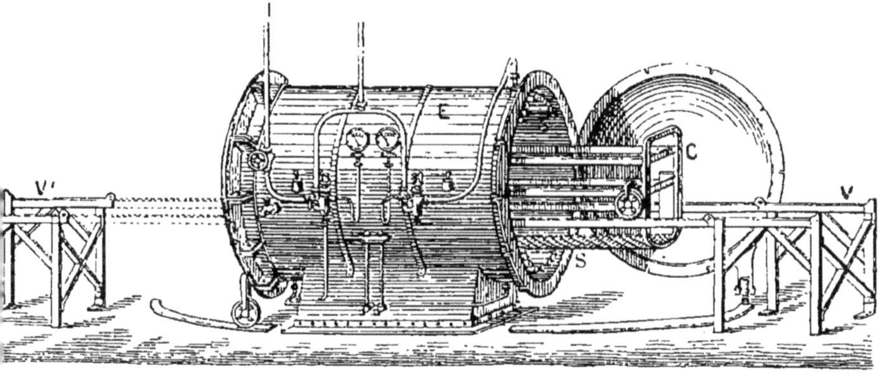

Fig. 61. — Étuve à vapeur sous pression, de Geneste et Herscher.

de vapeur et d'une chambre d'épuration. Celle-ci est un gros cylindre métallique revêtu de bois et her-

(1) Vinay : *Manuel d'asepsie*. Paris, 1890.

métiquement clos. On y introduit sur un chariot les objets à désinfecter (matelas, vêtements, linge). Deux faisceaux de tubes à vapeur sont placés dans l'intérieur du cylindre aux deux extrémités de son axe vertical, le faisceau supérieur en quelque sorte accolé au plafond, le faisceau inférieur au-dessous du chariot. Ces tubes communiquant avec le générateur par un tuyau indépendant de celui qui conduit la vapeur dans l'intérieur même de l'étuve, servent à en chauffer les parois avant, pendant et après l'arrivée de cette vapeur au contact des objets à désinfecter. Pour l'y faire pénétrer plus rapidement et plus profondément, un dispositif particulier permet de laisser échapper, après les cinq premières minutes de chauffe, une partie de la vapeur déjà accumulée dans le cylindre. Celle-ci entraîne avec elle l'air interposé entre les fils de laine et de crin, de telle sorte que la vapeur introduite à nouveau s'insinue aisément partout. Deux manomètres servent à régler les pressions produites, et, par suite, à indiquer les températures correspondantes.

L'opération complète n'exige pas plus de quinze minutes, et malgré l'intensité de la chaleur développée, les objets retirés de l'étuve demeurent intacts. L'aspect de la coloration du coton, du lin, de la soie, ne change pas; seule, la laine blanche jaunit un peu. La résistance des tissus n'est nullement diminuée, à la condition de laisser, au sortir de l'étuve, la laine reprendre son degré hygrométrique normal et son élasticité propre par le refroidissement.

Les appareils de MM. Geneste et Herscher sont de différents modèles, suivant qu'on les destine soit aux hôpitaux ou autres grands établissements, soit aux navires, soit à des locomobiles (fig. 62) comme celles

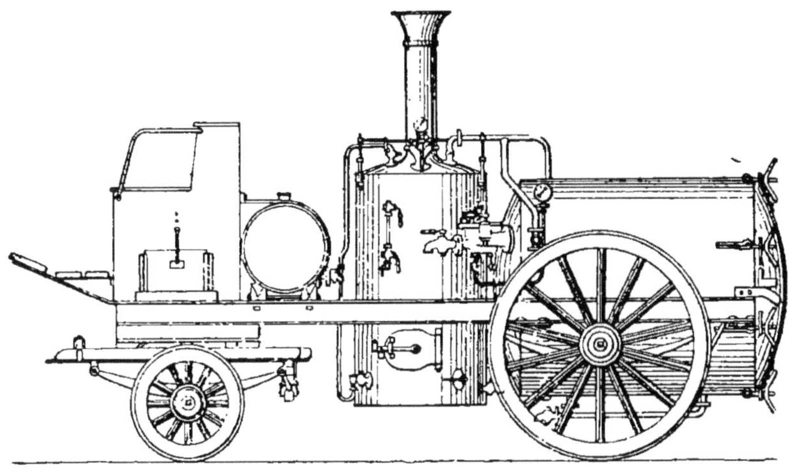

Fig. 62. — Étuve locomobile de Geneste et Herscher.

qui, à la demande de M. le professeur Brouardel, ont été envoyées il y a trois ans en Poitou, lors de l'épidémie de suette miliaire, et utilisées de commune en commune (1).

Les grandes villes se pourvoiront sans doute bientôt d'étuves à vapeur humide sous pression pour effectuer les désinfections nécessaires, principalement en temps

(1) Voyez Du Mesnil : *la Désinfection par la vapeur sous pression et les étuves locomobiles* (*Ann. d'hyg.*, 1888, t. XIX, p. 481). C'est aussi le modèle adopté par le service de santé de l'armée : il y a des régions où ces appareils ont déjà rendu de très grands services.

d'épidémie. A Paris, il en existe déjà depuis plusieurs années au mont-de-piété; d'autre part, le Conseil municipal a voté, il y a trois ans, la création d'un établissement *public* de désinfection avec étuves du système Geneste et Herscher; enfin il vient d'en être installé dans plusieurs *refuges de nuit* (1).

Il serait chimérique d'attendre ailleurs que dans les grandes villes une telle innovation, nous parlons des étuves *fixes*; mais l'expérience des étuves locomobiles inaugurées en Poitou portera certainement ses fruits, et le temps n'est peut-être pas loin où chaque département, chaque arrondissement même possédera la sienne, prête à aller au secours des localités frappées par les épidémies (2).

(1) Du Mesnil : *les Étuves à désinfection dans les refuges de nuit à Paris* (*Ann. d'hyg.*, 1890, t. XXIV, p. 214).

(2) Au mois de mai 1888, le Conseil général de la Seine a décidé l'acquisition de huit étuves mobiles destinées à désinfecter les linges, vêtements et objets de literie qui ont servi aux malades atteints d'affections contagieuses. A cette époque, le préfet de police a adressé aux maires et commissaires de police des communes suburbaines une circulaire pour leur faire connaître que chacun des cantons du département de la Seine était dès lors pourvu d'un de ces appareils, qui est déposé au chef-lieu du canton. Ces étuves, envoyées sans retard dans toutes les communes où les médecins les demanderont, doivent être mises *gratuitement* à la disposition du public. Le préfet appelle l'attention des maires et commissaires sur ce fait que les linges, matelas, couvertures, rideaux, tapis, ne sauraient être détériorés par cette désinfection, obtenue seulement par la vapeur d'eau sous pression par surchauffe (de 103 à 115°) : des expériences nombreuses ont établi que ce mode de désinfection assurait la destruction des germes pathogènes sans altérer ni le

Dans les maladies contagieuses, la literie (matelas, oreillers, draps et couvertures), les vêtements et le linge de corps figurent, nous l'avons vu, au premier rang parmi les objets sur lesquels doit porter la désinfection ; ce sont aussi ceux où les étuves à vapeur sous pression la réalisent le mieux (1).

Pour les matelas et les couvertures, on se rendra compte de la nécessité de cet assainissement en songeant à quelles manipulations illusoires on les soumet d'habitude. S'il s'agit d'un oreiller, d'un traversin, d'un matelas, même ayant servi à une personne atteinte d'une maladie regardée comme contagieuse, on se

crin, ni la plume, ni les étoffes. D'ailleurs, le préfet a joint à sa circulaire une instruction relative à l'emploi de ces étuves, ainsi que quelques indications sur la désinfection par le soufre des locaux contaminés.

A Lyon, depuis le mois de mai 1889, il existe, pour la ville et pour le département, un service très complet de désinfection publique avec étuve locomobile du système Geneste et Herscher. Ce service a été institué par le préfet et par le maire, d'après les indications du Conseil d'hygiène du Rhône, qui a rédigé une instruction spéciale pour ces désinfections (locaux, linges, vêtements, literie).

(1) Voici à cet égard l'importante conclusion votée l'an dernier par le Congrès international de Paris : « Dans toutes les villes possédant une étuve à désinfection, les objets de literie, tapis, tentures ne doivent être admis à la salle des ventes publiques que munis d'une attestation constatant que ces objets ont été soumis à la désinfection par l'étuve. »

L'Instruction que vient d'élaborer le Conseil d'hygiène de la Seine sur les mesures à prendre contre les maladies contagieuses (variole, diphtérie, fièvre typhoïde), recommande expressément le transport des habits, des literies et des couvertures aux étuves municipales publiques de désinfection.

contente en général d'en laver l'enveloppe d'une manière plus ou moins complète; quant à la garniture, on a recours le plus souvent, tant en province qu'à Paris, au cardage à la main sur la voie publique. Des cardeurs ambulants installent librement leurs tréteaux dans les cours ou allées des maisons, sur les trottoirs, au milieu des rues, et soulèvent pendant des heures des nuages de poussière (1) en frappant de leurs baguettes la laine ou le crin de matelas profondément souillés ou détériorés par un très long usage, fréquemment sordides dans les quartiers populeux et provenant des plus pauvres ménages. Ce crin, cette laine sont souvent tachés par larges places, quelquefois agglutinés par des liquides desséchés, ou remplis de toutes sortes de détritus pulvérulents, quand la literie a servi à des malades atteints de variole, de scarlatine, de rougeole, de tuberculose, de diphthérie, d'érysipèle, de fièvre typhoïde, de dysenterie, de fièvre puerpérale, etc. Ces taches s'écaillent et s'émiettent sous l'action du bat-

(1) Il en est de même pour le battage des oreillers, couvertures, tapis et tentures qui, *à domicile*, s'effectue aux fenêtres, sur les terrasses et balcons, ou dans les cours des maisons. Le battage *en grand* se pratique aujourd'hui industriellement à l'aide de procédés mécaniques qui présentent de telles garanties d'innocuité pour la santé publique que le Conseil d'hygiène de la Seine a autorisé plusieurs établissements créés depuis peu dans ce but. Cependant le Congrès d'hygiène de Paris a formellement déclaré, l'an dernier, que « les ateliers de battage des tapis, établissements classés, doivent être désormais obligés de pratiquer la désinfection des tapis et tentures avant d'en opérer le battage ».

tage, ces poussières s'envolent dans l'air et y diffusent leurs contages infectieux : débris de croûtes varioliques ou de cellules épidermiques ayant subi la desquamation de la scarlatine ou de l'érysipèle, résidus de fausses membranes diphthéritiques ou de crachats tuberculeux, souillures alvines typhoïdes ou dysentériques, macules de sang ou de pus septicémique. A Paris, l'article 109 de l'Ordonnance de police du 28 juillet 1862 interdit, il est vrai, formellement le cardage à la main sur la voie publique ; mais, dans la pratique, la tolérance de l'administration rend à peu près vaine cette prohibition, d'ailleurs inconnue en province, de sorte que, de ce fait, dans la plupart des villes, la salubrité publique est tous les jours gravement compromise.

Quant aux draps et au linge de corps provenant des malades, quelle que soit d'ailleurs l'affection dont ils aient été atteints, on les soumet habituellement au lessivage à l'eau bouillante, qui y détruit tous les germes contagieux. Mais cette opération est précédée d'ordinaire d'un premier lessivage rapide à l'eau froide qu'on appelle *essangeage* et dont le but est de débarrasser au préalable le linge du plus gros des souillures qu'il peut présenter. On se fera une idée du degré de contamination de ces eaux d'essangeage en apprenant qu'à Paris, dans des échantillons prélevés au hasard sur des baquets de ménagères, M. Miquel a trouvé par centimètre cube 26 millions de microbes, dont au moins 1 ou 2 millions notoirement virulents. C'est dire à quel point sont souillés par ces eaux le sol, les rivières, les égouts où on les déverse, mais c'est dire aussi à quels dangers est susceptible d'exposer le lavage imparfait de la literie et du linge de corps ayant servi à des personnes atteintes de maladies transmissibles (1) : là encore, le passage à l'étuve s'impose rigoureusement.

Au nombre des matières dont la désinfection devrait être *toujours* obligatoire en raison de leur rôle avéré dans la propagation des maladies contagieuses, il faut également citer les chiffons, dont le commerce, c'est-à-dire le transport et les manipulations, a été unanimement déclaré dangereux pour la santé publique au Congrès international d'hygiène de La Haye en 1884 (2).

En France, un décret du 15 mars 1879, rendu sur l'avis du Comité consultatif d'hygiène publique, a

(1) L'Instruction précitée du Conseil d'hygiène de la Seine prescrit de désinfecter de la manière suivante les linges, souillés ou non, ayant été en contact avec des contagieux. « Cette désinfection sera obtenue à l'aide de solutions de sulfate de cuivre. Ces solutions seront de deux sortes, les unes fortes et renfermant 50 grammes de sulfate de cuivre par litre, les autres faibles, renfermant 12 grammes par litre. Les solutions fortes serviront à désinfecter les linges souillés; les faibles serviront au lavage des mains et des linges non souillés....... Les linges souillés seront trempés et resteront deux heures dans les solutions fortes. Aucun des linges, souillés ou non, ne doit être lavé dans un cours d'eau. Les linges non souillés seront plongés dans une solution faible. »

(2) Rappelons d'ailleurs que les dépôts de chiffons, dont l'installation dans l'intérieur des villes est à juste titre considérée comme dangereuse pour la salubrité publique, figurent au nombre des établissements classés dans la nomenclature annexée au décret de 1886.

ordonné la désinfection des chiffons, friperies, etc., venant de l'étranger, et a limité cette importation pour la voie maritime aux quatre seuls ports pourvus d'appareils suffisants de désinfection. Mais cette prudente mesure est incomplète, car d'abord elle est inapplicable, en fait, à tous les chiffons de provenance étrangère qui ne nous arrivent pas par voie de mer, et en second lieu elle ne vise point les chiffons indigènes, dont le commerce et les manipulations sont restreints au territoire national.

En Angleterre, au moment du choléra de 1884, un ordre du *Local Government Board* a prescrit la désinfection des chiffons provenant des ports contaminés et recommandé dans ce but l'emploi de la vapeur sous pression.

Les recherches de M. le Dr A.-J. Martin ont démontré que les étuves Geneste et Herscher réalisent parfaitement cette désinfection au sein des balles de chiffons préalablement décerclées et divisées en tranches de 12 à 15 centimètres d'épaisseur à l'aide de coins de bois (1).

Sur la proposition de la commission nommée en 1884 au Congrès de La Haye, le Congrès international d'hygiène de Vienne a voté, il y a trois ans, les conclusions suivantes :

« 1° La désinfection des linges et vieux vêtements souillés par des matières contagieuses doit être déclarée obligatoire;

(1) *Revue d'hygiène*, 1887, p. 806.

» 2° Les chiffons et rebuts des matériaux de pansement dans les hôpitaux doivent être détruits ;

» 3° Les balles de chiffons ne peuvent circuler qu'à la condition d'être comprimées et cerclées sur une enveloppe en toile solide désinfectée ;

» 4° En temps d'épidémie, l'exportation des chiffons doit être interdite dans les pays foyers d'infection ;

» 5° On interdira l'importation des chiffons provenant des pays qui ne mettent pas ces mesures en pratique. »

Aux frontières, l'installation d'étuves à vapeur humide sous pression s'impose, dans tous les points où s'effectuent de grands mouvements de transit international, en raison des dangers éventuels de propagation épidémique inhérents à une telle situation.

Pour les frontières maritimes, les mesures générales de désinfection recommandées par les Congrès du Havre et de Vienne en 1887 spécifient explicitement l'emploi des étuves à vapeur humide sous pression. Bien que les conclusions votées l'an dernier, au Congrès international d'hygiène de Paris, sur cette importante question de prophylaxie, ne contiennent pas la désignation de ce mode d'assainissement, qui se trouve sous-entendu, nous croyons devoir la reproduire ici : « Il est du devoir strict des gouvernements et des municipalités d'assainir les ports. L'assainissement des ports s'impose plus encore que l'assainissement d'une ville quelconque. C'est seulement lorsque les ports seront assainis que l'on verra diminuer dans une proportion considérable la mortalité par maladies infectieuses. — C'est seulement lorsque les ports présenteront un terrain réfractaire à la pénétration des germes morbides exotiques, qu'on pourra supprimer complètement les mesures restrictives de police sanitaire maritime actuellement en usage. — Lors de l'établissement du cahier des charges pour les compagnies maritimes subventionnées, une clause y sera introduite qui puisse permettre à l'État d'exercer un contrôle sérieux et efficace sur le service médical et hygiénique à bord. La publicité la plus large et la plus immédiate possible sera donnée aux mesures sanitaires, afin que les hygiénistes puissent émettre des avis motivés sur les mesures à prendre. »

En ce qui regarde les frontières de terre, M. Proust, inspecteur général des services sanitaires, a déclaré en 1889, dans son rapport au Congrès de Paris, que « actuellement l'administration sanitaire était dépourvue de tout outillage spécial, mais qu'il avait l'intention de faire installer dans certaines stations frontières des établissements de désinfection avec étuve à vapeur sous pression, comme dans les lazarets (1). »

(1) C'est ce que nous avons formellement demandé au Congrès dans une communication intitulée : « Désinfection aux gares frontières » (Voir le *Compte rendu officiel du Congrès*, p. 840), et qui concluait à « la création urgente (personnel et matériel) de stations de désinfection, destinées à tenir toujours à la disposition des grandes gares frontières les éléments, fixes ou mobiles, d'un assainissement méthodique, en raison des éventualités d'importation par voie de terre de germes morbides redoutables

Désinfection par l'acide sulfureux. — A défaut d'établissements publics ou privés de désinfection pour les matelas, la literie, les vêtements et le linge suspects de recéler des germes contagieux, on doit recourir aux fumigations sulfureuses, qui d'ailleurs, méthodiquement employées, constituent un excellent procédé d'assainissement des locaux contaminés, inaccessibles, on le comprend, à l'action des étuves.

La désinfection par l'acide sulfureux en vapeurs, très vantée au début, puis décriée outre mesure, surtout en Allemagne, a été étudiée par J. Dougall, Baxter, Pettenkofer, et surtout par Sternberg et par M. Vallin. Elle est, depuis 1883, réglementaire dans l'armée pour le linge, les effets, les objets de literie ainsi que pour les locaux : pratiquée conformément aux prescriptions détaillées de la notice annexée au

pour la santé publique. » Notre desideratum n'était pas une conception utopique, comme on a semblé le croire, à en juger par la trop courte discussion qui a suivi; les événements se sont chargés de prouver le bien fondé de nos revendications. Depuis le début de l'épidémie cholérique en Espagne, c'est-à-dire depuis le milieu de mai jusqu'à ce jour (31 décembre 1890), notre pays a été absolument préservé malgré de très nombreuses immigrations, et cela grâce à l'adoption *d'office* et à l'exécution rigoureuse des mesures que nous réclamions il y a un an (Voir pour les détails Charrin, Netter et Dujardin-Beaumetz : *les Mesures prises contre le choléra* (*Ann. d'hyg.*, 1890, t. XXIV, p. 193). Pour les imposer, le gouvernement a eu l'heureuse idée de remettre en vigueur, par décret, la loi, non abrogée, du 3 mars 1822 qui édicte « les mesures extraordinaires que l'invasion ou la crainte d'une maladie pestilentielle rendent nécessaires ».

Règlement sur le Service de santé, elle n'a cessé de donner des résultats très satisfaisants. Des expériences comparatives faites, en 1884, à l'hôpital Cochin, par MM. Pasteur, Roux et Dujardin-Beaumetz (1) ont également démontré ses avantages, comme l'indique le rapport de M. Dujardin-Beaumetz, lu à l'Académie de médecine (séance du 9 septembre).

Enfin, dans sa séance du 11 mai 1885, le Comité consultatif d'hygiène publique a approuvé les projets de règlement de prophylaxie annexés à un rapport de M. Proust, inspecteur général des services sanitaires, et qui donnent en quelque sorte une sanction officielle à la désinfection par les fumigations sulfureuses (2). Voici comment M. Proust décrit cette opération (3).

« Pour exécuter la fumigation par la combustion du soufre, on procède de la manière suivante : on ferme les ouvertures du local à désinfecter ; on colle quelques bandes de papier sur les fissures ou joints qui pourraient laisser échapper les vapeurs sulfureuses ; on asperge largement le plancher d'eau ; du

(1) Thoinot : *Étude sur la désinfection par l'acide sulfureux* (*Ann. d'hyg.*, 1890, t. XXIV, p. 337.)

(2) Ce mode de désinfection fait partie de ceux qui viennent d'être adoptés l'an dernier pour la ville de Lyon et par le département du Rhône, d'après l'avis du Conseil d'hygiène de ce département. Il est aussi recommandé par l'Instruction du Conseil d'hygiène de la Seine à laquelle il a été fait allusion plus haut (Voy. note de la page 227).

(3) *Journal officiel*, 9 juillet 1885.

soufre concassé en très petits morceaux est placé sur des vases en terre ou en fer, peu profonds, largement ouverts et d'une contenance d'environ un litre. Les vases en fer doivent être d'une seule pièce ou rivés sans soudures. Pour éviter le danger d'incendie dans le cas où les vases contenant le soufre viendraient à se renverser ou à se fondre sous l'action de la chaleur, on place ces récipients au centre de bassins en fer ou de baquets contenant une couche de cinq à six centimètres d'eau. Pour enflammer le soufre, on l'arrose d'un peu d'alcool ou on le recouvre d'un peu de coton largement imbibé de ce liquide, auquel on met le feu. Le soufre étant enflammé, on ferme la porte de la pièce et l'on colle des bandes de papier sur les joints. La quantité de soufre à brûler pour obtenir une fumigation efficace est de 30 grammes par chaque mètre cube de l'espace à désinfecter. Si la pièce est d'une grande dimension, on dispose plusieurs récipients qui reçoivent chacun une partie du soufre à brûler. »

Il est prescrit, comme on le voit, de rendre humide l'air du local à sulfurer, mais l'on peut craindre de ne pas arriver toujours au degré voulu d'humidité en se bornant à de simples aspersions d'eau sur le sol. M. Vallin estime qu'il est nécessaire de dégager de la vapeur dans les chambres à désinfecter par l'ébullition, durant une heure au moins, d'une assez grande quantité d'eau dans de larges vases. Cette vapeur se condense sur toutes les surfaces froides, sur les murailles et dans leurs moindres fissures, sur les deux faces des objets exposés. L'acide sulfureux, extrêmement soluble, comme on sait, se fixant ainsi en partie sur les surfaces humides, a moins de tendance à se diffuser à travers les murailles, à s'échapper par les fissures, à se dissiper sans effet utile. L'espèce de buée qui recouvre alors les objets représente une solution très concentrée d'acide sulfureux dont le pouvoir antiseptique est notoirement des plus actifs. Bref, dans les opérations bien faites on arrive à détruire, des expériences répétées le démontrent, tous les microbes pathogènes connus, sauf celui du charbon. Encore Koch a-t-il réussi à tuer ce dernier en l'exposant pendant une heure dans une chambre renfermant moins de 1 p. 100 de vapeurs sulfureuses et dont l'air était chargé d'humidité.

En pratique, on recommande de ne pas ouvrir avant trente-six heures le local sulfuré, et d'y établir alors, avant de le réoccuper, une très active aération ; mais il est possible, paraît-il, d'abréger ces délais : M. Vallin parle d'une journée seulement, du lever au coucher (?).

Les vêtements et objets de literie doivent être suspendus à deux mètres du sol sur des tringles en bois ou sur des cordages parallèles traversant la chambre, mais sans superposer les matelas, oreillers, couvertures et autres objets d'une certaine épaisseur. C'est seulement après la fumigation qu'on envoie les pièces de linge, draps, etc., à la buanderie pour y être lavés à l'eau bouillante ; quant aux vêtements et couvertures de laine, ils seront aérés, puis battus, brossés et même, s'il le faut, lavés pour enlever toute odeur. Des expériences multipliées ont montré que les draps de laine, les tissus de coton et de fil non teint, la laine, le crin, la plume des literies peuvent rester exposés pendant douze heures au moins à ces vapeurs sulfureuses sans altération appréciable de leur couleur et de leur solidité. Les objets métalliques, surtout ceux en fer et en cuivre, étant détériorés, très légèrement d'ailleurs, par les fumigations soufrées, ils seront enlevés, s'il est possible, ou enduits d'un corps gras. Les risques d'incendie sont presque nuls, d'abord en raison des précautions prises, et puis parce que l'acide sulfureux possède, comme on sait, la propriété d'éteindre les corps en ignition.

Pour rendre plus sûr et plus complet l'assainissement des locaux contaminés, il ne peut qu'être avantageux de faire précéder la sulfuration d'une première désinfection du sol ou du parquet, des murs et des boiseries à l'aide de solutions antiseptiques appropriées. Le Comité technique de santé de l'armée recommande dans ce but l'emploi de l'acide borique, de l'acide phénique ou du sublimé, soit en solutions, soit mélangés à du sable; à Paris, l'Assistance publique préconise les solutions de chlorure de zinc, d'acide phénique et de sublimé. Il importe d'interdire absolument l'époussetage des effets et tout nettoyage au torchon *sec*, pratiques qui ont pour effet de soulever dans l'air la poussière peuplée de contages virulents, c'est-à-dire d'empêcher de la collecter au moyen des brosses et balais. Tous les nettoyages doivent se faire à l'aide de linges trempés dans la solution antiseptique choisie, qu'on promène partout avec soin sur les murs, les

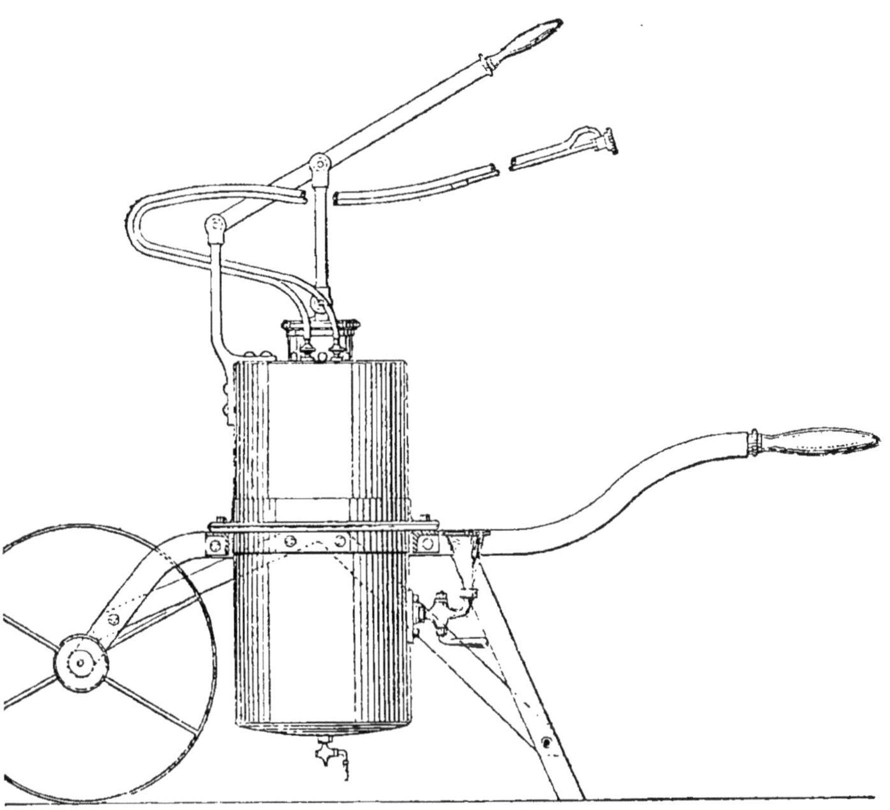

Fig. 63. — Appareil à désinfection par pulvérisation d'une solution antiseptique.

planchers et les boiseries, sans omettre les interstices et les fissures. De tels procédés sont d'une application facile en tous lieux, et donnent d'excellents résultats ; à ce double titre, ils méritent de se généraliser et d'entrer dans la pratique courante des centres de population où s'observent des maladies infectieuses.

Désinfection par les pulvérisations antiseptiques. — On emploie depuis quelque temps un nouveau mode opératoire pour effectuer la désinfection des locaux à l'aide des solutions antiseptiques, en les pulvérisant contre les murs, plafonds, boiseries, etc. MM. Geneste et Herscher ont construit un pulvérisateur portatif de grandes dimensions (fig. 63) qui met en œuvre l'air comprimé par une pompe aspirante et foulante, et qui donne un jet d'une force très suffisante. Leur appareil, adopté par le Ministre de la guerre pour les établissements hospitaliers de l'armée, permet d'utiliser la plupart des liquides en usage : acide phénique, sublimé au millième, etc... Les résultats obtenus sont excellents.

Nous ne saurions mieux terminer ces considérations générales sur les désinfections qu'en reproduisant les importantes conclusions votées en 1887 au Congrès international de Vienne. Elles sont, selon nous, appelées à servir de base à d'importantes mesures de prophylaxie publique, que les divers peuples civilisés ne tarderont sans doute pas à adopter :

« 1° Il est à désirer que, dans chaque pays, une loi rende la désinfection obligatoire dans certaines maladies;

» 2° Qu'un personnel compétent et le matériel nécessaire à la désinfection soient mis par les autorités locales à la disposition des populations, et que l'opération soit gratuite, au moins pour les indigents;

» 3° Que la tuberculose soit rangée dans la catégorie des maladies contre lesquelles la désinfection est absolument obligatoire ;

» 4° Que l'on se mette d'accord sur un nombre aussi restreint que possible de moyens à recommander pour la désinfection. En tête de ces moyens, il faut ranger : l'ébullition dans l'eau, la vapeur d'eau à *au moins* 100°, le sublimé à 1 p. 100 ; l'acide phénique à 5 p. 100, pur ou additionné d'acide chlorhydrique ou d'acide tartrique... »

CHAPITRE XIV

VACCINATION

On sait que la vaccination (1) est, au moins jusqu'à présent, limitée à la prophylaxie de la variole ; on ne connaît en effet pas encore de vaccin pour les autres fièvres éruptives, scarlatine, rougeole, etc., à la propagation desquelles on n'est en mesure d'opposer que les agents prophylactiques communs à toutes les maladies transmissibles. Pourtant les affections *virulentes* étant incontestablement les plus contagieuses, dans le sens ordinaire de ce mot, ce sont celles contre lesquelles il importe le plus de se fortifier en suivant rigoureusement les règles de l'hygiène individuelle : du reste ce sont également celles auxquelles on applique déjà sans trop de résistance l'isolement et, dans plusieurs pays, la déclaration obligatoire (2).

La vaccination est le seul moyen certain de se prémunir à l'avance contre l'atteinte de la variole. A cet

(1) Nous entendons ne parler ici que de la vaccination *jennérienne* et non des vaccinations *pastoriennes* contre la rage humaine, le charbon des animaux, etc.

(2) Voir chap. xv ci-après.

égard, son efficacité n'est plus à démontrer : il est toutefois intéressant de rappeler quelques-uns des chiffres qui la mettent en évidence. Pendant la guerre franco-allemande, 1 200 000 soldats allemands vaccinés ou revaccinés sont entrés en France, où sévissait alors une très grave épidémie variolique. A cette époque, la vaccination et la revaccination n'étaient pas encore réellement et universellement obligatoires dans l'armée française. Le fléau fit périr 23 500 soldats français et seulement 314 allemands. De 1874 à 1887, l'armée allemande n'a perdu qu'*un* seul soldat de la variole. Il est vrai de dire que, depuis plus de quinze ans, il existe en Allemagne une loi qui prescrit, pour tous les enfants, la vaccination dans leur première année et la revaccination à partir de la douzième année. Dans l'armée française, la mortalité par variole s'est beaucoup abaissée depuis quelques années grâce à l'exactitude des vaccinations et des revaccinations ; en 1885, elle est tombée à 6 pour la totalité des hommes présents sous les drapeaux. Voici du reste l'échelle de décroissance pendant les cinq années qui ont précédé celle-là (Arnould).

	Nombre de cas.	Morts.
1880	754	73
1881	578	41
1882	551	42
1883	371	15
1884	166	15

A Berlin, avant la loi sur la vaccination obligatoire, la mortalité était de 160 sur 100 000 habitants ; en 1883, elle n'est plus que de 0,35. A Paris, cette même année elle est encore de 20,4; à Londres, de 3,4.

La pratique des vaccinations et des revaccinations présente, en temps d'épidémie, des avantages de deux sortes : elle préserve individuellement les personnes qui se sont fait inoculer, et, d'autre part, en réduisant le nombre de celles qui restent exposées à contracter la maladie, elle diminue son extensibilité.

La vaccination est donc une opération nécessaire dont l'usage, aujourd'hui presque universel, le deviendra sans doute tout à fait chez nous quand on l'aura rendu obligatoire en France, comme il l'est dans d'autres pays (1). Du reste, elle est de jour en jour plus générale, surtout depuis qu'on l'effectue régulièrement sur tous les soldats et qu'on l'exige pour l'entrée dans les écoles primaires, ainsi que dans les différentes administrations publiques. Mais dans ces deux derniers milieux, c'est à Paris surtout qu'on observe rigoureusement ces stipulations; il n'en est pas encore tout à fait de même en province où, par suite, la variole n'est pas aussi rare qu'elle pourrait l'être.

Nous formulerons ainsi qu'il suit quelques propositions générales, qu'on ne saurait trop vulgariser.

Théoriquement le meilleur vaccin est le vaccin

(1) L'obligation de la vaccination et de la revaccination est inscrite dans le projet de loi que vient de préparer et que va déposer le Ministre de l'intérieur sur les pouvoirs de l'administration en matière de prophylaxie publique, conformément aux conclusions du Comité consultatif d'hygiène publique de France.

humain, surtout le vaccin d'enfant, mais le vaccin animal, et en particulier, le vaccin de génisse ou *cow-pox*, s'emploie aujourd'hui couramment de plus en plus pour les vaccinations qu'il ne serait pas possible de pratiquer avec du vaccin humain, quand ce dernier manque, que sa quantité serait insuffisante pour de trop nombreuses vaccinations (1), ou que sa pureté n'offre pas assez de garanties, ce dont le médecin est le seul juge autorisé.

Lorsqu'on se sert de vaccin d'enfant, il est bon de choisir comme vaccinifères de beaux enfants paraissant sains et bien constitués et âgés de trois à six mois.

L'opération est des plus simples et des plus promptes. Avec un peu d'habileté manuelle, on peut arriver à la pratiquer sans que les sujets que l'on vaccine éprouvent autre chose qu'une piqûre ou une égratignure insignifiante, suivant qu'on procède par inoculation sous-épidermique ou par scarification. Avec le premier mode

(1) Lorsqu'il y a lieu de faire des vaccinations « en masse » sur un très grand nombre de sujets à la fois, comme dans l'armée par exemple, où, comme nous l'avons vu et grâce à cette pratique rigoureusement réglementée, la variole est pour ainsi dire devenue inconnue, il est bien plus *commode* de se servir du vaccin de génisse, un seul animal préalablement inoculé dans de bonnes conditions pouvant servir à vacciner un millier de personnes. Le vaccin d'enfant *en nature* s'expédie, sur demande, de l'Académie de médecine en tubes ou en plaques; le *cow-pox* s'expédie en nature ou en « pulpe » préparée dans des tubes ou des plaques, soit de l'Académie, soit des Instituts vaccinogènes qui se sont créés dans plusieurs grandes villes, Paris, Lyon, Bordeaux, Montpellier, etc.

opératoire, on peut réussir sans avoir amené même une goutte de sang.

Les suites de l'opération et l'éruption locale qui en est le résultat indispensable n'ont pas besoin d'être soignées; tout au plus est-il bon d'éviter le frottement et le grattage, ainsi que de prendre quelques précautions aux deux époques où un peu de fièvre se montre communément : quand se constituent les boutons, et quand leur contenu devient blanchâtre, du quatrième au huitième jour pour la première période, du dixième au quinzième jour pour la deuxième.

On *peut* vacciner en tout temps et en toute saison; les habitudes qui règnent à ce sujet dans beaucoup de localités n'ont pas d'autre raison d'être que les convenances personnelles des médecins et des sages-femmes.

La vaccination de bras à bras ou de génisse à bras est plus efficace que celle pour laquelle on prend du vaccin recueilli en nature ou préparé (pulpe vaccinale ou *cow-pox*) et conservé dans un tube ou sur une plaque de verre.

L'opération par laquelle on emprunte du vaccin au bras d'une personne pour en vacciner une autre est encore plus inoffensive que la piqûre elle-même au moyen de laquelle s'effectue la vaccination. Elle peut même être envisagée comme avantageuse, car elle a pour effet de dégorger les boutons souvent un peu douloureux, à cause de leur distension.

Les revaccinations sont également d'une haute utilité, *surtout* en temps d'épidémie variolique. Il est prudent, vu la diminution graduelle de l'immunité procurée par la vaccine (1), de se faire revacciner tous les huit à dix ans.

On peut dire que, sauf exceptions infiniment rares, il n'existe pas d'individus réellement réfractaires à la vaccine. En cas d'échec d'une première inoculation, on devra donc la réitérer plusieurs fois en redoublant d'attention dans le manuel opératoire, et l'on finira presque toujours par réussir, surtout chez les sujets non encore vaccinés, ou dont la vaccination antérieure n'a pas laissé de cicatrices caractéristiques.

(1) On sait aussi que les personnes antérieurement variolées ne contractent presque jamais une seconde fois la maladie, qui, en tous cas, demeure toujours bénigne, comme chez les personnes vaccinées avec succès.

CHAPITRE XV

ISOLEMENT — DÉCLARATION DES CAS DE MALADIES INFECTIEUSES

Les mesures de prophylaxie dont il vient d'être question, comme celles dont il nous reste à parler, l'*isolement* et la *déclaration*, ne s'adressent qu'aux maladies contagieuses et infectieuses; elles sont sans objet, il est aisé de le comprendre, vis à vis les affections *miasmatiques* pures, qui, par leur essence même, ne sont point transmissibles d'homme à homme. Une personne atteinte de *malaria*, par exemple, est incapable de propager autour d'elle le miasme paludéen; pour s'en garantir, il n'y a donc pas lieu de l'isoler ni de recourir à la désinfection des locaux qu'elle a occupés et des objets avec lesquels elle a été en contact.

Isolement. — Au contraire, l'isolement est de *rigueur* dans les maladies contagieuses *virulentes*, comme les fièvres éruptives et en première ligne la variole, et l'on tend de plus en plus à le trouver nécessaire dans les maladies *infectieuses*, fièvre puerpérale, diphthérie, etc.

A domicile, il s'effectue, nous l'avons dit, en éloignant du malade toutes les personnes inutiles à son traitement, à commencer par les enfants, dont la réceptivité morbide est la plus élevée. Ce genre d'isolement est à peu près obligatoire dans beaucoup de villes d'Angleterre, des États-Unis, de Prusse, etc. Il importe que le malade soit maintenu dans une pièce spéciale où les personnes qui le soignent devront s'abstenir de manger ou de boire (1), et qui sera aérée plusieurs fois par jour. Pendant toute la durée de l'isolement, aucun des objets que renferme la chambre, d'ailleurs réduits au strict minimum, ne pourra en sortir sans avoir été rigoureusement désinfecté.

L'isolement *à l'hôpital* préserve bien, il est vrai, la population libre; mais le fait d'y admettre en *salle commune* les contagieux constitue un grand danger pour les autres malades, qui sont ainsi exposés à contracter eux-mêmes leur affection, et qui par suite peuvent contribuer à la propager à leur tour.

L'isolement dans des *salles spéciales* ne vaut guère mieux, en raison des inévitables promiscuités du service. L'affectation de *pavillons isolés* dans l'hôpital est déjà une meilleure mesure, sous réserve de leur séparation mutuelle et d'un éloignement suffisant; mais il est nécessaire d'attribuer à chaque pavillon un per-

(1) Nous croyons inutile de revenir sur l'importance de fréquents lavages antiseptiques (avec des solutions boriquées ou phéniquées de préférence) du visage, de la bouche et des mains. L'Instruction précédemment citée du Conseil d'hygiène de la Seine, recommande pour les mains la solution faible (12 gr. par litre) de sulfate de cuivre, et pour la bouche, l'eau bouillie.

sonnel sanitaire tout à fait distinct et sans communication aucune avec les salles communes.

L'isolement le plus parfait est celui que réalisent les *hôpitaux spéciaux*, soit qu'on reçoive dans le même établissement, mais en pavillons distincts et respectivement isolés, plusieurs genres de maladies contagieuses, soit mieux encore que l'on n'admette dans chaque hôpital qu'une seule catégorie de contagieux, comme cela se pratique pour la variole à Paris, à Londres, à New-York, à Vienne, etc.

Contrairement à ce qu'on pourrait croire *à priori*, la réunion des contagieux dans les locaux d'isolement n'augmente pas la gravité de leur affection : les statistiques démontrent la fixité relative du coefficient de la mortalité variolique, par exemple, quel que soit le nombre des varioleux isolés. Quant aux réels dangers que les hôpitaux d'isolement font courir à leur voisinage, en raison de la dissémination des poussières peuplées de germes contagieux, on les évitera en plaçant ces hôpitaux à une certaine distance en dehors des villes, et en redoublant de vigilance dans les désinfections obligatoires à l'intérieur des salles.

Les considérations qui précèdent s'appliquent, cela va sans dire, non seulement à la variole et aux autres fièvres éruptives, scarlatine, suette miliaire, rougeole, mais aux diverses maladies infectieuses, tuberculose, diphthérie, septicémie (puerpérale et chirurgicale), érysipèle, dyssenterie, choléra, fièvre typhoïde. L'époque n'est plus loin où, dans tous les hôpitaux, on isolera rigoureusement les malades atteints de ces différentes affections, comme cela se pratique déjà pour un certain nombre d'entre elles dans les grands établissements construits ou du moins remaniés selon les préceptes de la science moderne (1).

Voici d'ailleurs, sur ce point, les principes posés par la commission d'hygiène hospitalière de l'Assistance publique à Paris :

« 1° L'air est certainement un agent de propagation pour les germes de maladies contagieuses, mais son action, en ce qui touche les maladies qu'il est question d'isoler, ne paraît pas s'étendre au loin ; d'où possibilité d'installer dans une même enceinte des pavillons pour ces différentes affections contagieuses, sous la condition expresse qu'ils seront séparés par des espaces d'isolement suffisants (2).

» 2° Dans un service d'isolement, tout peut entrer en franchise, rien ne doit sortir sans avoir été désinfecté ; d'où nécessité de vestiaires, lavabos, étuves, qui formeront les seules issues de l'isolement ; partout ailleurs

(1) Voir Rochard : *Rapport sur la construction des hôpitaux*, adopté en 1883 par la Société de médecine publique (*Revue d'hygiène*, 1883, p. 294, et *Ann. d'hyg.*, 1883, 3e série, t. IX, p. 423).

(2) MM. Brouardel et L. Colin ont à ce sujet posé les principes suivants : « L'isolement d'un hôpital est suffisant lorsqu'on a pu ménager autour de lui une zone neutre de vingt mètres de largeur, inaccessible au personnel comme aux malades, et dans laquelle on a planté deux rangées de grands arbres, les constructions ne comprenant qu'un rez-de-chaussée et la zone neutre étant limitée du côté de l'hôpital par un écran de trois mètres. »

l'espace réservé au service doit être clos d'un mur plein, assez élevé pour empêcher toute communication avec le dehors.

» 3° Le personnel doit être logé et nourri dans l'enceinte de l'isolement ; les sorties ne pourront être obtenues qu'avec l'autorisation du directeur. Un agent extérieur aura seul la clef des vestiaires des employés donnant sur la voie commune ; seul il fera sortir ces employés. Les communications verbales entre l'intérieur et l'extérieur se feront par téléphone. Les communications écrites seront désinfectées à la sortie.

» 4° Les salles communes ne devront pas renfermer plus de dix lits, qui seront isolés. Chaque salle aura une galerie de rechange pouvant contenir tous les enfants pendant le nettoyage de la salle ; cette galerie servira aux repas et aux récréations ; les lits des enfants pourront y être transportés.

» 5° Les chambres d'isolement, avec de grandes parties vitrées pour faciliter la surveillance, serviront aux enfants agités ou à ceux qu'une complication contagieuse obligerait à séparer des autres enfants en attendant la visite de l'interne ou du chef de service.

» 6° Le service sera muni de vaisselle, linge, etc., pour éviter, autant que possible, les échanges ; tout ce qu'on devra faire sortir sera désinfecté avant de rentrer dans l'hôpital général.

» 7° Pour certaines affections, l'isolement dans les chambres sera suffisant ; mais un enfant peut être atteint de deux maladies contagieuses bien caractésées : dans ce cas, il faut un isolement absolu avec désinfection à la sortie.

» 8° Dans certains cas, le diagnostic ne peut être immédiat; il est indispensable que ces douteux soient placés dans un pavillon spécial isolé comme les autres pavillons, et chaque malade également isolé.

» 9° Les morts par maladies contagieuses doivent être isolés.

» 10° A la consultation, des dispositions devront être prises pour qu'aucun enfant atteint d'une maladie contagieuse ou présentant seulement un cas douteux puisse non seulement séjourner dans les salles d'attente, mais même les traverser. Il doit être immédiatement dirigé sur un pavillon spécial, celui des douteux, où la consultation aura lieu dans les chambres d'isolement. »

Quelle doit être la durée de l'isolement pour offrir de suffisantes garanties contre la contagion des maladies virulentes ? Sur la demande du Ministre de l'instruction publique et sur le rapport de M. A. Ollivier, au nom de la section d'hygiène, l'Académie de médecine a adopté, il y a deux ans, les propositions suivantes qui concernent, il est vrai, seulement les écoliers, comme les précédentes visaient nommément les enfants, mais qui peuvent être étendues à la généralité des malades atteints d'affections contagieuses, et notamment trouver leur application dans les établissements où vivent en commun un certain nombre de personnes : casernes, prisons, usines, etc. :

« 1° Les élèves atteints de la varicelle, de la variole,

de la scarlatine, de la rougeole, des oreillons, de la diphthérie ou de la coqueluche, seront strictement isolés de leurs camarades.

» 2° La durée de l'isolement sera comptée à partir du début de la maladie (premier jour de l'invasion); elle sera de quarante jours pour la variole, la scarlatine et la diphthérie; de vingt jours pour la varicelle, la rougeole et les oreillons. En ce qui concerne la coqueluche, dont la durée est extrêmement variable, on ne devra autoriser la rentrée que trente jours après la disparition des quintes caractéristiques.

» 3° L'isolement cessera seulement lorsque le convalescent aura pris deux ou trois bains savonneux et aura été soumis à autant de frictions générales, portant même sur le cuir chevelu.

» 4° Les vêtements que l'élève avait au moment où il est tombé malade devront être passés dans une étuve à vapeur sous pression ou soumis à des fumigations sulfureuses, puis bien nettoyés.

» 5° La chambre qui avait été occupée par le malade devra être bien aérée. Les parois et les meubles seront rigoureusement désinfectés; les objets de literie seront passés dans l'étuve à vapeur sous pression; enfin, les matelas, préalablement défaits, seront soumis au même traitement.

» 6° Dans aucun cas, l'élève qui aura été atteint, en dehors d'un établissement d'instruction publique, de l'une des maladies contagieuses énumérées ci-dessus, ne pourra être réintégré que muni d'un certificat de médecin constatant la nature de la maladie et les délais écoulés, et attestant que cet élève a satisfait aux prescriptions ci-dessus énoncées. Enfin, la réception de cet élève restera toujours subordonnée à un examen du médecin de l'établissement. »

Nous terminerons ces considérations générales sur l'isolement en reproduisant les conclusions importantes votées en septembre 1887 au Congrès international d'hygiène de Vienne :

« Les mesures relatives à l'isolement, pour l'exécution desquelles l'obligation bien organisée de la *déclaration* est une obligation indispensable, sont absolument nécessaires pour combattre les épidémies et les maladies contagieuses dangereuses.

» Il est du devoir de l'administration de l'État et des administrations communales d'établir respectivement, suivant l'urgence et d'une manière efficace, l'isolement des malades atteints d'affections contagieuses, et, selon les besoins, de le faire d'autorité.

» L'isolement des malades atteints de ces affections doit pouvoir être effectué aussi convenablement que possible dans tous les hôpitaux généraux ; ceux-ci doivent avoir dans ce but des bâtiments d'isolement répondant aux exigences locales.

» Les hôpitaux d'isolement rendent possible l'isolement de la manière la plus efficace et l'on doit, par conséquent, y avoir recours contre les épidémies et les maladies contagieuses malignes. Dans les endroits où règne la variole, on doit pouvoir disposer d'établissements spéciaux pour l'isolement des malades atteints de cette affection.

» Outre les pavillons d'isolement des hôpitaux généraux, les grandes villes doivent avoir des hôpitaux pour épidémies proportionnés au chiffre de leur population et aux circonstances locales, et répondant aux exigences de l'hygiène. Même les petites localités, les communes formées de plusieurs villages, ne devraient pas être privées de petits bâtiments affectés à l'isolement.

» Les hôpitaux et les bâtiments d'isolement doivent être disposés et administrés en vue du but spécial auquel ils sont destinés. Les principes hygiéniques qui doivent être suivis pour la construction des hôpitaux en général doivent y être appliqués avec la plus grande rigueur.

» Les hôpitaux d'isolement peuvent être placés hors des grandes villes, sans en être cependant trop éloignés. Dans tous les cas, ils doivent être éloignés des habitations voisines par des jardins, des quais, de larges rues ou par une large ceinture de plantations.

» On doit pouvoir disposer de baraques transportables en cas de nécessité, aussi bien pour les hospitalisés atteints de maladies contagieuses que pour les communes qui n'ont pas d'hôpital d'isolement.

» Là où l'isolement des personnes atteintes de maladies transmissibles est une mesure de police sanitaire et n'est pas un acte de bonne volonté, il est nécessaire d'avoir dans les grandes villes des établissements commodes d'isolement pour les malades payants.

« Dans les villes, le transport des malades atteints d'affections contagieuses doit être réglé et fixé conformément aux exigences de l'hygiène. »

Obligation de la déclaration. — Le Congrès international d'hygiène de Paris a confirmé en 1889, en ces termes très explicites, le vœu relatif à l'*obligation de la déclaration* qui avait déjà été inscrit il y a trois ans dans la première des conclusions adoptées à Vienne :

« La déclaration des cas de maladies transmissibles nettement spécifiées doit être régulièrement faite par toutes les personnes qui en ont connaissance, y compris le médecin. »

« Il n'est pas, dit M. le professeur Proust, inspecteur général des services sanitaires (1), de mesures plus importantes ni plus urgentes que celle de l'information officielle des cas d'affections transmissibles. Dès qu'une personne se trouve en présence d'un malade atteint d'une de ces affections, il est de son devoir d'en prévenir immédiatement l'autorité. Il appartient aussi au médecin qui constate la maladie ou le décès de s'empresser de faire cette déclaration. Une fois l'autorité officiellement informée de l'existence d'une maladie épidémique, elle doit envoyer immédiatement sur les

(1) Proust, *Conférences d'hygiène*, rédigées conformément au plan d'études du 12 août 1890, p. 120.

lieux des agents de l'administration sanitaire pour s'enquérir des mesures à prendre afin d'en empêcher la transmission, et elle doit se préoccuper en même temps d'assurer l'exécution rapide et complète de ces mesures. »

Cette obligation de la déclaration des maladies transmissibles n'existe pas encore légalement en France ; à Paris, cependant, elle figure dans l'Ordonnance de police du 25 octobre 1883 relative aux maisons louées en garni. On peut espérer voir bientôt disparaître cette grave lacune de notre législation sanitaire, car le projet de loi élaboré par le Ministre de l'intérieur au sujet des pouvoirs à donner à l'administration en matière de prophylaxie publique, astreint les médecins à lui faire connaître les causes des décès et à signaler les cas de maladies épidémiques dès qu'ils sont portés à leur connaissance.

D'après le Dr Palmerg (1), la déclaration est obligatoire en Angleterre de la part du chef de la famille, du propriétaire de la maison et du médecin, aux termes de l'*Acte sur la notification des maladies infectieuses*, d'août 1889. A Édimbourg, l'obligation de la déclaration a été établie par un décret de 1879 ; en Belgique, par un décret royal de 1818, précisé pour la ville de Bruxelles par une Ordonnance communale de 1824. L'Autriche, l'Allemagne, la Suède et la Finlande ont

(1) Palmberg, *Traité de l'hygiène publique d'après ses applications dans divers pays d'Europe*, passim.

également des dispositions légales ou administratives qui prescrivent la déclaration des affections contagieuses et les mesures sanitaires corrélatives.

Ces mesures doivent assurer suivant les cas le transport et l'isolement à domicile ou à l'hôpital ; la désinfection des locaux, des effets ou des objets contaminés ; le transfert éventuel des corps au dépôt mortuaire, et l'inhumation avec les précautions appropriées.

CHAPITRE XVI

HYGIÈNE PUBLIQUE DE L'ENFANCE

L'hygiène publique de l'enfance en bas âge est l'objet de la loi Roussel, du 23 décembre 1874. Son exécution est confiée à un *Comité supérieur de protection du premier âge*, institué auprès du Ministre de l'intérieur. Dès comités locaux secondés par des médecins inspecteurs spécialement désignés à cet effet sont, dans les départements, chargés de la surveillance des enfants âgés de moins de deux ans, placés moyennant salaire en nourrice ou en garde hors du domicile de leurs parents. Le concours *effectif* des médecins, tout naturel en semblable matière, serait plus généralement et plus réellement assuré à cette œuvre si leur rôle près de ces comités était mieux défini et convenablement rémunéré partout (1).

(1) En 1886, quatre départements persistaient encore à se refuser à l'exécution de la loi Roussel, et résistaient à toute organisation d'un service de protection infantile. Douze autres départements ne votent que des crédits insuffisants et n'appliquent la loi que d'une manière restreinte et absolument défectueuse.

L'hygiène de la première enfance est une question de la plus haute portée sociale, mais du ressort de l'hygiène privée. Les statistiques démontrent avec la dernière rigueur les périls redoutables inhérents à la non observation de ses règles; on sait en particulier quelle effrayante mortalité est la conséquence des vices de l'alimentation des enfants en bas âge (1). C'est principalement en nourrice ou en garde qu'il importe de veiller attentivement aux conditions dans lesquelles, en réalité, ils se trouvent placés, et l'inspection sérieuse qui serait à bon droit l'idéal de la loi Roussel devrait s'exercer scrupuleusement sur tous les points de l'hygiène de la première enfance : salubrité de l'habitation, allaitement bien entendu, hygiène du vêtement, soins de propreté, prophylaxie des maladies contagieuses, etc. (2). Nul ne saurait contester la nécessité d'une compétence professionnelle véritable pour s'acquitter d'une manière satisfaisante d'un tel rôle : nous

(1) « L'allaitement mercenaire est une des grandes raisons pour lesquelles la France perd 178 enfants de 0 à 1 an sur 1000 naissances, alors que ce chiffre pourrait être réduit à une normale de 90, 80 et même 70, comme il l'est réellement chez les nourrissons surveillés par le personnel de la *Société protectrice de l'enfance*; soit une économie annuelle d'au moins 80 000 existences sur les 168 000 décès d'enfants du premier âge que nous subissons (Bertillon et J. Bergeron). » (Arnould, *Nouveaux éléments d'hygiène*, 2e édition, p. 1155).

(2) Voir l'énumération des mesures indiquées par le Comité supérieur de protection des enfants du premier âge comme étant les plus propres à assurer et à étendre les bienfaits de la loi Roussel, dans le rapport général, pour 1886, sur le fonctionnement de cette loi (*Revue d'hygiène*, 1888, p. 93).

ne serons pas démenti si nous exprimons l'idée qu'en province l'exécution de la loi du 23 décembre 1874 n'est pas toujours entourée de toutes les garanties désirables sous ce rapport.

Nous croyons devoir reproduire in extenso, malgré leur longueur, les importantes conclusions votées en 1889 sur cette question capitale de l'hygiène de l'enfance, par le Congrès international de Paris :

« Il est nécessaire que, dans tous les pays, on adopte un mode uniforme pour la statistique de la mortalité des enfants du premier âge. Cette statistique devrait noter les enfants d'année en année, depuis la naissance jusqu'à cinq ans. Pour la première année, elle devrait être faite de mois en mois, et pour les premiers mois, il serait désirable que le mois fût décomposé en semaines. Les causes des décès des enfants nés vivants et des mort-nés seront constatés officiellement.

» L'enregistrement des décès des enfants ne devrait se faire qu'après une enquête rigoureuse portant sur les points suivants : nature de la maladie qui a occasionné la mort, date exacte de la naissance, mode d'élevage (sein, biberon, mixte, autres genres d'alimentation), nature du biberon employé, origine et nature du lait, maladies transmissibles dont auraient pu être atteints les parents de l'enfant ou les personnes qui lui donnent des soins, salubrité du logement occupé par les enfants ou les nourriciers.

» Toute mesure légale, administrative ou privée, qui favorisera l'allaitement maternel servira au mieux l'hygiène infantile. L'allaitement artificiel est, de tous les moyens de contagion, l'un des plus sûrs pour les maladies infectieuses (tuberculose), ce qui explique que l'élevage au sein *exclusif* donne aux enfants, toutes choses égales d'ailleurs, des chances de survie considérables. C'est pourquoi l'élevage au biberon doit être sévèrement réglementé et l'élevage au sein énergiquement encouragé.

» L'enfant de la fille-mère placé hors du domicile de sa mère devra bénéficier de la loi du 23 décembre 1874 (loi Roussel).

» Dans le cas où l'allaitement maternel serait reconnu impossible, il faut encourager le mode d'allaitement artificiel qui donnerait le plus de garanties contre la transmission des germes morbides; imposer au besoin le choix d'un biberon à long tube est nécessaire; les bureaux de placement devraient munir les nourrices d'un biberon sans tube au moment de leur départ.

» Attendu que les mesures administratives concernant l'industrie laitière sont notoirement insuffisantes pour sauvegarder la santé publique, que la vente d'un lait exempt de toute altération physiologique, pathologique ou frauduleuse est indispensable pour la première enfance, il y a lieu d'appeler spécialement l'attention du gouvernement sur l'inspection régulière des vacheries et sur leur installation, ainsi que sur toutes les mesures propres à réglementer l'industrie laitière, au point de vue de l'hygiène et de la salubrité.

» Il convient que les notions d'hygiène infantile

soient répandues partout par tous les moyens possibles dans les villes, dans les campagnes ; qu'elles soient apprises aux filles à l'école primaire, et il faudrait même, dans les grandes villes surtout, annexer aux écoles primaires des crèches où les jeunes filles, dans les deux dernières années de l'écolage, apprendraient pratiquement à soigner les enfants du premier âge.

» La connaissance des matières concernant l'hygiène et spécialement l'hygiène enfantile, qui figurent sur les programmes des brevets de capacité supérieurs et primaires doit être réellement exigée des aspirants et aspirantes à ces brevets ; à cet effet, des médecins doivent figurer dans les jurys d'examen.

» Il y a lieu de faire dans les départements des conférences sur l'hygiène de l'enfance. Les *Conseils de l'Académie de médecine de Paris* seront distribués par tous les moyens possibles aux nourrices et aux mères de famille.

» Le médecin de la crèche (1) doit avoir autorité pour les mesures d'hygiène et les règles d'alimentation dans l'établissement.

» Dans les villes industrielles, toute mesure pour diminuer la durée du travail de la femme à l'atelier où à l'usine aura pour conséquence des améliorations dans l'hygiène infantile.

(1) On donne le nom de *crèches* à des établissements charitables dans lesquels on reçoit durant le jour des enfants dont la mère ne peut s'occuper pendant ce temps, en raison de la nécessité pour elle de se rendre au travail, généralement dans un atelier.

» Il y a lieu de faire exécuter ponctuellement, dans tous les départements, les prescriptions de la loi du 23 décembre 1874 sur la protection de l'enfance, et du règlement d'administration publique du 27 février 1877. En particulier le certificat médical, mentionné à l'article 27 du règlement de 1877, ne pourra être délivré que par le médecin inspecteur de la circonscription, sauf recours au comité départemental. Des mesures seront prises pour assurer les transports, dans de bonnes conditions hygiéniques, des enfants âgés de moins de deux ans. Des mesures seront également prises pour encourager la création de crèches, de sociétés de protection de l'enfance et de sociétés de charité maternelle. Des primes de déclaration seront données aux nourrices et aux gardes champêtres. Les récompenses aux nourrices zélées et aux personnes qui se dévouent à la protection de l'enfance leur seront décernées officiellement.

» En raison de la nécessité constatée d'une enquête permanente sur les conditions qui déterminent la mortalité excessive des enfants du premier âge, le Congrès charge la Société de médecine publique et d'hygiène professionnelle de Paris, instigatrice du Congrès, de se mettre en rapport, d'urgence, avec les bureaux des institutions d'hygiène de France et de l'étranger, pour faire étudier cette question par une commission permanente internationale. »

CHAPITRE XVII

HYGIÈNE SCOLAIRE

Les écoliers de tous ordres, depuis ceux de l'enseignement primaire jusqu'à ceux de l'enseignement supérieur, constituent réellement un groupe à part dont les conditions sont absolument spéciales. En effet, ce qu'il importe ici de ne pas perdre de vue, c'est l'extrême impressionnabilité inhérente à l'âge des élèves, c'est leur réceptivité morbide si accusée. Déformations diverses du corps par suite d'attitudes vicieuses (fig. 64), troubles fonctionnels de la vision (surtout la myopie), consécutifs à un éclairage défectueux, surmenage cérébral, atonie et anémie par défaut d'exercices physiques, germes d'affections redoutables (phthisie due à la cohabitation), contagion de maladies transmissibles de tout genre favorisée par les mille promiscuités de la vie d'école, surtout avec l'internat, tels sont les principaux dangers contre lesquels il faut lutter. Aux conditions de l'hygiène la plus rigoureuse sous le rapport des locaux (1), situation salubre, eaux absolument pures,

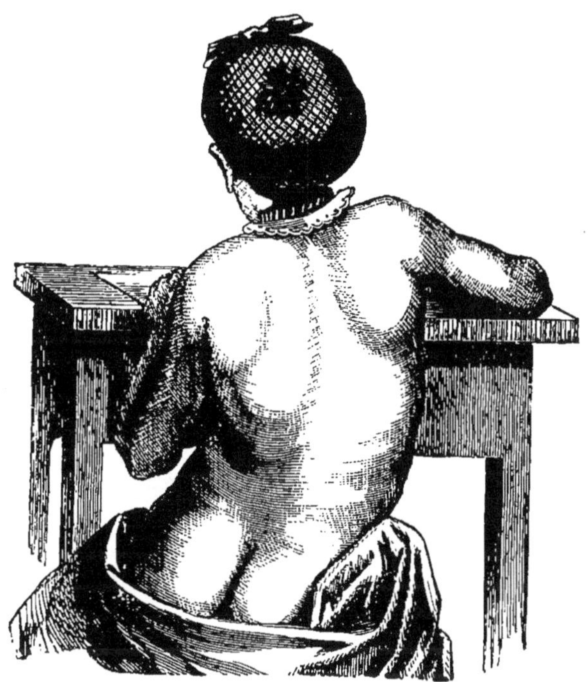

Fig. 64. — Attitude vicieuse en écrivant sur une table trop haute.

(1) « Les constructions scolaires, dit M. A.-J. Martin, doivent aujourd'hui satisfaire à un certain nombre de dispositions réglementaires, minutieusement élaborées depuis quelques années par une commission spéciale, surveillées avec soin par les architectes. Si ces dispositions sont bonnes dans leur ensemble, on pourrait néanmoins critiquer quelques détails qui tiennent plus aux habitudes d'esprit et de métier de ceux qui les ont imposées, qu'aux nécessités de la salubrité ; on pourrait surtout critiquer l'application défectueuse qui en est souvent faite par les départements malgré la Commission supérieure, et en raison peut-être de la négligence qu'on commet presque partout d'en faire délibérer les Conseils d'hygiène. » (*Revue d'hygiène*, 1888, p. 380).

latrines irréprochables, aération et ventilation par-

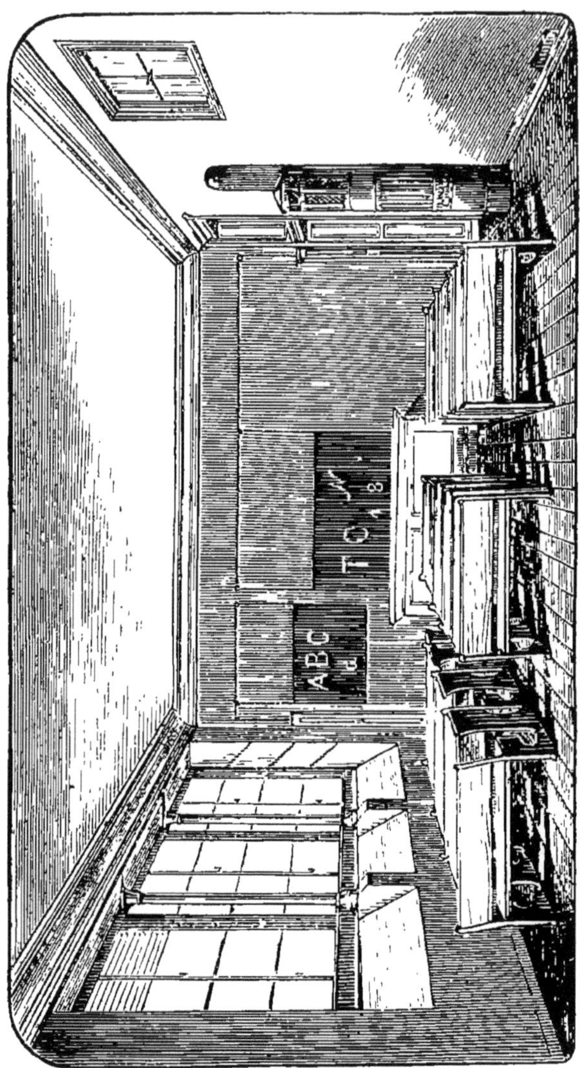

Fig. 65. — Perspective de l'intérieur d'une salle de classe.

faites, alimentation saine, chauffage et éclairage bien compris (fig. 65), il convient d'ajouter d'abord l'obligation d'un bon mobilier scolaire, notamment de sièges et de tables de travail (fig. 66) ou de pupitres (fig. 67) à hauteurs variables et proportionnés aux diverses tailles. On doit en outre surveiller attentivement la tenue de l'élève en classe et

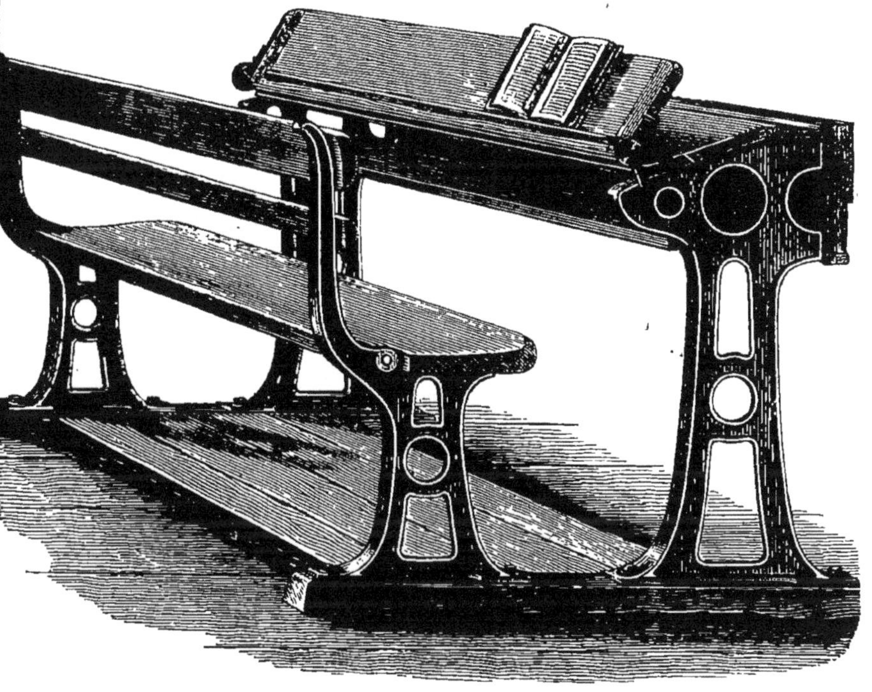

Fig. 66. — Table de travail.

en étude tant pour exiger une position correcte des épaules, du dos et de la poitrine (fig. 68) que pour combattre la fâcheuse tendance, malheureusement si répandue, à trop rapprocher les yeux du livre ou du cahier qu'il est d'ailleurs nécessaire d'éclairer libéralement (fig. 69 et 70).

Il serait de plus tout à fait urgent de diminuer le

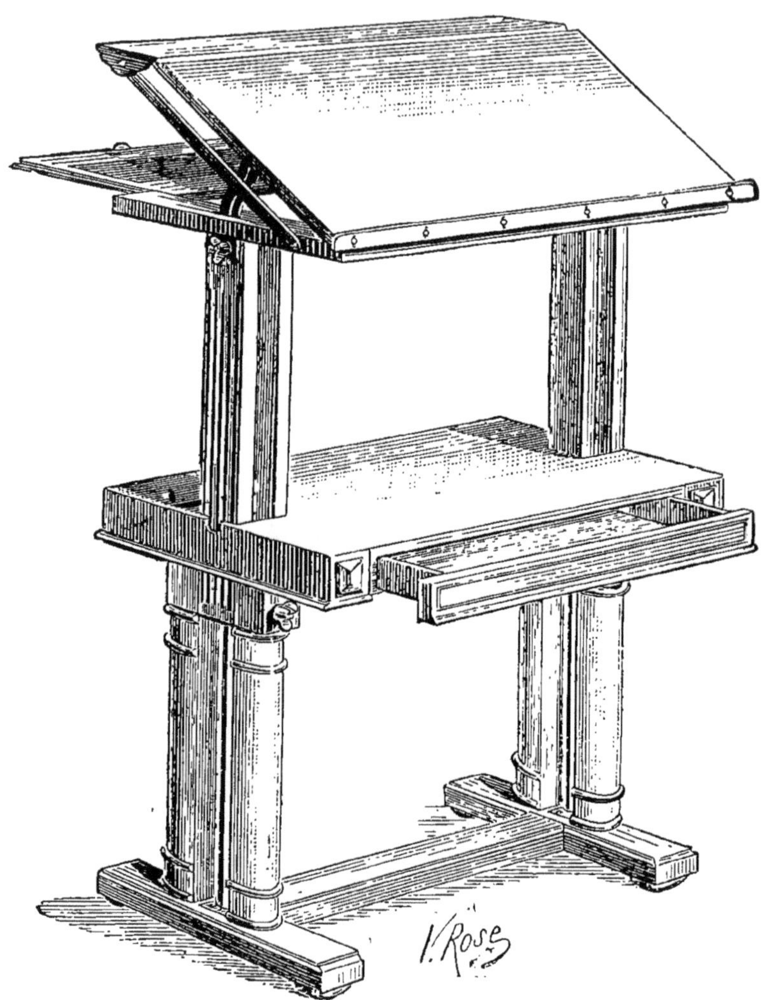

Fig. 67. — Table pupitre Ferret.

nombre d'heures de travail intellectuel et par conséquent de remanier et de réduire les divers programmes d'enseignement, de répartir plus rationnellement les récréations qui doivent avoir lieu de préférence

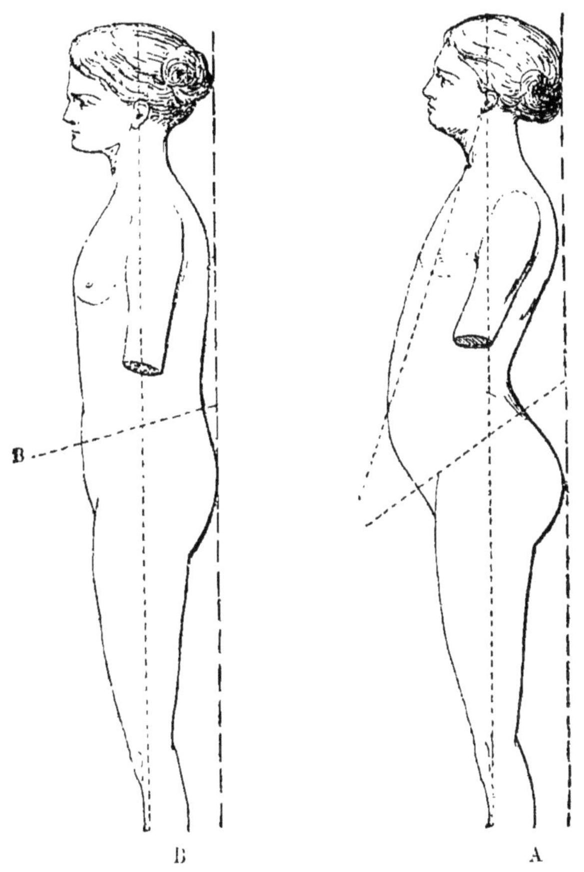

(Fig. 68. — Déviation de la colonne vertébrale (Dally.)

A, attitude vicieuse (rein creux) ; B, attitude normale.

au grand air, et d'augmenter les heures consacrées aux exercices corporels (gymnastique, etc.) (1).

(1) A la suite de la mémorable discussion de 1887 sur le *surmenage intellectuel* à l'Académie de médecine, le Conseil supé-

Enfin il est indispensable d'apporter une vigilance

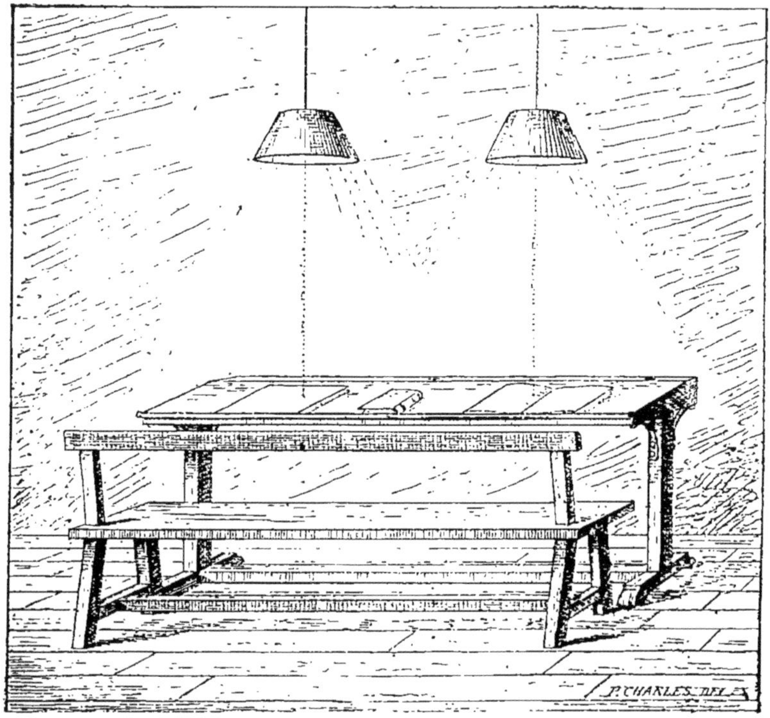

Fig. 69. — Éclairage au gaz, mal aménagé.

Les foyers de lumière ne doivent pas être placés à une distance de plus de 50 centimètres au dessus de la table de travail.

rieur de l'instruction publique a déjà introduit plusieurs améliorations importantes dont voici les principales. Le maximum des heures de travail sédentaire réalise une réduction de 5 heures pour les élèves de 7 à 10 ans, une réduction de 3 heures pour ceux de 11 à 17 ans, et la suppression de la veillée. La durée de la récréation dans les lycées va être désormais de 6 h. 1/2 pour les classes primaires et élémentaires, de 5 h. 1/2 pour les classes de grammaire, de troisième et de seconde, de 4 h. 1/2 pour les classes de rhétorique, de philosophie et de mathématiques. Pendant une partie de ces récréations, auront lieu des exercices physiques organisés sans préjudice de la soutenue à l'égard de la tuberculose et des autres ma-

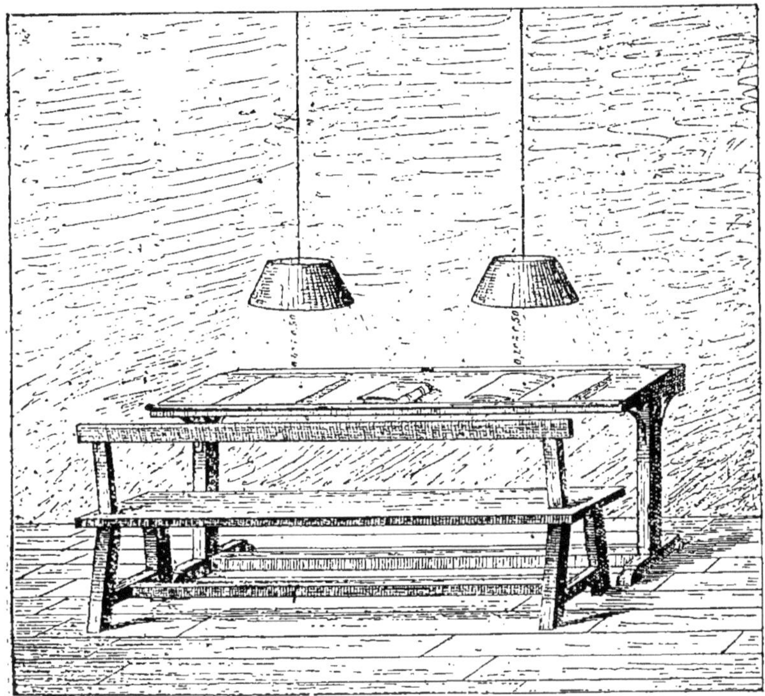

Fig. 70. — Éclairage au gaz, bien aménagé.

Les foyers de lumière sont placés à 40 centimètres au dessus de la table de travail.

gymnastique. Enfin les programmes d'enseignement ont déjà été et seront encore allégés dans la mesure du possible. (*Bulletin de l'Académie de médecine*, séances du 31 décembre 1889 et du 14 janvier 1890.) — En dehors de ces réformes officielles, pour ainsi dire, l'initiative indépendante prise par la *Ligue nationale de l'éducation physique* mérite toute l'approbation de l'hygiéniste : on sait qu'elle a pour but le développement *des jeux de plein air*. (Voy. L. Reuss : *De l'hygiène dans l'enseignement secondaire* (*Ann. d'hyg.*, 1887, t. XVIII, p. 435 et 505) et *La ligue nationale de l'éducation physique*. (*Ann. d'hyg.*, 1889, t. XXI, p. 36.)

ladies transmissibles (fièvres typhoïde, éruptives, etc.), ainsi que des différentes affections contagieuses (ophthalmies, maladies de la peau, du cuir chevelu, etc.).

Tel serait le rôle du médecin dans l'école, ou plutôt tel serait le programme de l'inspection médicale à organiser partout dans les écoles.

Voici d'ailleurs les conclusions votées en 1887 au Congrès international de Vienne sur cette importante question de l'hygiène scolaire :

« 1° Il y un intérêt sérieux pour l'État, comme pour les familles, à assurer une participation permanente de médecins compétents à l'administration des écoles;

» 2° Le but de cette participation est de soustraire les élèves aux influences pernicieuses de la fréquentation de l'école et de l'enseignement, et de favoriser dans les écoles une activité physique et des exercices corporels utiles à la santé des élèves ;

» 3° Les moyens à employer pour atteindre ce résultat consistent surtout dans l'inspection périodique des écoles faite avec leur directeur, surtout pendant le heures de classe, et dans les rapports consécutifs à cette inspection ;

» 4° Il est avant tout nécessaire que toutes les écoles privées ou publiques, y compris les écoles maternelles et les asiles, soient soumises à une revision hygiénique préalable faite officiellement, et à la suite de laquelle il serait remédié dans le plus bref délai aux défectuosités constatées;

» 5° Un médecin fera nécessairement partie, avec

voix délibérative, de toute commission scolaire;

» 6° L'inspection scolaire sera confiée à des médecins expérimentés, sans qu'il soit nécessaire de les choisir parmi les fonctionnaires de la médecine publique;

» 7° A ces divers points de vue, la participation de médecins compétents à l'administration des écoles doit être considérée comme partie intégrante de l'organisation actuelle des écoles dans les divers États (1). »

Voici enfin les conclusions votées en 1889 par le Congrès international d'hygiène de Paris sur cette question importante de l'hygiène scolaire.

« La suette miliaire doit être comprise parmi les maladies transmissibles devant donner lieu à des mesures de prophylaxie dans les lycées, écoles ou tous autres établissements d'instruction (2). — Les enfants atteints de tuberculose pulmonaire confirmée pourront nécessiter des mesures prophylactiques à l'école après avis du médecin autorisé.

» Il y a lieu d'organiser effectivement l'inspection médicale des écoles, dont le principe est inscrit dans la loi du 25 octobre 1886; dans chaque commune il doit y avoir un médecin inspecteur des écoles, nommé et rétribué par l'État, au même titre que l'instituteur et les autres fonctionnaires de l'enseignement. La loi décide qu'un médecin figurera dans les Conseils dépar-

(1) *Annales d'hygiène publique*, 1887, t. XVIII, p. 565 et *Revue d'hygiène*, 1887, p. 857.

(2) Voir à ce sujet les mesures relatives à l'isolement dans les maladies contagieuses des écoliers de tout ordre (Chap. XV, p. 252).

tementaux de l'instruction publique ; provisoirement les conseils généraux, à qui incombe le choix de certains membres de ces conseils, doivent en choisir au moins un dans le corps médical. »

CHAPITRE XVIII

HYGIÈNE HOSPITALIÈRE. — ASSISTANCE MÉDICALE

L'hygiène hospitalière (hôpitaux, hospices, etc.) présente cette particularité essentielle que ses prescriptions concernent un groupe d'individus de tout âge et de tout sexe, en état de maladie ou d'affaiblissement sénile, occupant à demeure, pour y être soignés, des édifices spéciaux. C'est dire qu'en raison même de leur moindre résistance vitale, il leur est impérieusement dû un maximum de garanties hygiéniques susceptibles d'atténuer dans une certaine mesure les dangers inhérents à la décrépitude ou aux affections diverses dont ils sont atteints.

Construction des hôpitaux. — Il faut donc en premier lieu que les constructions destinées à recevoir les malades, les infirmes, les vieillards, réunissent à un degré exceptionnel toutes les conditions de salubrité des habitations collectives les plus parfaites, au point de vue de la situation, de l'aménagement intérieur, de l'aération et de la ventilation, de l'éclairage, de l'eau potable, des latrines, etc.

A cet égard, nous ne saurions mieux faire que de renvoyer au remarquable *Rapport* de M. Rochard *sur la construction des hôpitaux*, adopté en 1883 par la Société de médecine publique (1).

Désinfection et isolement. — Nous n'avons pas besoin de revenir, à propos de l'hygiène hospitalière, sur ce que nous avons dit précédemment au sujet de la *désinfection* et de l'*isolement* (2).

Surveillance des hôpitaux. — Les hospices et les hôpitaux urbains, cantonaux, communaux, etc., sont légalement (3) sous la surveillance d'inspecteurs généraux nommés par le Ministre de l'intérieur, qui a dans ses attributions les différents services de l'Assistance publique ; celle-ci compte diverses commissions, notamment une commission d'hygiène hospitalière. De

(1) Rochard : *Rapport sur la construction des hôpitaux* (*Ann. d'hyg.*, 1883, t. IX, p. 423) et *Revue d'hygiène*, 1883, p. 294 et suivantes).

(2) Dans sa séance du 3 août 1888, le Conseil d'hygiène et de salubrité de la Seine, adoptant les conclusions d'un remarquable rapport de M. Léon Colin, a décidé : « qu'il y avait lieu d'édifier des hôpitaux pour contagieux en dehors de Paris, spécialement en ce qui concerne les malades atteints de variole, de rougeole, de coqueluche et de diphthérie ». Au lieu de porter préjudice, comme on l'avait dit, à la salubrité des communes suburbaines, le voisinage de ces hôpitaux leur sera plutôt avantageux en leur permettant l'isolement plus rapide de leurs propres contagieux.

(3) Loi du 7 août 1851.

plus, les municipalités interviennent, par leurs commissions administratives, dans la gestion des établissements hospitaliers autres que ceux dus à des fondations particulières. Malgré ce luxe apparent de moyens de contrôle, on peut dire d'une manière générale que l'administration veille bien plutôt à l'exécution des lois et règlements concernant les divers établissements hospitaliers et les institutions analogues qu'aux intérêts de leur hygiène proprement dite.

Assistance médicale dans les campagnes. — Quant à l'assistance médicale dans les campagnes, qui est indirectement du ressort de l'hygiène publique, elle n'a pas jusqu'ici reçu d'organisation générale, bien que plusieurs projets d'ensemble aient été proposés (1).

(1) Le Ministre de l'intérieur a déposé sur le bureau de la Chambre des députés (séance du 5 juin 1890) un projet de loi élaboré par ses soins sur cette importante question de l'assistance médicale dans les campagnes : on ne peut qu'espérer voir l'initiative du gouvernement faire aboutir enfin une telle réforme. Voici, à titre de document, les grandes lignes de ce projet.

« Il rend obligatoire pour les communes l'organisation de cette assistance. C'est le département qui est chargé d'assurer l'exécution de la loi dans son ressort. — La loi crée dans chaque commune un bureau d'assistance qui se confondra avec le bureau de bienfaisance là où ce dernier existe déjà. Ce bureau a pour mission de dresser dans chaque commune une liste des habitants pouvant avoir droit à l'assistance publique en cas de maladie. Cette liste sera distincte de celle des indigents. Les indigents sont ceux qui reçoivent des secours réguliers, tandis que les personnes comprises sur la liste d'assistance sont celles que leur état de maladie met temporairement dans l'impossi-

Quelques départements ont édicté des mesures particulières pour assurer la médecine des pauvres dans les petites localités, mais avec ses avantages chacun des différents systèmes employés présente des inconvénients qui s'opposeraient à sa généralisation sur toute l'étendue du territoire.

« Aujourd'hui, quatre modes d'assistance médicale existent dans ceux de nos départements qui ont orga-

bilité de travailler et de subvenir aux frais médicaux. Le conseil municipal sera appelé à participer à la confection de cette liste, contre laquelle tout habitant de la commune aura le droit d'appel en vue d'y faire ajouter ou enlever un nom omis ou inscrit à tort. Les appels sont portés devant une commission formée d'un délégué du sous-préfet, du juge de paix du canton et du conseiller général ou, à son défaut, d'un des conseillers d'arrondissement. — Les communes pourront se syndiquer en vue d'organiser l'assistance médicale. Chaque commune ou chaque syndicat de communes devra instituer un dispensaire où se donneront des consultations gratuites et où se fera la distribution gratuite des médicaments. — Chaque commune ou syndicat de communes devra avoir une infirmerie, sorte d'hôpital rudimentaire où seront soignés les malades qui ne pourraient recevoir l'assistance dans leur domicile, soit à raison de leur maladie, soit à raison des conditions défectueuses du milieu. Enfin toute commune ou syndicat de communes devra être rattaché à un hôpital général voisin où seront traités aux frais de la commune ou du syndicat les malades pour lesquels l'infirmerie ne suffirait pas. — Les dépenses résultant de cette organisation seront payées par la commune et le département avec subvention de l'État. Le conseil général fera pour le département le règlement destiné à assurer le fonctionnement de l'institution. — Chacun d'eux aura la liberté de créer cette organisation à son gré. Les communes qui justifieront qu'elles possèdent déjà cette organisation ne seront pas tenues d'observer ce règlement. » (*Le Temps*, numéro du 6 juin 1890.)

nisé ce service : 1° celui de la médecine dite cantonale ; 2° celui de la médecine par circonscription, dans lesquels un médecin officiel est chargé de secourir les indigents malades d'après une allocation fixe ; 3° le système dit landais, dans lequel le malade a le droit de choisir parmi les médecins de sa circonscription qui ont accepté le tarif fixé par l'administration ; 4° le système dit vosgien, qui implique une sorte de syndicat de communes, et qui réunit très justement tous les services d'hygiène et d'assistance et repose sur les bases suivantes : liberté du malade indigent de choisir un médecin, liberté du médecin, rémunération de celui-ci proportionnelle aux services rendus et organisation du service confiée à la surveillance même des médecins sous la direction et le contrôle de l'administration. »

Une question qui se rattache à l'assistance médicale dans les campagnes consiste dans la création d'hôpitaux ruraux, intercommunaux ou intercantonaux, en vue desquels plusieurs circonscriptions peuvent être autorisées à se syndiquer ; une loi a été récemment votée et promulguée, qui permet désormais d'atteindre ce but (1).

(1) A.-J. Martin. *Gazette hebdomadaire de médecine et de chirurgie*, n° 27, 5 juillet 1890, p. 316.

(2) Le premier établissement de ce genre, l'hospice intercommunal de Vincennes et Montreuil, a été dernièrement inauguré. Voyez Foville : *Nouvelles institutions de bienfaisance ; l'hospice rural,* Paris, 1887.

Salubrité des casernes, prisons, dépôts de mendicité, asiles. — Outre les questions traitées ci-dessus et relatives à l'hygiène de l'enfance, à l'hygiène scolaire et à l'hygiène hospitalière, et celle des eaux minérales dont il sera question au chapitre suivant, le décret de 1848 mentionne encore les questions relatives à la salubrité des casernes, arsenaux, prisons, dépôts de mendicité, asiles, etc., ainsi que celles qui se rapportent aux secours médicaux des indigents et aux enfants-trouvés. A vrai dire, ces dernières sortent un peu de notre cadre ; quant aux autres, elles rentrent dans l'hygiène des habitations collectives, et nous les examinerons brièvement ici, en laissant de côté l'hygiène des casernes et des arsenaux, qui échappent en fait aujourd'hui à la compétence des Conseils d'hygiène *civils*.

CHAPITRE XIX

ORGANISATION SANITAIRE

Bien que jusqu'ici, comme on le verra plus loin, l'organisation sanitaire officielle de notre pays manque absolument d'unité et d'homogénéité, on peut grouper ses éléments divers et souvent sans cohésion légale sous deux chefs principaux correspondant le premier à l'hygiène publique *générale*, et le deuxième à certains détails d'hygiène publique *locale* qui sont du ressort de l'initiative communale.

Comité consultatif d'hygiène publique et de salubrité. — Le chef suprême de l'hygiène publique générale est le Ministre de l'intérieur, assisté du *Comité consultatif d'hygiène publique de France* (créé par le décret du 10 août 1848 et réorganisé par le décret du 30 septembre 1884). Ce haut comité a dans sa compétence scientifique :

Les quarantaines et leur organisation ; les mesures à prendre pour prévenir et combattre les épidémies, pour améliorer les conditions sanitaires des populations manufacturières et agricoles; la propagation de la vaccine, l'amélioration des établissements d'eaux minérales et les moyens d'en rendre l'usage de plus en plus accessible aux malades pauvres et peu aisés ; l'institution et l'organisation des Conseils et Commissions de salubrité dont le Comité examine les rapports annuels pour en présenter un résumé au ministre ; la police médicale et pharmaceutique ; la salubrité des ateliers et des manufactures ; la salubrité des logements et la salubrité des eaux.

Conseils départementaux d'hygiène et de salubrité; Conseils d'arrondissement; Commissions cantonales. — Dans les départements, le comité consultatif qui assiste le préfet est (arrêté du 18 décembre 1848) le *Conseil départemental d'hygiène et de salubrité* ; dans les arrondissements, le sous-préfet a auprès de lui un *Conseil d'hygiène d'arrondissement*. Il peut aussi être institué des *Commissions cantonales*. Chacun de ces conseils a dans ses attributions, pour la circonscription correspondante, les questions qui se rapportent à l'assainissement des localités et des habitations ; aux mesures à prendre pour prévenir et combattre les maladies endémiques et épidémiques; aux mesures à prendre pour prévenir et combattre les épizooties et autres maladies du bétail; à la propagation de la vaccine; à l'organisation et à la distribution de secours médicaux aux malades indigents; aux moyens d'améliorer les conditions sanitaires des populations agricoles et industrielles ; à la salubrité des ateliers, écoles, hôpitaux, maisons d'aliénés, établissements de bienfaisance, casernes, arsenaux, prisons, dépôts de mendicité, asiles, etc. ; aux questions relatives aux enfants-trouvés ; à la qualité des aliments, boissons, condiments et médicaments livrés au commerce; à l'amélioration des établissements d'eaux minérales appartenant à l'État, aux départements, aux communes ou aux particuliers ; aux moyens d'en rendre l'usage accessible aux malades pauvres ; aux demandes en autorisation d'ouverture de déplacement ou de fermeture des établissements incommodes, insalubres et dangereux ; aux grands travaux d'utilité publique, sous le rapport de la salubrité, tels que constructions d'édifices, écoles, prisns, casernes, ports, canaux, réservoirs, fontaines, halles, marchés, égouts, cimetières, voirie et places pour le rouissage du chanvre, etc.

Médecins des épidémies. — Légalement, il existe en outre dans chaque arrondissement un *médecin des épidémies* dont les rapports officiels sont centralisés au Ministère du commerce et transmis à l'Académie de médecine. De telles fonctions seraient exercées dans des conditions d'utilité générale infiniment plus satisfaisantes si elles étaient partout assurées d'un crédit suffisant. En d'autres termes, il serait à souhaiter qu'une fois nommés, bien entendu, avec toutes les garanties possibles au point de vue de la compétence requise, les médecins des épidémies soient partout en situation non seulement de formuler leur avis motivé, mais de voir exécuter les mesures de prophylaxie conseillées. La création d'une *inspection générale de l'hygiène publique* (décret du 23 avril 1888) est de nature à favoriser la réalisation de ce desideratum (1).

Eaux minérales. — Aux questions relatives aux *eaux minérales*, qui, aux termes de la loi, sont du ressort des Conseils départementaux d'hygiène, se rapporte l'institution de l'inspectorat des établissements thermaux. Conformément au décret du 28 janvier 1860, un *médecin inspecteur* avec un ou plusieurs adjoints est attaché à toute station thermale (2). Nommés par le Ministre de l'agriculture et du commerce, sur la présentation du Comité consultatif d'hygiène publique, ces fonctionnaires sont officiellement investis de l'obligation de diriger le traitement des malades pauvres ou peu aisés qui ont besoin de faire usage des eaux minérales.

(1) Aux termes de ce décret, les professeurs d'hygiène des Facultés de médecine des départements remplissent, sous l'autorité du Ministre du commerce et de l'industrie, les fonctions d'inspecteurs régionaux des services de l'hygiène publique, chacun dans la circonscription territoriale de la Faculté à laquelle il est attaché. Ils correspondront avec les médecins des épidémies et avec les Conseils d'hygiène publique et de salubrité de cette circonscription. Des arrêtés du Ministre du commerce pourvoient aux mesures de détail.

(2) Ces emplois ont été supprimés l'an dernier dans un certain nombre de stations où le corps médical local a pris l'engagement de se répartir les soins à donner aux malades pauvres ou peu aisés, ce qui constituait la principale raison d'être de l'inspectorat, institution très critiquée.

Ils sont en même temps chargés (article 9) « de la surveillance de toutes les parties de l'établissement » affectées à l'administration des eaux et au traitement des malades, ainsi que de l'exécution des dispositions qui s'y rapportent (1).

Inspecteurs de la salubrité. — Il existe dans un petit nombre de départements des *inspecteurs de la*

(1) Aux termes du décret de 1848, les Conseils départementaux d'hygiène peuvent être consultés sur les moyens de mettre la médication thermale à la portée d'un plus grand nombre de malades. Parmi ces moyens, il en est un que nous voulons signaler. Il s'agirait de s'affranchir des limites absolument arbitraires que la routine ou la mode impose, en France, à la durée des saisons thermales. Il est médicalement indiscutable que les eaux d'une station ouverte seulement à partir du 15 mai, par exemple, ne sauraient être dangereuses ou sans vertu le 1er mai ou le 15 avril. Sous réserve, cela va sans dire, de précautions élémentaires en rapport avec la température, en général aucune saison ne contre-indique l'usage des eaux thermales, et il est des stations, Amélie-les-Bains, par exemple, où la médication thermo-minérale est réellement appliquée toute l'année. L'institution de *saisons* de printemps et d'automne est évidemment de nature à étendre le bénéfice des eaux à un bien plus grand nombre de malades.

A Aix-les-Bains, l'administration de l'établissement est entrée dans ces vues, et elle a déjà reporté au 1er avril et au 15 novembre les dates auxquelles commenceront et finiront à l'avenir les traitements admis au bénéfice de la gratuité (arrêté du Ministre du commerce en date du 22 décembre 1887). Mais ce n'est qu'un acheminement vers une réforme plus complète, et il ne faut pas désespérer de voir bientôt s'établir partout la permanence des saisons thermales, seul moyen pratique de rendre nos eaux accessibles au plus grand nombre, sinon à la totalité des malades.

salubrité dont le Conseil d'État a d'ailleurs subordonné l'action dans les communes à l'assentiment et au concours des autorités locales. Dans bien des localités, une telle institution serait loin de constituer une sinécure, et l'on ne verrait plus, par exemple, entreprendre de grands travaux intéressant au plus haut point l'hygiène générale sans qu'aucun représentant qualifié de la médecine publique ait été officiellement appelé à émettre son avis technique au point de vue de leur influence sur la santé des populations.

Commissions des logements insalubres. — L'organisation sanitaire municipale se borne, légalement, aux *commissions des logements insalubres* (loi du 13 avril 1850), dont l'institution, d'ailleurs non obligatoire, nécessite une délibération spéciale du conseil municipal, et qui est uniquement « chargée de rechercher et indiquer les mesures indispensables d'assainissement des logements et dépendances insalubres mis en location ou occupés par d'autres que le propriétaire, l'usufruitier ou l'usager », sans autre droit que celui de faire un rapport. Le conseil municipal en délibère au bout d'un mois, pendant lequel les intéressés ont été mis en demeure de produire leurs observations. En fait, presque toujours les conseils municipaux n'aboutissent qu'à des décisions anodines quand ils aboutissent à quelque décision. Le plus souvent les Commissions des logements insalubres ne sont pas convoquées ou sont paralysées par le soulèvement des intérêts privés auxquels elles se heurtent à chaque pas; d'ailleurs en cas de conflit les intéressés ont recours devant le Conseil de préfecture, arbitre incompétent au point de vue technique. En somme la loi sur les logements insalubres est à peu près partout lettre morte; elle est donc à refaire et à rajeunir.

Nous avons analysé brièvement au cours de cet ouvrage les divers problèmes en rapport avec la salubrité des centres de population, tout en rappelant à propos de chaque point particulier les dispositions légales et réglementaires en vigueur. Maintenant, nous croyons opportun d'indiquer à l'aide de quelle organisation spéciale une ville réellement soucieuse de la santé de ses habitants peut, de son initiative propre, arriver pratiquement à assurer la réalisation des desiderata existant dans sa salubrité particulière, ce qui est le but de l'*hygiène urbaine*.

Bureaux d'hygiène. — C'est à un tel objet que correspond l'institution des bureaux municipaux d'hygiène, comme il vient de s'en créer un à Lyon, et comme il en existe à Saint-Étienne, à Toulouse, au Havre, à Rouen, à Reims, à Nancy, à Amiens, à Pau, à Nice, à Grenoble et à Besançon, ainsi qu'à Bruxelles, à Turin et autres grandes villes de l'étranger. Disons tout d'abord que la question est du ressort exclusif des municipalités, et qu'il suffit partout d'un simple arrêté du maire pour créer un bureau d'hygiène.

Les attributions de ces comités techniques urbains ne sauraient être mieux définies qu'en reproduisant l'énumération suivante extraite de l'*Arrêté organique des services de l'administration centrale de la ville de Bruxelles* : « Statistique démographique et médicale; état sanitaire de la ville; surveillance hygiénique et médicale permanente des écoles communales et médication préventive; examen des plans de construction au point de vue de l'hygiène; surveillance hygiénique des édifices communaux et des établissements publics dangereux, insalubres ou incommodes; inspection de la voirie, des impasses et des habitations; mesures techniques et administratives au point de vue de la salubrité publique; prophylaxie officielle contre la propagation des maladies contagieuses (épidémies, épizooties, etc.); vaccinations gratuites; constatation de la qualité des eaux potables, des aliments, etc. (1).

Nous nous sommes tout à l'heure servi du mot comité technique; c'est qu'en effet un bureau d'hygiène représente une sorte de comité consultatif assistant le conseil municipal ou plutôt une délégation de ce conseil (commission de salubrité), qui lui défère au préalable l'examen de toutes les questions intéressant l'hygiène

(1) Ces attributions des bureaux d'hygiène de Bruxelles n'ont pas cessé de s'étendre depuis sa création il y a seize ans; aujourd'hui, en vertu d'un arrêté tout récent (6 août 1889), ce service est devenu partie intégrante de l'administration centrale de la ville, dont il constitue une division comprenant le service de santé, l'hygiène et la salubrité publiques. (A.-J. Martin.)

et la salubrité urbaines, avant de délibérer sur les solutions proposées.

C'est naturellement à un médecin nommé par l'autorité compétente qu'est dévolue la direction de ce comité, composé de six membres appartenant également à la profession médicale. Quant à la commission de salubrité, présidée par le maire, elle compte huit membres dont quatre nommés par le conseil municipal et quatre élus au scrutin secret par les médecins de la ville. C'est ainsi du moins que les choses se passent au Havre et, si nous ne nous trompons, à Nancy, à Nice, etc.

Nous ne voulons pas entrer dans l'examen des conditions matérielles et budgétaires d'une telle création ; d'ailleurs c'est là un sujet qui n'est guère de notre ressort. Mais nous répondrons d'avance aux objections générales d'ordre pécuniaire en rappelant les conclusions si frappantes d'un remarquable travail de M. Rochard : « 1° Toute dépense faite au nom de l'hygiène est une économie ; 2° Il n'y a rien de si dispendieux que la maladie, si ce n'est la mort ; 3° Pour les sociétés, le gaspillage de la vie humaine est plus ruineux que le reste. »

Veut-on savoir les résultats obtenus grâce à l'organisation des bureaux municipaux d'hygiène ? A Bruxelles, malgré maintes défectuosités au point de vue de la salubrité publique, la mortalité mensuelle causée par la petite vérole est tombée, depuis le fonctionnement du bureau d'hygiène, il y a une quinzaine d'années, de 14,7 à 5,7; par le croup et la diphthérie, de 10,3 à 5; par la scarlatine, de 6,1 à 1,3. Avant la promulgation de la loi établissant un bureau d'hygiène dans chaque paroisse d'Angleterre, il y a douze ou treize ans, la mortalité moyenne du pays était de 22,6 par 1000 habitants. Depuis cette époque elle est allée toujours en diminuant à tel point que, dès 1881, par exemple, elle n'était déjà plus que de 18,9 (1). Qu'on applique à ces chiffres les calculs de M. Rochard sur la valeur économique de la vie humaine, et l'on verra si les frais des bureaux d'hygiène et les dépenses exécutées à leur instigation ne sont pas compensées, et au delà, par les existenses ainsi sauvées (2).

Pouvoirs des maires en matière de salubrité publique. — Depuis la Révolution, l'autorité municipale détient *nominalement* les pouvoirs les plus étendus en matière de salubrité publique, et la loi du 5 août 1884, confirmant en cela celles du 18 pluviôse an VII, et du 18 juillet 1837, investit personnellement le maire de cette apparente omnipotence, sous le rapport de l'hy-

(1) Docteur Ch. West, in *Revue d'hygiène*, 1885, p 542.

(2) « L'écart entre le taux de la mortalité des quinze années postérieures à 1874 et celui de la période décennale précédente représente 12 825 vies épargnées à Bruxelles; d'après les calculs de M. le Dr Rochard sur la valeur économique de la vie humaine, le profit social ainsi obtenu équivaudrait à une économie de 18 millions de francs, répartie entre les quinze dernières années. » (Janssens, cité par M. A.-J. Martin, in *Revue d'hygiène*, n° 5, 20 mai 1890, p. 443).

giène communale. Mais, en fait, il existe de nombreuses restrictions à l'exercice de cette prétendue toute-puissance. D'abord, il n'y a pour ainsi dire pas de règles générales définissant les principales mesures de police sanitaire appropriées aux diverses circonstances; puis, certaines de ces mesures échappent à l'initiative exclusive du maire, et nécessitent obligatoirement l'intervention délibérative du conseil municipal, par exemple les travaux publics d'assainissement; enfin, dans d'autres cas, la loi prévoit l'ingérence directe du préfet, substituant d'office, comme délégué du pouvoir exécutif, ses droits administratifs à ceux de l'édilité.

Ainsi, aux termes de la loi du 5 avril 1884 (1), dans toutes les questions afférentes « au maintien de la salubrité, de la sûreté et de la tranquillité publiques », le préfet peut édicter soit des règlements généraux exécutoires dans toutes les communes du département, soit des dispositions applicables seulement à un groupe de communes, sans réquisition préalable adressée aux maires, soit enfin des arrêtés locaux, après invitation restée sans effet à un maire négligent ou de mauvaise volonté.

De plus, il règne sur tels ou tels points spéciaux des prérogatives municipales et préfectorales même, des interprétations très différentes basées sur une

(1) C'est l'article 99 de cette loi qui précise les attributions des préfets en matière de police sanitaire vis-à-vis des maires. Une circulaire du Ministre de l'intérieur en date du 10 avril 1884 en donne un commentaire très explicite.

jurisprudence variable ; c'est de là que dérive le manque absolu d'homogénéité des solutions intervenues pour un seul et même objet. Ajoutons encore, à la décharge des pouvoir communaux, l'opposition sourde des intérêts privés et des compétitions locales, influences auxquelles il est difficile de se dérober toujours, surtout quand, à propos d'un acte de police sanitaire, on ne peut se targuer de l'avis technique d'une autorité reconnue, comme celle d'un bureau d'hygiène.

Telles sont, outre l'incompétence professionnelle ordinaire des magistrats municipaux et l'insuffisance habituelle des sanctions pénales, les principales circonstances atténuantes à invoquer pour expliquer, en matière d'hygiène publique, la négligence, la mauvaise volonté de quelques édiles, et l'inertie absolue ou relative de la plupart d'entre eux.

On ne saurait alléguer à bon droit qu'il ne s'agit là, après tout, que de questions purement locales et que la salubrité des petites communes, des villes de peu d'importance, n'a aucun rapport avec l'hygiène générale du pays. Comme l'a fait remarquer à si juste titre un remarquable rapport de M. Brouardel au Comité consultatif d'hygiène publique de France (1) : « en hygiène, chacun est solidaire de son voisin. C'est en vain que l'on chercherait à se préserver d'une épidémie, si la maison qui vous touche est un foyer d'infection. Ce qui est vrai pour les particuliers l'est pour les villes et

(1) Séance du 5 novembre 1888.

les villages, surtout depuis que les moyens de locomotion établissent des échanges constants et rapides entre les diverses parties du pays. Dans une même patrie chacun n'est qu'à quelques lieues des points du territoire infectés ou non assainis... »

La conclusion obligée de cette situation est la nécessité urgente et reconnue (1) d'armer le gouvernement de pouvoirs suffisants pour imposer d'office à l'ignorance, à l'inertie ou à l'incurie des municipalités, les mesures d'assainissement reconnues indispensables. Voici sur ce sujet les conclusions votées l'an dernier par le Congrès international d'hygiène de Paris : « La loi doit indiquer, parmi les mesures à prendre en matière de salubrité des habitations, celles qui sont urgentes et celles qui peuvent être différées. Dans le premier cas, alors que l'urgence a été déclarée par une délibération expresse du Conseil et de la Commission compétente, c'est-à-dire en cas d'épidémie, d'inondation, d'incendie ou d'autres dangers publics, et lorsque la salubrité immédiate de l'habitation est intéressée, ces mesures de première nécessité ne doivent souffrir aucune lenteur. L'autorité qui, en pareil cas, encourt toute responsabilité légale doit être mise immédiatement en demeure d'agir et les représentants de l'État, c'est-à-dire les préfets, et en cas de besoin le Ministre, doivent être aussitôt mis à même de surveiller à tous les degrés de leurs hiérarchies

(1) Voir notamment la communication si démonstrative de M. Monod, l'éminent directeur de l'Assistance publique, au Comité consultatif d'hygiène, séance du 12 novembre 1888.

respectives et conformément aux prescriptions légales, l'exécution des mesures prescrites. Dans tous les autres cas, il n'y aurait aucun inconvénient à accorder les délais nécessaires pour procéder à des examens contradictoires et porter les affaires devant la juridiction administrative ou judiciaire suivant les cas, mais non sans que cette juridiction ait pris l'avis du Conseil ou de la Commision dont la délibération est l'objet d'un recours. »

Notre législation ne tardera sans doute pas à être modifiée et complétée dans le sens auquel font allusion ces conclusions du Congrès de Paris. En effet, le Comité consultatif d'hygiène publique, saisi par M. Monod, directeur de l'Assistance et de l'hygiène publiques, d'un projet de loi donnant aux autorités sanitaires les pouvoirs nécessaires à l'accomplissement de leur mission, a arrêté les dispositions essentielles suivantes. En cas d'épidémie, les dispositions de la loi de 1807, appliquées jusqu'ici seulement au choléra, seraient étendues aux autres maladies contagieuses. Un décret du Président de la République prescrirait les mesures jugées nécessaires pour combattre l'épidémie et leur exécution serait ordonnée par le gouvernement. Les dépenses que nécessiteraient les travaux de salubrité seraient supportées par les communes intéressées. S'il s'agissait d'une maladie à l'état endémique, la commune où elle sévit serait invitée à exécuter les mesures d'assainissement prescrites par le Conseil d'hygiène. Si, après un délai de trois mois, le conseil municipal n'avait pris aucune délibération à cet égard, il serait procédé d'office aux travaux nécessaires; les dépenses faites incomberaient aux communes. Le projet de loi ordonne à toutes les communes d'avoir de l'eau potable : le Comité d'hygiène estime que cette prescription peut être partout observée maintenant, puisque, dans les communes qui ne peuvent être approvisionnées d'eau de source, il sera toujours possible d'intaller des filtres et de livrer à la consommation une eau débarrassée de matières impures. En ce qui concerne les habitations particulières, des travaux d'assainissement seront exécutés aux frais du propriétaire partout où cela aurait été reconnu nécessaire. Le projet de loi oblige, comme nous l'avons dit, les médecins à faire connaître les causes de décès, et à signaler les cas de maladies épidémiques dès qu'ils sont portés à leur connaissance. Enfin, la vaccination et la revaccination seraient rendues obligatoires.

Mais en attendant que ce projet de loi soit voté et promulgué, il faut que les villes soucieuses de la santé de leurs habitants et désireuses aussi de prévenir l'humiliante éventualité des sommations du pouvoir central, se donnent, en vue de leur hygiène, l'organisation très simple dont l'étude fait l'objet des pages qui précèdent.

Peut-être y a-t-il un écueil dans l'extension considérable des pouvoirs des préfets en matière de salubrité publique qui résulte de l'article 99 de la loi du 5 avril

1884 ; on peut craindre que, mise en demeure d'agir avec ou sans le concours des municipalités, et entraînée par le sentiment de sa responsabilité, l'administration départementale n'en vienne à annuler les droits et devoirs des maires, ou que, pour ménager ces magistrats, elle ne se laisse aller à l'inaction par faiblesse ou par calcul. Comme le fait très justement remarquer M. le Dr A.-J. Martin (1), les maires ont besoin d'une garantie contre l'abus du droit des préfets, et ceux-ci ont besoin, pour exercer ce pouvoir, d'une fermeté, d'une force morale qui leur manque. Cette garantie des maires, cette force morale des préfets ne peut résider que dans un service général d'hygiène fortement constitué, doué d'initiative, et pouvu d'attributions sérieuses en tout ce qui touche à la santé publique. Actuellement, toutes les questions qui y ont trait ressortissent à plusieurs ministères, et dans le même ministère à divers bureaux, directions ou divisions. Il en résulte un défaut d'homogénéité dans les solutions à intervenir, quelquefois même des difficultés sinon des conflits qui en entravent la réalisation. Il y aurait donc grand intérêt à réunir en une Direction administrative autonome, centralisée près du pouvoir central, des services jusqu'ici épars, et à leur donner toute la cohésion indispensable, ainsi qne les moyens d'action qui leur manquent encore.

(1) Martin : *Mémoire sur la nature et l'étendue des pouvoirs respectifs des maires, des municipalités et des préfets en matière d'hygiène et de salubrité.*

Jusqu'à la création, réclamée depuis longtemps, de ce service général (1) qui existe dans plusieurs pays, comme l'Angleterre, l'Allemagne, etc., les maires, dont nous avons exclusivement à nous occuper ici, trouveront dans l'institution de bureaux d'hygiène la garantie morale et la véritable *caution* technique

(1) Par décret inséré au *Journal officiel* du 6 janvier 1889, « le service de l'hygiène publique est distrait du Ministère du commerce et de l'industrie et transféré au Ministère de l'intérieur ». Ce décret est précédé d'un rapport dont nous extrayons les passages suivants :

« ... Grâce aux progrès de la science, le point de vue de l'hygiène publique s'est modifié depuis quelques années. On ne concevait autrefois la police sanitaire que comme la défense du territoire contre les maladies exotiques, et ce sont sans doute les intérêts commerciaux engagés dans cette défense qui l'avaient fait confier au Ministère du commerce. On sait aujourd'hui que l'on peut défendre la population contre des maladies qui font bien plus de victimes que le choléra : ce sont les maladies transmissibles. L'on sait aussi que même contre les maladies pestilentielles, la meilleure sauvegarde est l'assainissement des villes et des habitations. Or les mesures d'assainissement rentrent par leur nature même dans la police municipale, sur laquelle le Ministre de l'intérieur peut agir plus efficacement que le Ministre du commerce.

» A maintes reprises, la Chambre des députés s'est occupée de cette question. Tout récemment, la commission nommée par la Chambre pour étudier la proposition de loi, signée de cinquante députés, « concernant l'organisation de l'administration de la santé publique », se prononçait à l'unanimité dans le sens de la réunion du service de l'Hygiène publique à ceux de l'Assistance.

» Des Conseils d'hygiène départementaux qui ont délibéré sur la question, la presque unanimité s'est prononcée en faveur du rattachement du service de l'hygiène publique au Ministère de l'intérieur. »

qui leur font défaut (1). Le besoin s'en fait d'autant plus vivement sentir que l'article 68 de la loi précitée a beaucoup étendu le droit réglementaire des conseils municipaux délibérant sur les affaires de la commune, dans beaucoup desquelles la salubrité est intéressée : choix des emplacements pour les édifices communaux, mairies, écoles, halles, etc.; construction, aménagement intérieur de ces édifices; canalisations d'eaux pour les usages domestiques, fontaines, réservoirs; emplacement des cimetières, etc.

On peut prendre le bureau d'hygiène du Havre, ou mieux celui de Bruxelles, comme type de ce genre d'institution, dont nous avons plus haut tracé le programme général en reproduisant simplement celui qui a été adopté dès l'origine à Bruxelles. Les attributions officielles du bureau du Havre sont : la constatation à domicile des naissances et des décès; l'inspection des écoles municipales; les renseignements quotidiens sur les maladies contagieuses; le service municipal de vaccination; les logements insalubres; le fonctionnement d'un laboratoire d'essai. Le bureau d'hygiène de Nancy a ajouté à ces attributions la surveillance des denrées alimentaires vendues sur les marchés ou chez les marchands.

(1) Pour les préfets, c'est, nous l'avons vu, le Conseil départemental d'hygiène et de salubrité, institution *légale*, qui fonctionne régulièrement partout aux chefs-lieux, mais dont, en fait, l'autorité technique n'est pas partout ce qu'elle pourrait et devrait être.

Nous ne nous arrêterons pas sur l'extrême importanee que présentent, au point de vue de la salubrité urbaine, la plupart de ces questions que nous venons d'étudier en détail. Il n'y a pas lieu d'insister non plus sur la haute signification du chiffre des naissances ainsi que du nombre et de la cause des décès, parmi les données au moyen desquelles s'établit le bilan hygiénique d'une ville.

Laboratoires d'essai. — Nous voulons seulement ajouter quelques mots à ce que nous avons dit dans un précédent chapitre (1) au sujet des *laboratoires d'essai*, départementaux ou municipaux, si indispensables pour la constatation de la qualité des eaux potables, si efficaces pour contenir, sinon pour empêcher les falsifications des denrées alimentaires et des boissons. Il serait superflu d'entrer ici dans de grands détails sur l'importance hygiénique de pareilles questions, qui sont partout d'actualité.

Il n'est pas sans intérêt de rappeler à cet égard qu'un décret en date du 27 septembre 1883 a institué près du Ministre de commerce un *Comité consultatif des laboratoires municipaux et départementaux*. Ce Comité compte parmi ses membres MM. Pasteur, Brouardel, Armand Gautier, etc. Ses attributions consistent à émettre des avis : 1° sur les rapports qui lui seront soumis soit par les chefs et directeurs de laboratoires, soit par les

(1) Voir p. 170.

autorités municipales et départementales; 2° sur les méthodes à employer dans les laboratoires pour l'analyse et l'examen de diverses denrées alimentaires; 3° sur les moyennes au-dessus et au-dessous desquelles lesdites denrées seraient déclarées *mouillées* ou *falsifiées*; 4° enfin, et d'une manière générale, sur toutes les questions techniques se rapportant au fonctionnement des laboratoires établis soit par les départements, soit par les communes.

Un rapport du Ministre du commerce précède ce décret. Après avoir rappelé les services rendus par le laboratoire municipal établi à Paris en 1878, et énuméré les villes et départements qui ont installé ou se proposent d'installer des laboratoires du même genre, notamment : Lille, Reims, Bordeaux, Brest, Saint-Étienne, les départements des Bouches-du-Rhône, etc., le ministre s'exprime en ces termes :

« Bien que les mesures concernant l'inspection des denrées alimentaires rentrent, d'après la législation actuelle, dans les attributions municipales, j'ai pensé, d'accord avec le Comité consultatif d'hygiène publique de France, que le gouvernement ne pouvait se désintéresser dans une question aussi importante : qu'il était au contraire de son devoir d'encourager et de soutenir par les moyens dont il dispose les efforts tentés par les municipalités, afin de poursuivre la fraude sur le plus grand nombre de points possible. »

Aussi le ministre espère-t-il que les municipalités

et les départements qui organiseront des laboratoires recourront, pour la direction de ces institutions, aux conseils du Comité que le gouvernement met à leur disposition; ces laboratoires arriveront alors bien vite à opérer d'après une unité de vues et de méthodes sans laquelle il ne saurait y avoir de répression efficace des fraudes sur les denrées alimentaires. Il ne sera plus notamment à craindre qu'un produit déclaré falsifié à Paris, par exemple, soit déclaré marchand dans un autre département à cause de la différence des moyennes. Le commerce loyal y trouvera toute garantie, ainsi que l'hygiène publique (1).

Le fonctionnement de ces laboratoires d'essai constitue une des plus importantes attributions des bureaux municipaux d'hygiène, et nous croyons avoir mis assez en relief les services que rendent ces utiles institutions,

Tous ces organismes d'hygiène publique, qu'ils soient municipaux, cantonaux ou départementaux, seraient tout naturellement reliés et centralisés dans une certaine mesure par une Direction générale de la santé publique. Espérons que la législature actuelle ne prendra pas fin, comme ses devancières, sans avoir voté cette importante création: c'est uniquement par de telles réformes, ou, plus exactement, par l'action bien plus efficace et directe qu'elles permettent sur la

(1) *Revue d'hygiène*, 1883, p. 879.

santé générale, que l'Allemagne, l'Angleterre, etc., sont parvenues à diminuer leur mortalité et ainsi à élever progressivement le taux de la vie moyenne. Tel est, en dernière analyse, le véritable but de l'hygiène publique.

CHAPITRE XX

CONCLUSIONS. RÉSULTATS COMPARÉS DES PROGRÈS DE L'HYGIÈNE PUBLIQUE EN DIVERS PAYS.

L'ouvrage si documenté du docteur Palmberg (1) se termine par un chapitre des plus intéressants consacré à démonter l'importance de l'hygiène publique. Nous ne saurions nous-même mieux conclure qu'en imitant son exemple et en faisant quelques emprunts à ses éloquentes statistiques. Voici sur quelles bases il les a établies d'après des données officielles.

« La fièvre typhoïde, qui dans toutes les grandes villes a le caractère endémique, est de toutes les mamaladies infectieuses celle qui prouve le plus clairement l'influence des mesures hygiéniques. La fréquence plus ou moins grande de cette maladie peut servir à mesurer l'efficacité des travaux entrepris dans l'intérêt de la santé publique. En plaçant en regard de la mortalité générale celle des cas de fièvre typhoïde, on obtiendra donc une comparaison des plus instructives. »

(1) Palmberg : *Traité de l'hygiène publique d'après ses applications dans différents pays d'Europe.*

Le tableau ci-contre, où M. le professeur Brouardel (1) a résumé les diverses statistiques contenues dans le dernier chapitre de ce livre, classe ainsi les divers pays envisagés suivant leur mortalité sur 1000 habitants.

On voit que, au point de vue de la mortalité générale, la Suède, puis l'Angleterre sont les pays les plus favorisés ; la France ne vient qu'en cinquième rang, et la statistique de la Russie, uniquement représentée par celle de Saint-Pétersbourg, est la plus sombre (chiffre de décès presque double de celui de la France).

Pour la mortalité par fièvre typhoïde, les chiffres ne présentent pas tout à fait le même groupement. Si l'on envisage les grandes villes seulement, on voit en tête de la liste, avec des coefficients *actuels* (1887-1888) à peu près égaux, Stockholm, Londres, Berlin et Vienne (1,7 ; 1,6 ; 1,4 et 1,26). Puis viennent Bruxelles et Édimbourg (2 et 2,5) ; enfin, bien loin et au dernier plan, Paris et Saint-Pétersbourg (9).

Le même tableau fait ressortir les diminutions de mortalité réalisées, pour une même ville, au bout d'une période de quelques années, correspondant généralement à d'importantes améliorations sanitaires. C'est toujours Stockholm qui occupe la première place, avec une diminution de plus de 11 p. 10 000 sur sa mortalité typhoïde de 1860 à 1887. Les coefficients de

(1) Brouardel : *Préface* du Traité de Palmberg.

NOMS DES PAYS.		MORTALITÉ pour 1 000 habit.	MORTALITÉ par fièvre typhoïde pour 10 000 hab.
SUÈDE	1860	19.4	2.7
	1887	17.8	2.3
Stockholm	1860	3.3	13.0
	1887	2.2	1.7
ANGLETERRE ET PAYS DE GALLES	1850	22.0	10.0
	1887	19.0	2.0
Londres	1850	24.0	10.0
	1888	20.0	1.6
ÉCOSSE	1860	22.0	»
	1887	19.0	»
Édimbourg	1875	22.0	3.0
	1888	19.0	2.0
BELGIQUE	1865	24.0	8.7
	1887	20.5	4.3
Bruxelles	1865	32.0	10.0
	1888	22.0	2.5
FINLANDE	1815	25.0	»
	1888	21.0	»
Helsingfors	1865	30.0	1881 : 7.0
	1888	21.0	1888 : 2.0
FRANCE	1855	25.0	»
	1887	22.0	»
Paris	1850	28.6	18.5
	1888	23.5	9
ALLEMAGNE	1875	26.4	»
	1887	26.6	»
PRUSSE	1855	27.7	»
	1887	26.7	»
Berlin	1850	25.0	10.4
	1888	23.0	1.4
AUTRICHE	1870	32.5	»
	1888	29.4	»
Vienne	1881	29.0	2.28
	1888	25.0	1.26
SAINT-PÉTERSBOURG	1878	47.0	80.0 (1)
	1888	34.6	9.0

(1) Y compris le typhus exanthématique.

Londres et Berlin, de 1850 à 1888, sont tombés de 10 ou 10,4 à 1,6 ou 1,4. En sept ans, de 1881 à 1888, Vienne n'a pas vu beaucoup s'abaisser sa mortalité par fièvre typhoïde, d'ailleurs faible (1,26 au lieu de 2,28); enfin Paris, tout en s'étant notablement assaini, n'a cependant gagné, de 1850 à 1888, que 9,5 p. 10 000 (1).

D'après des données officielles produites à l'Exposition de 1889 par le Ministère de l'intérieur et relatives aux villes de province, la mortalité par la fièvre typhoïde atteint son maximum dans les villes du Havre 3,75 p. 10000 ; d'Angoulême (même proportion); de Lorient, de Maubeuge, de Montpellier, de Béziers, de Brest, de Marseille, de Troyes, de Cette. (2)

« On voit par ces chiffres, dit très justement M. Palmberg en faisant allusion aux statistiques établies par lui et résumées par M. Brouardel dans le tableau précédent, que la France n'a guère fait de progrès sous le rapport de l'hygiène. L'idée qu'on se fait en France de l'hygiène publique, de son importance et de ses rapports avec le bien public, est bien éloignée de celle

(1) « C'est de 17 ans 1/2 à 22 ans 1/2 qu'on meurt le plus de la fièvre typhoïde à Paris. De 1876 à 1880, sur 100 000 individus de 17 ans 1/2, on a compté annuellement 152 décès typhoïdes, et sur 100 000 de 12 ans 1/2, 153. De 1881 à 1885, les proportions s'élèvent encore; 100 000 individus de 17 ans 1/2 donnent lieu à 225 décès, et 100 000 de 22 ans 1/2 à 210, soit une mortalité supérieure à 2 p. 1000. » (*Rapport de la Commission militaire de l'Exposition universelle de* 1889, fascicule VIII, p. 5.)

(2) *Rapport de la commission militaire de l'Exposition universelle de* 1889, fascicule VIII, p. 7.

que l'on a en Angleterre... En France, la liberté personnelle refuse de se subordonner à la salubrité publique, tandis qu'en Angleterre le bien public est regardé comme le meilleur appui de la liberté individuelle. »

Nous avons tout lieu d'espérer que notre pays cessera bientôt de mériter les justes critiques de M. Palmberg. Il s'opère en effet depuis quelques années en France, au moins dans les villes de quelque importance et sans parler de Paris, un lent mais incontestable et croissant éveil d'intérêt pour les questions d'hygiène générale, auxquelles naguère encore l'attention publique demeurait si indifférente. Sous l'influence de ce visible mouvement de l'opinion, il s'effectue tous les jours, sur quelque point de notre territoire, d'importantes entreprises d'assainissement. Enfin notre législation sanitaire, jusqu'à présent si incohérente et si incomplète, va sans doute sous peu recevoir d'urgentes additions et subir même une réorganisation générale. Par ces réformes capitales, déjà engagées, nous ne tarderons pas à reprendre en hygiène publique et à côté de l'Angleterre la place à laquelle nous oblige notre rang parmi les nations civilisées.

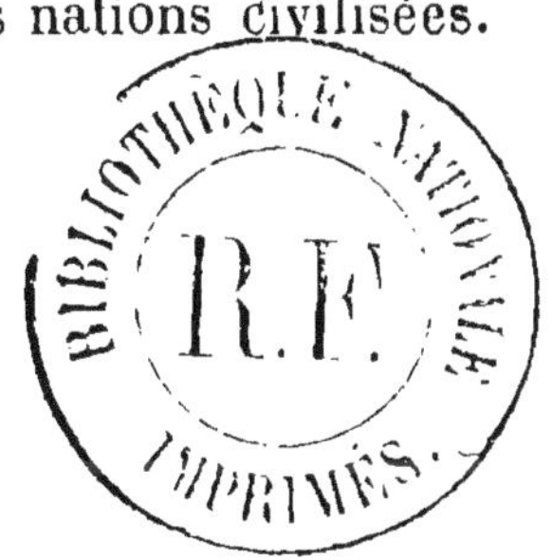

TABLE ANALYTIQUE DES MATIÈRES

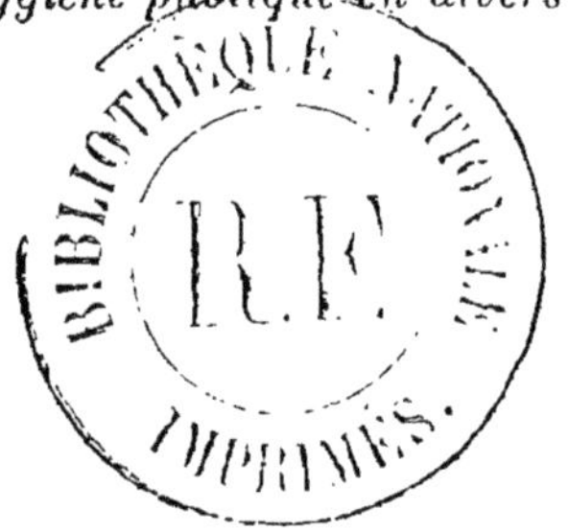
BIBLIOTHÈQUE NATIONALE
R.F.
IMPRIMÉS

TABLE ALPHABÉTIQUE DES MATIÈRES

A

B

C

D

E

F

G

H

I

P

R

S

FIN DE LA TABLE ALPHABÉTIQUE.

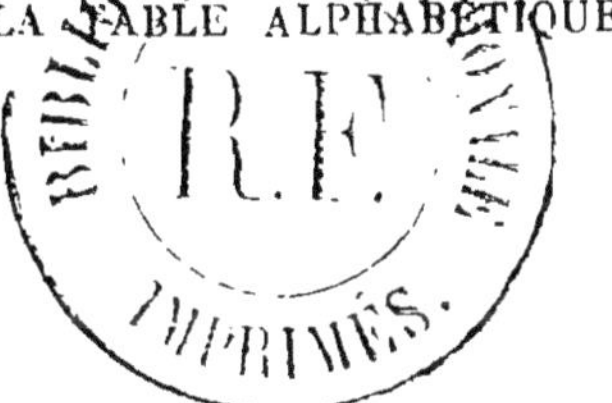

BIBLIOTHÈQUE SCIENTIFIQUE CONTEMPORAINE

A 3 FR. 50 LE VOLUME

Nouvelle collection de volumes in-16, comprenant 300 *à* 400 *pages,* imprimés en caractères elzéviriens et illustrés de figures intercalées dans le texte

80 Volumes sont publiés

AZAM. Hypnotisme, double conscience et altérations de la personnalité, par le docteur AZAM, professeur à la Faculté de médecine de Bordeaux. Préface par le professeur CHARCOT, de l'Institut. 1 vol. in-16... 3 fr. 50

BARTHELEMY (A.-J.-C.). **L'examen de la vision** devant les conseils de revision et de réforme dans la marine et dans l'armée, par le docteur BARTHÉLEMY, directeur du service de la santé à Brest. 1 vol. in-16, avec fig. et pl. col... 3 fr. 50

BAYE (J. DE). **L'Archéologie préhistorique,** par le baron J. DE BAYE. 1 vol. in-16 de 340 pages, avec 51 fig... 3 fr. 50

BEAUNIS. Le somnambulisme provoqué, études physiologiques et psychologiques, par H. BEAUNIS, professeur à la Faculté de Nancy. 1 vol. in-16... 3 fr. 50

— L'évolution du système nerveux. 1 vol. in-16 de 320 p., avec 237 fig... 3 fr. 50

BERGERET. L'alcoolisme, dangers et inconvénients pour l'individu, la famille et la société. 1 vol. in-16 de 380 p... 3 fr. 50

BERNARD (CLAUDE). **La science expérimentale,** par Claude BERNARD, de l'Académie des sciences et de l'Académie française. 3e *édition*, 1 vol. in-16 de 449 p., avec 19 fig... 3 fr. 50

BLEICHER. Les Vosges, le sol et les habitants, par G. BLEICHER, prof. d'hist. nat. à l'École de Nancy. 1 vol. in-16 de 320 p., avec 28 fig... 3 fr. 50

BOUANT. La galvanoplastie, le nickelage, l'argenture, la dorure et l'électro-métallurgie, par E. BOUANT, agrégé des sciences. 1 vol. in-16 de 308 p., avec 34 fig... 3 fr. 50

BOUCHUT. La vie et ses attributs, dans leurs rapports avec la philosophie et la médecine, par E. BOUCHUT, professeur agrégé à la Faculté de médecine de Paris. 1 vol. in-16 de 444 p... 3 fr. 50

BOURRU et BUROT. La suggestion mentale et l'action à distance des substances toxiques et médicamenteuses, par BOURRU ET BUROT, professeurs à l'École de Rochefort. 1 vol. in-16 de 312 p., avec 10 pl... 3 fr. 50

— Variations de la personnalité. 1 vol. in-16 de 316 p., avec 15 pl... 3 fr. 50

BROUARDEL. Le secret médical. Honoraire, mariages, assurances sur la vie, déclaration de naissance, expertise, témoignage, etc., par P. BROUARDEL, professeur et doyen de la Faculté de médecine de Paris. 1 vol. in-16 de 300 p... 3 fr. 50

BRUCKE et SCHUTZENBERGER (de l'Institut). **Les couleurs,** au point de vue physique, physiologique, artistique et industriel. 1 vol. in-16 de 344 p., avec 46 fig... 3 fr. 50

CAZENEUVE. La coloration des vins par les couleurs de la houille. Méthode analytique et marche systématique pour reconnaître la nature de la coloration, par P. CAZENEUVE, professeur à la Faculté de Lyon. 1 vol in-16 de 316 p... 3 fr. 50

CHARPENTIER (A.). **La lumière et les couleurs,** au point de vue physiologique, par AUG. CHARPENTIER, professeur à la Faculté de médecine de Nancy. 1 vol. in-16 de 352 p., avec 22 fig... 3 fr. 50

COLLINEAU. L'hygiène à l'école, pédagogie scientifique. 1 vol. in-16 de 314 p., avec 50 fig .... 3 fr. 50

COTTEAU (G.). Le préhistorique en Europe, congrès, musées, excursions, par G. Cotteau, correspondant de l'Institut. 1 vol. in-16 de 313 p., avec 87 fig .... 3 fr. 50

COUVREUR (Ed.). Le microscope et ses applications à l'étude des animaux et des végétaux, par Ed. Couvreur, chef des travaux à la Faculté des sciences de Lyon. 1 vol. in-16 de 350 p., avec 112 fig. 3 fr. 50

— **Les exercices du corps,** le développement de la force et de l'adresse, étude scientifique. 1 vol. in-16 de 351 p., avec 59 fig .... 3 fr. 50

CULLERRE. Nervosime et névroses. Hygiène des énervés et des névropathes. 1 vol. in-16 de 352 p .... 3 fr. 50

— **Magnétisme et hypnotisme.** Exposé des phénomènes observés pendant le sommeil nerveux provoqué, au point de vue clinique, psychologique, thérapeutique et médico-légal. 1 vol. in-16 de 358 p., 28 fig. 3 fr. 50

— **Les frontières de la folie.** 1 vol. in-16 de 360 p........ 3 fr. 50

DALLET (G.). Les merveilles du ciel; par G. Dallet. 1 vol. in-16 de 372 p., avec 74 fig .... 3 fr. 50

— **La prévision du temps** et les prédictions météorologiques. 1 vol. in-16 de 336 p., avec 39 fig .... 3 fr. 50

DEBIERRE. L'homme avant l'histoire, par Ch. Debierre, professeur à la Faculté de médecine de Lille. 1 vol. in-16 de 304 pages, avec 84 fig .... 3 fr. 50

DONNÉ (A.). Hygiène des gens du monde, par A. Donné, inspecteur général des Ecoles de médecine. 2e *édition*, 1 vol. in-16 de 448 p. 3 fr. 50

DUCLAUX. Le lait. Etudes chimiques et microbiologiques, par Duclaux, professeur à la Faculté des Sciences de Paris, membre de l'Institut. 1 vol. in-16 de 336 p., avec fig .... 3 fr. 50

DU MESNIL. L'hygiène à Paris, l'habitation du pauvre et les logements insalubres. Préface par J. Simon. 1 vol. in-16....... 3 fr. 50

FERRY DE LA BELLONE. La Truffe. Etude sur les truffes et les truffières, par le docteur Ferry de la Bellone. 1 vol. in-16 de 312 p., avec 21 fig .... 3 fr. 50

FOLIN (de). Sous les mers. Campagnes d'explorations du *Travailleur* et du *Talisman*, par le marquis de Folin, membre de la Commission des Dragages. 1 vol. in-16 de 340 p., avec 45 fig........... 3 fr. 50

FOUQUÉ. Les tremblements de terre, par Fouqué, professeur au Collège de France, membre de l'Institut. 1 vol. in-16 de 328 p., avec 44 fig .... 3 fr. 50

FOVEAU DE COURMELLES. Les facultées mentales des animaux. 1 vol. in-16 de 350 p., avec fig .... 3 fr. 50

FOVILLE. Les nouvelles institutions de bienfaisance, les dispensaires pour enfants malades, l'hospice rural, par A. Foville, inspecteur général des établissements de bienfaisance. 1 vol. in-16 de 300 p., avec 10 pl .... 3 fr. 50

FREDERICQ (L.). La lutte pour l'existence chez les animaux marins, par L. Frédéricq, professeur à l'Université de Liège. 1 vol. in-16 de 303 p., avec 37 fig .... 3 fr. 50

GADEAU de KERVILLE. Les animaux et les végétaux lumineux. 1 vol. in-16 de 327 p., avec 49 fig .... 3 fr. 50

GALEZOWSKI et KOPFF. Hygiène de la vue, par les docteurs Galezowski et Kopff. 1 vol. in-16 de 328 p., avec 44 fig........ 3 fr. 50

GARNIER (L.). Ferments et fermentations, étude biologique des ferments, rôle des fermentations dans la nature et dans l'industrie, par Léon Garnier, professeur à la Faculté de médecine de Nancy. 1 vol. in-16 de 318 p., avec 65 fig .... 3 fr. 50

GARNIER (P.) **La folie à Paris**, par P. Garnier, médecin en chef de l'Infirmerie du dépôt de la Préfecture de Police. 1 vol. in-16 de 350 p. .... 3 fr. 50

GAUDRY. Les ancêtres de nos animaux, dans les temps géologiques, par Albert Gaudry, professeur au Muséum, membre de l'Institut. 1 vol. in-16 de 300 p., avec 49 fig. .... 3 fr. 50

GAUTIER (Arm.). **Le cuivre et le plomb** dans l'alimentation et l'industrie, au point de vue de l'hygiène, par A. Gautier, professeur à la Faculté de médecine de Paris, membre de l'Institut. 1 vol. in-16 de 310 p. .... 3 fr. 50

GIRARD. Les abeilles, organes et fonctions, éducation et produits, miel et cire, par Maurice Girard, président de la société entomologique de France. 3e *édition*, 1 vol. in-16 de 320 p., avec 85 fig. ..... 3 fr. 50

GRAFFIGNY (H. de). **La navigation aérienne** et les ballons dirigeables. 1 vol. in-16 de 343 p., avec 44 fig. .... 3 fr. 50

GRÉHANT. Les poisons de l'air, l'acide carbonique et l'oxyde de carbone, asphyxies et empoisonnements, par N. Gréhant, aide-naturaliste au Muséum. 1 vol. in-16 de 320 p., avec fig. .... 3 fr. 50

GUERIN (A.). **Les pansements modernes**, le pansement ouaté et ses applications à la thérapeutique chirurgicale, par A. Guérin, membre de l'Académie de médecine. 1 vol. in-16 de 392 p., avec fig. . 3 fr. 50

GUN (le colonel). **L'Electricité appliquée à l'art militaire**, par le colonel Gun. 1 vol. in-6 de 380 p., avec 140 fig. .... 3 fr. 50

— **L'artillerie actuelle**, canons, poudres, fusils et projectiles, par le colonel Gun. 1 vol. in-16 de 316 p., avec 96 fig. .... 3 fr. 50

HAMONVILLE (D'). **La vie des oiseaux**, scènes d'après nature. 1 vol. in-16 de 400 p., avec 17 pl. .... 3 fr. 50

HERPIN. La vigne et le raisin, histoire botanique et chimique, effets physiologiques et thérapeutiques. 1 vol. in-16 de 362 p. . 3 fr. 50

HERZEN. Le cerveau et l'activité cérébrale, au point de vue psychophysiologique, par A. Herzen, professeur à l'Académie de Lausanne. 1 vol. in-16 de 312 p. .... 3 fr. 50

HOUSSAY. Les industries des animaux, par F. Houssay, maître de conférences à l'Ecole normale supérieure. 1 vol. in-16 de 312 p., avec 38 fig. .... 3 fr. 50

HUXLEY. Les sciences naturelles et les problèmes qu'elles font surgir, par Th. Huxley, membre de la Société royale de Londres. 1 vol. in-16 de 501 p. .... 3 fr. 50

IMBERT. Les anomalies de la vision, par Imbert, professeur à l'Ecole de pharmacie de Montpellier. 1 vol. in-16 de 365 p., 48 fig. 3 fr. 50

JOURDAN (E.). **Les sens chez les animaux inférieurs**, par E. Jourdan, professeur à la Faculté des sciences de Marseille. 1 vol. in-16 de 314 p., avec 48 fig. .... 3 fr. 50

KNAB (M.). **Les Minéraux utiles et l'exploitation des mines**, par M. Knab, répétiteur à l'École centrale des arts et manufactures. 1 vol. in-16 de 392 p., avec fig. .... 3 fr. 50

LARBALÉTRIER (A.). **L'Alcool** au point de vue chimique, agricole, industriel, hygiénique et fiscal, par A. Larbalétrier, professeur à l'École d'Agriculture du Pas-de-Calais. 1 vol. in-16 de 312 p., avec 62 fig. .... 3 fr. 50

LEFÈVRE (J.). **La Photographie** et ses applications aux sciences, aux arts et à l'industrie, par Julien Lefèvre, professeur à l'École des sciences de Nantes. 1 vol. in-16 de 381 p., avec 95 fig. ...... 3 fr. 50

LÉLUT. Le génie, la raison et la folie, le démon de Socrate, application de la science psychologique à l'histoire, par L.-F. Lélut, membre de l'Institut. 1 vol. in-16 de 348 p. .... 3 fr. 50

LOCARD (A.). **Les huîtres et les mollusques comestibles,** moules, praires, clovisses, escargots, etc. Histoire naturelle, culture industrielle, hygiène alimentaire. 1 vol. in-16 de 350 pages, avec 97 fig. . . . . 3 fr. 60

LORET. L'Égypte au temps des Pharaons, la vie, la science et l'art, par LORET, maître de conférences à la Faculté des Lettres de Lyon. 1 vol. in-16 de 316 p., avec 18 pl. . . . . 3 fr. 50

LUYS (J.). **Hypnotisme expérimental.** Les émotions dans l'état d'hypnotisme et l'action à distance des substances médicamenteuses ou toxiques, par J. LUYS, membre de l'Académie de médecine. 1 vol. in-16 de 320 p., avec 28 pl. . . . . 3 fr. 50

MONIEZ (L.). **Les Parasites de l'Homme** (animaux et végétaux), par L.-R. MONIEZ, professeur à la Faculté de médecine de Lille. 1 vol. in-16 de 307 p., avec 72 fig. . . . . 3 fr. 50

MONTILLOT. La Télégraphie actuelle en France et à l'étranger, lignes, réseaux, appareils, téléphones, par MONTILLOT, professeur de télégraphie militaire à l'École de Saumur. 1 vol. in-16 de 334 p., avec 131 fig. . . . . 3 fr. 50

— **La lumière électrique,** générateurs, foyers, distribution, applications. 1 vol. in-16 de 408 p., avec 190 fig. . . . . 3 fr. 50

MOREAU (P. de Tours). **La Folie chez les enfants.** 1 vol. in-16 de 444 p. . . . . 3 fr. 50

— **Fous et Bouffons,** étude physiologique, psychologique et historique. 1 vol. in-16 de 300 p. . . . . 3 fr. 50

PERRIER (ED.). **Le Tranformisme,** par Edmond PERRIER, professeur au Muséum d'histoire naturelle. 1 vol. in-16 de 344 pages, avec 88 fig. . . . . 3 fr. 50

PLANTÉ (G.). **Phénomènes électriques de l'atmosphère,** par G. PLANTÉ, lauréat de l'Institut. 1 vol. in-16 de 323 pages, avec 50 fig. . . . . 3 fr. 50

QUATREFAGES. Les Pygmées. Les pygmées des anciens d'après la science moderne, les Negritos ou pygmées asiatiques, les Negrilles ou pygmées africains, les Hottentots et Boschimans, par A. DE QUATREFAGES, professeur au Muséum, membre de l'Institut. 1 vol. in-16 de 350 p., avec 31 fig. . . . . 3 fr. 50

RAVENEZ. La vie du soldat au point de vue de l'hygiène, par le Dr RAVENEZ, médecin-major à l'École de cavalerie de Saumur. 1 vol. in-16 de 375 p., avec 55 fig. . . . . 3 fr. 50

RENAULT (B.). **Les Plantes fossiles,** par B. RENAULT, aide-naturaliste au Muséum d'histoire naturelle. 1 vol. in-16 de 400 p., avec 53 fig. . . . . 3 fr. 50

RÉVEILLÉ-PARISE et CARRIÈRE. Hygiène de l'esprit. Physiologie et hygiène des hommes livrés aux travaux intellectuels, gens de lettres, artistes, savants, hommes d'État, jurisconsultes, administrateurs, par J.-H RÉVEILLÉ-PARISE, membre de l'Académie de médecine, et Ed. CARRIÈRE, lauréat de l'Institut. 1 vol. in-16 de 435 p. . . . 3 fr. 50

— **La goutte et les rhumatismes.** 1 vol. in-16 de 306 p. . . 3 fr. 50

RIANT. Les Irresponsables devant la justice, par le Dr A. RIANT. 1 vol. in-16 de 306 p. . . . . 3 fr. 50

— **Hygiène des orateurs,** hommes politiques, magistrats, avocats, prédicateurs, professeurs, artistes et de tous ceux qui sont appelés à parler en public. 1 vol. in-16 de 500 p. . . . . 3 fr. 50

— **Le Surmenage intellectuel** et les exercices physiques. 1 vol. in-16 de 312 p. . . . . 3 fr. 50

SAPORTA (A. de). **Les théories et les notations de la chimie moderne**, par le comte Ant. de Saporta. Introduction par C. Friedel, membre de l'Institut. 1 vol. in-16 de 336 p. .... 3 fr. 50

SAPORTA (G. de). **Origine paléontologique des arbres cultivés ou utilisés par l'homme**, par G. de Saporta, correspondant de l'Institut de France. 1 vol. in-16 de 360 p., avec 44 fig....... 3 fr. 50

SCHMITT. Microbes et maladies, par J. Schmitt, professeur agrégé à la Faculté de médecine de Nancy. 1 vol. in-16 de 300 pages, avec 24 fig. .... 3 fr. 50

SIMON. Le monde des rêves. Le rêve, l'hallucination, le somnambulisme et l'hypnotisme, l'illusion, les paradis artificiels, etc., par P. Max. Simon, médecin en chef de l'asile d'aliénés de Lyon. 2e *édition*, 1 vol. in-16 de 325 p. .... 3 fr. 50

TROUESSART. La géographie zoologique. 1 vol. in-16 de 350 p., avec 100 fig. .... 3 fr. 50

VUILLEMIN (P.). **La Biologie végétale**, par P. Vuillemin, professeur d'histoire naturelle à la Faculté de médecine de Nancy. 1 vol. in-16 de 380 p., avec 82 fig. .... 3 fr. 50

NOUVEAU DICTIONNAIRE DE CHIMIE

Illustré de figures intercalées dans le texte

COMPRENANT

LES APPLICATIONS AUX SCIENCES, AUX ARTS, A L'AGRICULTURE ET A L'INDUSTRIE

A L'USAGE DES CHIMISTES, DES INDUSTRIELS,
DES FABRICANTS DE PRODUITS CHIMIQUES, DES AGRICULTEURS, DES MÉDECINS,
DES PHARMACIENS, DES LABORATOIRES MUNICIPAUX,
DE L'ÉCOLE CENTRALE, DE L'ÉCOLE DES MINES, DES ÉCOLES DE CHIMIE, ETC.

Par Émile BOUANT

Agrégé des sciences physiques, professeur au lycée de Charlemagne

Avec une Introduction par M. TROOST (de l'Institut)

1 volume in-8 de 1160 pages, avec 659 figures .... 24 fr.

DICTIONNAIRE D'ÉLECTRICITÉ

ET DE MAGNÉTISME

Illustré de figures intercalées dans le texte

COMPRENANT

LES APPLICATIONS SCIENTIFIQUES ET INDUSTRIELLES

Par Julien LEFÈVRE

Avec la collaboration de professeurs, d'ingénieurs et d'industriels

L'ouvrage paraîtra en fascicules à partir du 15 mai 1890 et formera un volume gr. in-8 de 1000 pages, avec 1000 figures

BIBLIOTHÈQUE DES CONNAISSANCES UTILES

A 4 FR. LE VOLUME CARTONNÉ

Nouvelle collection de volumes in-16
comprenant 400 pages, illustrés de figures et cartonnés

30 Volumes sont en vente

La Bibliothèque des Connaissances utiles a pour but de vulgariser les notions usuelles que fournit la science et les applications sans cesse plus nombreuses qui en découlent pour les Arts, l'Industrie et l'Économie domestique. Son cadre comprend donc l'universalité des sciences en tant qu'elles présentent une utilité pratique, au point de vue, soit du bien-être, soit de la santé. C'est ainsi qu'elle abordera les sujets les plus variés : *industrie manufacturière, art de l'ingénieur, chimie, électricité, agriculture, horticulture, élevage, économie domestique, hygiène et médecine usuelles*, etc.

Ceux qui voudront bien recourir à cette *Bibliothèque*, et la consulter au jour le jour, suivant les besoins du moment, trouveront intérêt et profit à le faire, car ils y recueilleront nombre de renseignements pratiques, d'une utilité générale et d'une application journalière.

BEL (J.). **Les maladies de la vigne** et les meilleurs cépages français et américains. 1 vol. in-16 de 306 p., avec 111 fig., cart. .... 4 fr.

BELLAIR (G.). **Les arbres fruitiers.** 1 vol. in-16 de 360 p., avec 100 fig., cart. .... 4 fr.

BOIS (D.). **Le petit jardin,** par D. Bois, aide-naturaliste de la chaire de culture au Muséum. 1 vol. in-16 de 352 p., avec 149 fig., cart. .... 4 fr.

— **Les plantes d'appartement.** 1 vol. in-16 de 360 p., avec 150 fig., cart. .... 4 fr.

BREVANS (J. de). **La fabrication des liqueurs et des conserves,** par J. de Brevans, chimiste principal au Laboratoire municipal de Paris. Introduction par Ch. Girard, directeur du Laboratoire municipal. 1 vol. in-16 de 392 p., avec 60 fig., cart. .... 4 fr.

BUCHARD. Les constructions agricoles et l'Architecture rurale. 1 vol. in-16 de 392 p., avec 143 fig., cart. .... 4 fr.

DALTON (J.-C.). **Physiologie et hygiène des écoles, des collèges et des familles.** 1 vol. in-16 de 354 p., avec 68 figures, cartonné .... 4 fr.

DONNÉ (A.). **Conseils aux mères** sur la manière d'élever les enfants nouveau-nés. 7e *édition*, 1 vol. in-16 de 378 p., cart. .... 4 fr.

ESPANET. La pratique de l'homéopathie simplifiée. 3e *édition*. 1 vol. in-16 de 440 p., cart. .... 4 fr.

FERRAND et DELPECH. Premiers secours en cas d'accidents et d'indispositions subites, par E. Ferrand et A. Delpech, membre de l'Académie de médecine. 3e *édition*, 1 vol. in-16 de 342 p. avec 86 fig., cart. .... 4 fr.

FERVILLE. L'Industrie laitière, le lait, le beurre et les fromages. 1 vol. in-16 de 384 p., avec 87 fig., cart. .... 4 fr.

GOBIN (A.). **La pisciculture en eaux douces,** par A. Gobin, professeur départemental d'agriculture du Jura. 1 vol. in-16 de 360 p., avec 93 fig., cart. .... 4 fr.

— **La pisciculture en eaux salées.** 1 vol. in-16 de 360 p., avec 50 fig., cart. .... 4 fr.

GRAFFIGNY (de). **Les industries d'amateurs,** le papier, le bois, le verre, la porcelaine et le fer. 1 vol. in-16, avec 180 fig., cart.

GUYOT. Les animaux de la ferme. 1 vol. in-16 de 344 p., avec 146 fig., cart. .... 4 fr.

HÉRAUD. Les secrets de l'alimentation. 1 vol. in-16 de 400 p., avec 150 fig., cart. .... 4 fr.

— **Les secrets de l'économie domestique** à la ville et à la campagne, recettes, formules et procédés d'une utilité générale et d'une application journalière. 1 vol. in-16 de 381 p., avec 241 fig., cart. 4 fr.

— **Les secrets de la science et de l'industrie**, recettes, formules et procédés d'une utilité générale et d'une application journalière. 1 vol. in-16 de 366 p., avec 165 fig., cart. .... 4 fr.

LEBLOND et BOUVIER. La gymnastique et les exercices physiques. 1 vol. in-16 de 492 p., avec 80 fig., cart. .... 4 fr.

LEFÈVRE. L'électricité à la maison. 1 vol. in-16 de 396 p., avec 209 fig., cart. .... 4 fr.

MONTILLOT (Ph.). L'amateur d'insectes, caractères et mœurs des insectes, chasse, préparation et conservation des collections. Introduction par le professeur LABOULBÈNE, ancien président de la société Entomologique. 1 vol. in-16 de 350 p., avec 150 fig., cart. .... 4 fr.

— **Les insectes nuisibles.** 1 vol. in-16 de 350 p., avec 150 figures, cartonné .... 4 fr.

PIESSE (S.). Histoire des parfums et hygiène de la toilette, poudres, vinaigres, dentifrices, fards, teintures, cosmétiques, etc. 1 vol. in-16 de 372 p., avec 70 fig., cart. .... 4 fr.

— **Chimie des parfums et fabrication des savons**, odeurs, essences, sachets, eaux aromatiques, pommades, etc. 1 vol. in-16 de 360 p., avec 80 fig., cart .... 4 fr.

RELIER. Guide pratique de l'élevage du cheval, par L. RELIER, vétérinaire principal au haras de Pompadour. 1 vol. in-16 de 388 p., avec 128 fig., cart. .... 4 fr.

RICHE. L'art de l'essayeur, par A. RICHE, directeur des essais à la Monnaie de Paris. 1 vol. in-16 de 384 p., avec 94 fig., cart. .... 4 fr.

— **Monnaies, médailles et bijoux.** Essai et contrôle des ouvrages d'or et d'argent. 1 vol. in-16 de 396 p., avec 66 fig., cart. .... 4 fr.

TASSART. Les Matières colorantes et la Chimie de la Teinture, par M. TASSART, ingénieur, répétiteur à l'École centrale des arts et manufactures. 1 vol. in-16 de 320 p., avec 30 fig., cart. .... 4 fr.

— **L'industrie de la teinture.** 1 vol. in-16 de 320 p., avec 50 fig., cart. .... 4 fr.

St-VINCENT. Nouvelle médecine des familles, à la ville et à la campagne, à l'usage des familles, des maisons d'éducation, des écoles communales, des curés, des sœurs hospitalières, des dames de charité et de toutes les personnes bienfaisantes qui se dévouent au soulagement des malades, par le Dr A.-C. DE SAINT-VINCENT. 9e *édition*, revue et corrigée. 1 vol. in-16 de 448 p., avec 142 fig., cart. .... 4 fr.

VIGNON (L.). La soie, au point de vue scientifique et industriel, par L. VIGNON, sous-directeur de l'École de chimie industrielle de Lyon. 1 vol. in-16 de 370 p., avec 81 fig., cart. .... 4 fr.

G. DALLET

LE MONDE VU PAR LES SAVANTS
DU XIXe SIÈCLE

Illustré de 800 figures

Un splendide volume grand in-8, de 1100 pages à 2 colonnes

Broché .... 18 fr. | Cartonné .... 22 fr.

PETITE BIBLIOTHÈQUE MÉDICALE

A 2 FR. LE VOLUME

Nouvelle collection de volumes in-16

comprenant 200 pages et illustrés de figures

BALL. La folie érotique, par B. BALL, professeur à la Faculté de médecine de Paris, membre de l'Académie de médecine. 160 p. 2 fr.

BASTIDE. Les vins sophistiqués, procédés simples pour reconnaître les sophistications les plus usuelles. 160 p. 2 fr.

BOERY. Les plantes oléagineuses et leurs produits (huiles et tourteaux) et les plantes alimentaires des pays chauds (cacao, café, canne à sucre, etc.). 160 p., 22 fig. 2 fr.

BOURGEOIS. Les passions dans leurs rapports avec la santé et les maladies. L'amour et le libertinage. 4ᵉ *édition*, 214 p. 2 fr.

BRAMSEN. Les dents de nos enfants. Conseils aux mères de familles 144 p., 50 fig. 2 fr.

CAUVET. Procédés pratiques pour l'essai des farines. Caractères, altérations, falsifications, par D. CAUVET, professeur à la faculté de médecine de Lyon. 100 p., 74 fig. 2 fr.

CORFIELD. Les maisons d'habitation, leur construction et leur aménagement selon les règles de l'hygiène par W.-H. CORFIELD, professeur au Collège de l'Université de Londres. 160 p., 54 fig. 2 fr.

CORLIEU. La prostitution à Paris. 128 p. 2 fr.

DÉCHAUX. La femme stérile. 2ᵉ *édition.* 214 p. 2 fr.

GAUTIER (J.). **La fécondation artificielle** et son emploi contre la stérilité chez la femme. 142 p. 2 fr.

GOURRIER. Les lois de la génération, sexualité et conception. 200 p. 2 fr.

GIRARD et de BREVANS. La Margarine et le beurre artificiel, par Ch. GIRARD, directeur du Laboratoire municipal de la préfecture de police et J. de BREVANS. 172 p. 2 fr.

GROS. Mémoires d'un estomac. 4ᵉ *édition*, 186 p. 2 fr.

JOLLY. Le tabac et l'absinthe, leur influence sur la santé, par P. JOLLY, membre de l'Académie de médecine. 2ᵉ *édition*, 228 p. 2 fr.

— **Hygiène morale.** L'homme, la vie, l'instinct, la curiosité, l'imitation, l'habitude, la mémoire, l'imagination, la volonté. 276 p. 2 fr.

MAGNE (A.) **Hygiène de la vue.** 4ᵉ *édition*, 320 p. 2 fr.

MAYER (A.). **L'âge de retour.** Conseils aux femmes. 256 p. 2 fr.

MONAVON. La coloration artificielle des vins. 160 p. 2 fr.

MONTEUUIS. Les enfants aux bains de mer, avec fig. 150 p. 2 fr.

MURELL. La pratique du massage, action physiologique, emploi thérapeutique. Introduction par le Dʳ DUJARDIN-BEAUMETZ, membre de l'Académie de médecine. 168 p., avec fig. 2 fr.

PÉRIER. La première enfance, guide hygiénique des mères et des nourrices. 3ᵉ *édition*, 200 p., avec fig. 2 fr.

— **La seconde enfance**, guide hygiénique des mères et des personnes appelées à diriger l'éducation de la jeunesse. 236 p. 2 fr.

RECLU. Manuel de l'herboriste. Culture, récolte, conservation, propriétés médicinales des plantes du commerce. 160 p., 52 fig. 2 fr.

SAPORTA (A. de) **La chimie des vins.** Les vins naturels, les vins manipulés et falsifiés. 160 p., avec fig. 2 fr.

ZABOROWSKI. Les boissons hygiéniques. 160 p., 24 fig. 2 fr.

ALIX. L'esprit de nos bêtes. 1890, 1 vol. in-8 de 600 pages, avec 200 fig.

— **Le Cheval.** 1886, 1 vol. gr. in-8 de 700 p. et 1 atlas de 16 pl. col., cart.. 60 fr.

ANDOUARD. Nouveaux éléments de pharmacie par ANDOUARD, professeur à l'école de médecine de Nantes. 3e *édition*, 1886, 1 vol. in-8 de 995 p., avec 161 figures.......................... 16 fr.

ANGER. Nouveaux éléments d'anatomie chirurgicale par BENJAMIN ANGER, chirurgien des hôpitaux, professeur agrégé à la Faculté de Médecine. 1869, 1 vol. gr. in-8 de XVI-1056 pages avec 1079 figures et 1 atlas in-4 de 12 planches gravées et coloriées................ 40 fr.

— Séparément : Texte, 1 vol. in-8.............................. 20 fr.

— Atlas, 1 vol. in-4.. 25 fr.

ANGLADA. Etudes sur les maladies nouvelles et les maladies éteintes, pour servir à l'histoire des évolutions séculaires de la pathologie. 1869, 1 vol. in-8 de 700 pages........................ 8 fr.

Annales d'hygiène publique et de médecine légale, par BERTIN-SANS, BROUARDEL, CHARRIN, L. COLIN, DU MESNIL, GARNIER (de Nancy). P. GARNIER, CH. GIRARD, HUDELO, JAUMES, LACASSAGNE, G. LAGNEAU, LHOTE, LUTAUD, MORACHE, MOTET, POINCARÉ, POUCHET, REUSS, RIANT, VIBERT. **Directeur de la rédaction** : le professeur P. BROUARDEL, président du Comité consultatif d'hygiène, doyen de la Faculté de Médecine de Paris.

Paraît tous les mois par fascicules de 96 p. in-8, avec pl.

Prix de l'abonnement annuel : Paris... 22 fr. — Départements.... 24 fr.

Union postale.. 25 fr.

PREMIÈRE SÉRIE, collection complète (1829 à 1853), 50 volumes in-8, avec figures... 500 fr.

Tables alphabétiques par ordre des matières et des noms d'auteurs des tomes I à L (1829 à 1853). 1855, in-8, 136 pages à 2 col...... 3 fr. 50

SECONDE SÉRIE, collection complète (1854 à 1878), 50 vol. in-8, avec figures... 470 fr.

Tables alphabétiques, par ordre des matières et des noms d'auteurs des Tomes I à L. (1854 à 1878) 1880, in-8, 130 p. à 2 col........ 3 fr. 50

TROISIÈME SÉRIE. Années 1879 à 1889. 22 vol. in-8, avec fig. et pl. 242 fr.

ARNOULD. Nouveaux éléments d'hygiène par JULES ARNOULD, professeur d'hygiène à la Faculté de médecine de Lille. *Deuxième édition*, 1889, 1 vol. gr. in-8, de 1404 pages avec 272 figures, cartonné... 20 fr.

BALFOUR. Traité d'embryologie et d'organogénie comparées. Edition française par A.-H. Robin et Mocquard, aide-naturaliste au Muséum. 1885. 2 vol. in-8 de 1350 p., avec 740 fig.................... 30 fr.

BARTHÉLEMY (T.). **Syphilis et santé publique.** Etude d'hygiène publique, par T. Barthélemy, médecin de Saint-Lazare, ancien chef de clinique de la Faculté de médecine. 1890, 1 vol. in-16 de 350 p. 3 fr. 50

BEALE. De l'Urine des dépôts urinaires et des calculs, de leur composition chimique, de leurs caractères physiologiques et pathologiques et des indications thérapeutiques qu'ils fournissent dans les traitements des maladies. Traduit par A. OLLIVIER et BERGERON 1865, 1 vol. in-18, avec 136 fig.. 7 fr.

BEAUNIS. Nouveaux éléments de physiologie humaine, comprenant les principes de la physiologie comparée et de la physiologie générale, par H. BEAUNIS, professeur à la Faculté de médecine de Nancy, *Troisième édition*, 1888, 2 vol. gr. in-8 de 1484 p., avec 513 figures, cartonné.. 25 fr.

BEAUNIS et BOUCHARD. Nouveaux éléments d'anatomie descriptive et d'embryologie par H. Beaunis et Bouchard, professeur à la Faculté de médecine de Bordeaux. *Quatrième édition*, 1885, 1 vol. gr. in-8 de 1072 pages, avec 456 figures, cartonné....... 20 fr.

BEAUNIS et BOUCHARD. Précis d'anatomie et de dissection. 1877, 1 vol. in-18 de 450 p.......... 4 fr. 50

BERGERET (L.-F.). **Des fraudes dans l'accomplissement des fonctions génératrices,** causes, dangers et inconvénients pour les individus, la famille et la société, remèdes. 13e *édition*, 1888, 1 vol. in-18.......... 2 fr. 50

— **Les passions**, dangers et inconvénients pour les individus, la famille et la société, hygiène morale et sociale. 1878, 1 vol. in-18. 2 fr. 50

BERGERON (Alb.). **Précis de petite chirurgie et de chirurgie d'urgence.** 1882, 1 vol. in-18 jésus de 436 p., avec 374 fig..... 5 fr.

BERNARD (Claude). **Physiologie.** Physiologie expérimentale, substances toxiques, système nerveux, liquides de l'organisme, pathologie expérimentale, médecine expérimentale, anesthésiques et asphyxie, chaleur animale, diabète, physiologie opératoire, phénomènes de la vie, table alphabétique, par Claude Bernard, professeur au Muséum et au Collège de France, membre de l'Académie des sciences. 16 vol. in-18, avec fig.......... 114 fr.

— **Leçons de physiologie expérimentale appliquée à la médecine.** 1855-1856. 2 vol. in-8, avec fig.......... 14 fr.

— **Leçons sur les effets de substances toxiques et médicamenteuses.** 1857, 1 vol. in-8, avec 22 fig.......... 7 fr.

— **Leçons sur la physiologie et la pathologie du système nerveux.** 1858. 2 vol. in-8, avec fig.......... 14 fr.

— **Leçons sur les propriétés physiologiques et les altérations pathologiques des liquides de l'organisme.** 1859, 2 vol. in-8, avec fig.......... 14 fr.

— **Introduction à l'étude de la médecine expérimentale.** 1865, 1 vol. in-8.......... 7 fr.

— **Leçons de pathologie expérimentale.** 1880, 1 vol. in-8. 7 fr.

— **Leçons sur les anesthésiques et sur l'asphyxie.** 1875, 1 vol. in-8, avec fig.......... 7 fr.

— **Leçons sur le diabète** et la glycogénèse animale. 1877, 1 vol. in-8. 7 fr.

— **Leçons de physiologie opératoire.** 1879, 1 vol. in-8, avec 116 figures.......... 8 fr.

— **Leçons sur les phénomènes de la vie** communs aux animaux et aux végétaux. 1878, 2 vol. in-8, avec pl. col. et fig.......... 15 fr.

— **L'œuvre de Claude Bernard.** Introduction par Mathias Duval, notices par E. Renan, Paul Bert et Armand Moreau, table alphabétique et analytique des œuvres complètes de Claude Bernard, bibliographie. 1881, 1 vol. in-8, avec portrait.......... 7 fr.

BERNARD (Claude) **et HUETTE. Précis iconographique de médecine opératoire et d'anatomie chirurgicale.** 1873, 1 vol. in-18 jésus, avec 113 pl., fig. noires, cart.......... 24 fr.

— Le même, fig. color.......... 48 fr.

BERNARD (H.). **Premiers secours aux blessés** sur le champ de bataille et dans les ambulances. 1870, 1 vol. in-18, avec 76 fig... 2 fr.

BERT (Paul). **Leçons sur la physiologie comparée de la respiration.** 1870, 1 vol. in-8, de 500 p., avec 150 fig.......... 10 fr.

BERTOGLIO. Les cimetières au point de vue de l'hygiène et de l'administration. 1889, 1 vol. in-16 de 280 p.......... 3 fr. 50

BLANCHARD (E.). **Les poissons des eaux douces de la France.** Anatomie, physiologie, description des espèces, mœurs, instincts, industrie, commerce, ressources alimentaires, pisciculture, législation concernant la pêche, par Emile Blanchard, membre de l'Institut, professeur au Museum d'histoire naturelle. 1879, 1 volume grand in-8, avec 151 fig. dessinées d'après nature et 32 pl. sur papier teinté. 16 fr.
Relié en demi-maroquin, doré sur tranches.................. 20 fr.

BLANCHARD (R.). **Traité de zoologie médicale,** par R. Blanchard, professeur agrégé à la Faculté de médecine de Paris. 1889, 2 vol. in-8 de 800 p., avec 650 fig................................ 20 fr.

BOCQUILLON-LIMOUSIN. Formulaire des médicaments nouveaux et des médications nouvelles, par H. Bocquillon-Limousin, pharmacien de 1re classe, ex-interne des hôpitaux, lauréat de l'Ecole supérieure de pharmacie. 1890, 1 vol. in-16 de 300 p., cartonné.

BOIVIN (Mme) **et DUGÈS. Anatomie pathologique de l'utérus et de ses annexes.** 1866. Atlas in-folio de 41 pl. gravées et coloriées, *représentant les principales altérations morbides des organes génitaux de la femme,* avec explication, cartonné............ 45 fr.

BONAMI. Nouveau dictionnaire de la santé, illustré de 702 fig. intercalées dans le texte, comprenant la médecine usuelle, l'hygiène journalière, la pharmacie domestique et les applications des nouvelles conquêtes de la science à l'art de guérir, par le Dr Paul Bonami, médecin en chef de l'hospice de la Bienfaisance, lauréat de l'Académie de médecine. 1889. 1 vol. gr. in-8 jésus de 950 p., à deux colonnes, illustré de 702 fig.. 16 fr.

BONNET. Traité de thérapeutique des Maladies articulaires. 1853. 1 vol. in-8 de XVII-684 p., avec 97 fig.................... 9 f.

— **Nouvelles méthodes de traitement des Maladies articulaires.** 2e *édition,* 1860, 1 vol. in-8 de 356 p., avec 17 fig.... 4 fr. 50

BONNET (V.). **Précis d'analyse microscopique des denrées alimentaires.** Caractères, procédés d'examen, altérations et falsifications, par V. Bonnet, préparateur à l'Ecole de pharmacie, expert du Laboratoire municipal, préface par L. Guignard, professeur à l'Ecole supérieure de pharmacie. 1890, 1 vol. in-18 de 200 p., avec 163 fig. et 20 pl. en chromotypographie, cartonné....................................... 6 fr.

BONNIER (G.). **Les plantes des champs et des bois.** Excursions botaniques : Printemps, été, automne, hiver, par G. Bonnier, professeur à la Faculté des sciences de Paris. 1887, 1 vol. in-8, avec 873 fig. dans le texte et 30 pl. dont 8 en couleur..................... 24 fr.
— Cartonné.. 26 fr.

BORIUS. Les maladies du Sénégal. Topographie, climatologie, et pathologie. 1882, 1 vol. in-8 de 362 p............................ 7 fr.

BOUANT. Dictionnaire de Chimie, comprenant les applications aux sciences, aux arts, à l'agriculture, à l'industrie, à l'usage des industriels, des fabricants de produits chimiques, des agriculteurs, des médecins, des pharmaciens, des laboratoires municipaux, de l'école centrale, de l'école des mines, des écoles de chimie, etc., par E. Bouant, agrégé des sciences physiques, avec la collaboration de professeurs, d'ingénieurs et d'industriels. 1888, 1 vol. gr. in-8 de 1100 p. à 2 col., avec 600 fig... 25 fr.

BOUCHUT (E.). **Traité pratique des Maladies des nouveau-nés,** des enfants à la mamelle et de la seconde enfance. 8e *édition,* 1884, 1 vol. in-8 de XVII-1128 p., avec 179 fig.................. 18 fr.

— **Hygiène de la première Enfance,** guide des mères pour l'allaitement, le sevrage, le choix de la nourrice. 8e *édition,* 1885, 1 vol. in-18 jésus de VIII-460 p., avec 53 fig... 4 fr.

BOUCHUT (E.). **Clinique de l'hôpital des Enfants-Malades.** 1884, 1 vol. in-8 de 700 p. . . . . 8 fr.

— **Atlas d'ophthalmoscopie médicale** et de cérébroscopie montrant les lésions du nerf optique, de la rétine et de la choroïde, produites par les maladies du cerveau, par les maladies de la moelle épinière, par les maladies constitutionnelles, etc. 1876, 1 vol. in-4 de VIII-148 p., avec 14 pl. en chromo, comprenant 137 fig., cart. . . . . 35 fr.

— **Traité des signes de la mort** et des moyens de prévenir les inhumations prématurées. 3e *édition*, 1883, 1 vol. in-18, avec fig. . . . . 4 fr.

— **Nouveaux éléments de pathologie générale**, comprenant la nature de l'homme, l'histoire générale de la maladie, les différentes classes de maladies, l'anatomie pathologique générale, et l'histologie pathologique, le pronostic, la thérapeutique générale. 4e *édition*, 1882, 1 vol. gr. in-8 de 900 pages, avec 250 figures. . . . . 16 fr.

— **Traité de diagnostic et de sémiologie.** 1883, 1 vol. gr. in-8 de 92 pages, avec 150 figures. . . . . 12 fr.

— **Du nervosisme aigu et chronique et des maladies nerveuses** 2e *édition*, 1877, 1 vol. in-8 de XVIII-408 pages. . . . . 6 fr.

BOUILLET. Précis de l'histoire de la médecine, avec introduction, par A. LABOULBÈNE. 1883. 1 vol. in-8 de XVI-366 pages. . . . . 6 fr.

BOUVERET (H.). **Traité de l'empyème,** par le Dr Louis BOUVERET, agrégé à la Faculté de médecine de Lyon. 1888, 1 volume in-8 de 890 pages . . . . 12 fr.

BRAIDWOOD (P.-M.). **De la Pyohémie ou fièvre suppurative.** 1870, 1 vol in-8, avec 12 planches chromolithographiées. . . . . 8 fr.

BRASSEUR. Chirurgie des dents et de leurs annexes, par E. BRASSEUR, directeur de l'École dentaire de Paris. 1889, 1 vol. gr. in-8, avec 127 figures. . . . . 5 fr.

BREHM (A.-E.). **Les merveilles de la nature, l'homme et les animaux.** Description populaire des races humaines et du règne animal. 10 vol. gr. in-8, avec 6000 fig. et 200 pl. . . . . 100 fr.

Les Races humaines, 1 vol.— *Les Mammifères*, 2 vol. — *Les Oiseaux*, 2 vol. — *Les Reptiles et les Batraciens*, 1 vol. — *Les Poissons et les Crustacés*, 1 vol. — *Les Insectes, les Arachnides, les Myriapodes*, 3 vol. — *Les Vers, Mollusques, Zoophytes*, 1 vol.

Chaque volume broché. . . . . 11 fr.

Relié en demi-maroquin, doré sur tranches. . . . . 16 fr.

BRIAND et CHAUDÉ. Manuel complet de Médecine légale, contenant un *Traité élémentaire de chimie légale*, par J. BOUIS. 10e *édition*, 1879, 2 vol. gr. in-8, avec 5 pl. gravées et 37 figures. 24 fr.

BROCCHI (P.). **Traité de zoologie agricole,** comprenant des éléments de pisciculture, d'apiculture, de sériciculture, d'ostréiculture, par P. BROCCHI, professeur à l'Institut national agronomique. 1886, 1 vol. in-8 de 986 pages, avec 603 figures, cart. . . . . 18 fr.

BROUARDEL et REUSS. Le congrès international d'hygiène de Paris. 1889, 1 vol. in-8. . . . . 3 fr.

BUIGNET. Manipulations de physique. Cours de travaux pratiques. 1877, 1 vol. in-8 de 800 pages, avec 265 figures et 1 planche coloriée, cartonné. . . . . 16 fr.

CAPUS et ROCHEBRUNE (A.-Tr. de). **Guide du naturaliste préparateur et du voyageur scientifique** ou instruction pour la recherche, la préparation, le transport et la conservation des animaux, végétaux, minéraux, fossiles et organismes vivants. 2e *édition*, 1883, 1 vol. in-18, avec 22 figures, cartonné. . . . . 3 fr.

Carnet (Le) du médecin praticien, formules, ordonnances, tableaux du pouls, de la respiration et de la température, comptabilité. 1 cahier oblong avec cartonnage souple........................ 1 fr.

CARRIÈRE (Ed.). **Le climat de l'Italie et des stations du midi de l'Europe sous le rapport hygiénique et médical.** 2e *édition*, 1876, 1 vol. in-8 de 640 pages........................ 9 fr.

CARUS (V.). **Histoire de la zoologie**, depuis Aristote jusqu'à nos jours. 1880, 1 vol. in-8 de 800 pages........................ 15 fr.

CAUVET. Nouveaux éléments d'histoire naturelle médicale. 3e *édition*, 1885, 2 vol. in-18 jésus de 600 pages, avec 824 figures. 12 fr.

— **Nouveaux éléments de matière médicale**, comprenant l'histoire des drogues simples d'origine animale et végétale, leur constitution, leurs propriétés et leurs falsifications. 1886-1887, 2 vol. in-18 jésus, ensemble 1750 pages, avec 701 figures........................ 15 fr.

— **Cours élémentaire de botanique.**

I. *Anatomie et physiologie végétales, paléontologie, géographie.* 1885, 1 vol. in-18, 315 pages, avec 404 figres........................ 4 fr.

II. *Les familles végétales*, 1885, 1 vol. in-18, 500 p., avec 300 fig. 5 fr.

Le même cartonné en 1 seul vol. comprenant les deux parties.. 10 fr.

CHAPUIS. Précis de toxicologie. 2e *édition*, 1889, 1 vol. in-18 de 700 pages, avec 54 figures, cartonné........................ 8 fr.

CHARGÉ. Traitement homœopatique des maladies des organes de la respiration, cavités nasales, larynx, trachées, bronches, poumons, plèvres. 2e *édition*, 1878, 1 vol. in-18 de 460 pages.... 6 fr.

CHARLES. Cours d'accouchements. 1887, 2 vol. in-8..... 15 fr.

CHARPENTIER. Traité pratique des accouchements, par le Dr A. Charpentier, professeur agrégé à la Faculté de médecine de Paris. 2e *édition*, 1889, 2 vol. gr. in-8 de 1100 p., avec 752 fig. et 1 pl. 30 fr.

CHATIN (Joannès). **Les organes des sens** dans la série animale. Leçons d'anatomie et de physiologie comparées, faites à la Sorbonne. 1880, 1 vol. in-8 de 726 pages, avec 136 figures........................ 12 fr.

CHAUFFARD (P.-E.). **La vie.** Etudes et problèmes de biologie générale. 1878, 1 vol. in-8 de 525 pages........................ 7 fr. 50

CHAUVEAU et ARLOING. Traité d'anatomie comparée des animaux domestiques. 4e *édition*, revue et augmentée. 1889, 1 vol. in-8, avec 368 figures noires et coloriées........................ 24 fr.

CHAUVEL (J.). **Précis d'opérations de chirurgie**, par J. Chauvel, professeur de médecine opératoire à l'Ecole du Val-de-Grâce. 2e *édition*, 1885, 1 vol. in-8 jésus de 692 p., avec 281 fig........................ 7 fr.

CHEVREUL. Des couleurs et de leur application aux arts industriels à l'aide de cercles chromatiques. 2e *édition*, 1888, petit in-f^o, avec 27 planches gravées sur acier et imprimées en couleur, cartonné 40 fr.

CHRÉTIEN (H.). **Nouveaux éléments de médecine opératoire.** 1881, 1 vol. in-18 de 528 p., avec 184 fig........................ 6 fr.

CHURCHILL (Fl.) **et LE BLOND. Traité pratique des maladies des femmes**, hors l'état de grossesse, pendant la grossesse et après l'accouchement. 3e *édition*, 1881, 1 vol. gr. in-8° de 1158 p. avec 365 fig. 18 fr.

CIVIALE. Traité pratique sur les maladies des organes génito-urinaires. *Troisième édition*, 1858-1860, 3 vol. in-8, avec fig. 24 fr.

CLAUDE. Premières notions d'homœopathie à l'usage des familles. *Deuxième édition.* 1883, 1 vol. in-18 de 200 p...... 1 fr. 50

COIFFIER. Précis d'auscultation. *Deuxième édition*, 1889, 1 vol. in-18 de 132 p., avec 78 fig. col., cartonné........................ 4 fr.

— **Médecine et thérapeutique rationnelles.** 1884, 1 vol. in-18. 6 fr.

COLIN (G.). **Traité de physiologie comparée des animaux** considérée dans ses rapports avec les sciences naturelles, la médecine, la zootechnie et l'économie rurale, par G. Colin, professeur à l'école vétérinaire d'Alfort, 3e *édition*, 1886-1887, 2 vol. in-8, avec 250 fig... 28 fr.

COLIN (Léon). **Traité des maladies épidémiques**. Origine, évolution, prophylaxie. 1879, 1 vol. in-8 de XX-1032 p............... 16 fr.

— **De la variole**, au point de vue épidémiologique et prophylactique. 1873, 1 vol. in-8 de 200 pages, avec figures.................. 3 fr. 50

COLLINEAU. La gymnastique, notions physiologiques et pédagogiques, applications hygiéniques et médicales. 1884, 1 vol., in-8 de 824 p., avec figures.. 10 fr.

Comité consultatif d'hygiène publique de France (Recueil des Travaux et des actes officiels de l'Administration sanitaire).

Tome I, 1872, in-8, 8 fr. — Tome II, 1873, 2 vol., 15 fr. — Tome III, 1874, in-8, 8 fr. — Tome IV, 1875, in-8, 8 fr. — Tome V, 1876, in-8, 8 fr. — Tome VI, 1877, in-8, 8 fr. — Tome VII, 1878, in-8, 8 fr. — Tome VIII, 1879, in-8, 8 fr. — Tome IX, 1880, in-8, 8 fr. — Tome X, 1881, in-8, 8 fr. — Tome XI, 1882, in-8, 8 fr. — Tome XII, 1883, in-8, 8 fr. — Tome XIII, 1884, in-8, 8 fr. — Tome XIV, 1885, in-8, 10 fr. — Tome XV, 1886, 8 fr. — Tome XVI, 1887, 10 fr. — Tome XVII, 1888, 10 fr. — Tome XVIII, 1889, 10 fr.

COMTE (A.). **La philosophie positive**, résumée par Jules Rig. 1881, 2 vol. in-8.. 20 fr.

CONTEJEAN. Éléments de géologie et de paléontologie. 1874, 1 vol. in-8 de 750 p., avec 467 fig., cartonné.................. 16 fr.

— **Géographie botanique.** Influence du terrain sur la végétation. 1881, in-8, 142 pages.. 3 fr. 50

CORIVEAUD. Hygiène de la jeune fille. 1882, 1 vol. in-18, 3 fr.

— **Le lendemain du mariage.** Étude d'hygiène, 2e *édition*, 1889, 1 vol. in-8.. 3 fr. 50.

— **La santé de nos enfants.** 1890, 1 vol. in-16 de 320 p... 3 fr. 50.

— **Hygiène des familles.** 1890, 1 vol. in-16 de 320 p...... 3 fr. 50.

CORLIEU (A.). **Aide-mémoire de médecine, de chirurgie et d'accouchements**, vade-mecum du praticien, par le docteur A. Corlieu. 4e *édition*, 1886, 1 vol. in-18 jésus de VIII-700 p., avec 448 fig., cartonné.. 6 fr.

— **Mémorandum de médicina, cirurjia y partos**, traducido por Don Calderon. 2e *édition*, 1888, 1 vol. in-18, avec fig., cartonné. 10 fr.

— **Les médecins grecs** depuis la mort de Galien jusqu'à la chute de l'Empire d'Occident. 1885, 1 vol. in-8, avec 1 carte.............. 5 fr.

CORNARO (L.). **Le régime de Pythagore**, d'après le Dr Cocchi; **De la sobriété**, conseil pour vivre longtemps, par L. Cornaro; **Le vrai moyen de vivre plus de cent ans dans une parfaite santé**, par L. Lessius. 1880, 1 vol. in-18 jésus, avec 5 planches............ 3 fr.

Sur papier de Hollande, tiré à 100 exemplaires.................. 6 fr.

CORNEVIN. Traité de zootechnie générale, par Cornevin, professeur à l'Ecole vétérinaire de Lyon. 1 vol. gr. in-8 de 800 p., avec 300 fig.

CORNIL. Leçons sur la syphilis faites à l'hôpital de Lourcine. 1879, 1 vol. in-8, IX-482 p. avec 9 pl. lithographiées et figures........ 10 fr.

CORRE. La pratique de la chirurgie d'urgence. 1872, 1 vol. in-18 de VIII-216 p., avec 51 figures.............................. 1 fr.

COSTE. Hypnotisme. 1888, 1 vol. in-16 de 160 p.............. 2 fr.

COWLES. Les hôpitaux. Construction et organisation, par le D[r] Ed. Cowles, trad. de l'anglais par M. Chaleix. In-8, 60 p., avec 15 fig.. 2 fr.

CRUVEILHIER (J.). **Anatomie pathologique du Corps humain**, ou Descriptions, avec figures lithographiées et coloriées, des diverses altérations morbides dont le corps humain est susceptible. Paris. 1830-1842, 2 volumes in-folio, avec 230 pl. col................ 456 fr.
Ouvrage complet en 41 livraisons. Chaque livraison avec 5 pl.. 11 fr.
— **Traité d'anatomie pathologique générale**. 1864, 5 vol. in-8 35 fr.
CULLERRE. Traité pratique des maladies mentales, par le Dr A. CULLERRE, médecin de l'asile d'aliénés de la Roche sur-Yon. 1889, 1 vol. in-18 jésus de 608 pages.............................. 6 fr.
CUVIER (G.). **Les Oiseaux**. 1870, 1 vol. in-8, avec 72 pl. contenant 464 fig. noires, 30 fr. — Fig. color.............................. 50 fr.
— **Les Mollusques**. 1868, 1 vol. in-8, av. 36 pl. contenant 520 fig. noires, 15 fr. — Fig. coloriées.............................. 25 fr.
— **Les Vers et les Zoophytes**. 1869. 1 vol. in-8, avec 37 planches, contenant 550 fig. noires, 15 fr. — Fig. color.............. 25 fr.
CUYER et ALIX. Le Cheval, extérieur : régions, pied, proportions, aplombs, allures, âge, aptitudes, robes, tares, vices, vente et achat; structure et fonctions: situation, structure anatomique et rôle physiologique de chaque organe ; races: origines, caractères, production et amélioration, texte par E. ALIX, vétérinaire de l'armée. 1886, 1 vol. gr. in-8, 703 p., avec fig. et 1 atlas de 16 planches coloriées, découpées et superposées. Ensemble 2 volumes cartonnés.............................. 60 fr.
— *Séparément* : **Les allures du cheval**. 1883 .... 7 fr. 50
CUYER et KUHFF. Le corps humain. Structure et fonctions, formes extérieures, régions anatomiques, situation, rapports et usages des appareils et organes qui concourent au mécanisme de la vie, démontrés à l'aide de planches dessinées d'après nature, coloriées, découpées et superposées, 1879. 1 vol. gr. in-8 de 370 pages de texte et 1 atlas de 27 pl. coloriées. Ouvrage complet, 2 vol., cart.............................. 75 fr.
— *Le même*, sans les organes génitaux.............................. 70 fr.
— **Les organes génitaux de l'homme et de la femme**. 2e *édition*, gr. in-8, 62 p., avec 65 fig. et 2 planches coloriées............ 7 fr. 50
CYON. Principes d'électrothérapie. 1873, 1 vol. in-8 de VIII-275 p., avec figures.............................. 4 fr.
CYR (J.). **Traité pratique des maladies du foie**. 1887, 1 vol. in-8 de 886 pages.............................. 12 fr.
— **Scènes de la vie médicale**. 1888, 1 vol. in-16 de 300 pages. 3 fr. 50
DALLET (G.). **Le Monde vu par les savants du XIXe siècle**, illustré de 800 figures. 1890, 1 vol. gr. in-8 de 1100 p. à 2 col... 18 fr.
Cartonné, tranches dorées.............................. 22 fr.
DAREMBERG (CH.). **Histoires des sciences médicales**, comprenant l'anatomie, la physiologie, la médecine, la chirurgie et les doctrines de pathologie générale. 1870, 2 vol. in-8.............................. 20 fr.
DAVAINE (C.). **Traité des Entozoaires et des maladies vermineuses**, chez l'homme et les animaux domestiques. 2e *édition*, 1877, 1 vol. in-8 de 1000 p.............................. 14 fr.
DECAYE. Précis de thérapeutique chirurgicale. 1882, 1 vol. in-8 de 572 pages.............................. 6 fr.
DECHAUX. La saignée d'Hippocrate. 1886, 1 vol. in-18. 3 fr. 50
DEGLAND et GERBE. Ornithologie européenne, ou Catalogue descriptif, analytique et raisonné des oiseaux observés en Europe. 2e *édition*, 1867, 2 vol. in-8.............................. 24 fr.
DELEFOSSE. Procédés pratiques pour l'analyse des urines, des dépôts et des calculs urinaires. 3e *édition*, 1886, 1 vol. in-18 jésus, 176 p., avec 25 pl., comprenant 90 figures.............................. 3 fr.

DELEFOSSE. Pratique de la chirurgie des voies urinaires. 2e *édition*, 1887, 1 vol. in-18 jésus de 585 p., avec 142 figures.... 7 fr.

DELPECH (A.). **Salles d'asile et écoles primaires. Premiers symptômes des maladies contagieuses** qui peuvent atteindre les jeunes enfants. 1880, in-18 jésus.......................... 25 c.

DENIKER. Atlas manuel de botanique. Illustrations des familles et des genres de plantes phanérogames et cryptogames avec le texte en regard, par J. DENIKER, bibliothécaire du Muséum. 1886, 1 vol. in-4, 400 p., avec 200 planches, comprenant 3,300 figures, cartonné .. 30 fr.

— *Edition de luxe en couleurs*, tirée à 500 exemplaires. 1889, 1 vol. in-4, 400 p., avec 200 pl. coloriées au pinceau d'après les aquarelles de Millet, cartonné.. 100 fr.

DENUCÉ (P.). **Traité clinique de l'inversion utérine.** 1883, 1 vol. in-8 de 645 p., avec 103 figures.............................. 12 fr.

DESHAYES (G.-P.). **Description des animaux sans vertèbres** découverts dans le bassin de Paris. 1860-1866, 3 vol. in-4 de texte et 2 vol. in-4 de 196 planches.................................... 250 fr.

DESPINE et PICOT. Manuel pratique des maladies de l'enfance. 4e *édition*, 1889, 1 vol. in-18 jésus de 936 p............. 9 fr.

DESPRÉS (A.). **La prostitution en France.** Etudes morales et démographiques avec une statistique générale de la prostitution en France. 1882, 1 vol. gr. in-8 de 208 p., avec 2 pl..................... 6 fr.

— **La Chirurgie journalière,** leçons de clinique chirurgicale. 3e *édition*, 1888, 1 vol. gr. in-8 de 850 p., avec figures..... .... 12 fr.

DUBRAC. Traité de jurisprudence médicale et pharmaceutique, comprenant la législation, l'état civil, les dispositions à titre gratuit, la responsabilité médicale, le secret professionnel, les expertises, les honoraires des médecins et les créances des pharmaciens, l'exercice illégal de la médecine, les contraventions aux lois sur la pharmacie, la police sanitaire, les ventes de clientèle médicale, l'inaptitude au service militaire, les eaux minérales, etc. 1882, 1 vol. in-8 de 800 p........ 12 fr.

DUCHARTRE. Éléments de Botanique, comprenant l'organographie, la physiologie des plantes, les familles naturelles et la géographie botanique, par P. DUCHARTRE, membre de l'Institut. 3e *édition*, 1884, 1 vol. in-8 de 1272 p., avec 572 figures, cart......................... 20 fr.

DUCHENNE. Mécanisme de la physionomie humaine, ou analyse électro-physiologique de l'expression des passions, publiée en trois éditions :

1° *Edition* gr. in-8, formant 1 vol. de 264 p., avec 9 planches représentant 144 fig. photographiées.............................. . 20 fr.

2° *Edition de luxe*, formant 1 vol. grand in-8, avec atlas composé de 74 pl. photographiées, et de 9 pl. représentant 144 figures. Cart. 68 fr.

3° *Grande édition* in-folio, avec 84 planches, dont 74 sur plaques normales, représentant les expériences électro-physiologiques.... 200 fr.

DUPLAY. Chirurgie des organes génito-urinaires de l'homme, et de la femme, par S. DUPLAY, professeur à la faculté de médecine, G. BOUILLY, L. PICQUÉ, L. POISSON, A. POUSSON, Ed. SCHWARTZ et Paul SEGOND. 1 vol. gr. in-8 de 844 p., avec 321 figures............. 17 fr. 50

DUPOUY. Médecine et mœurs de l'ancienne Rome d'après les poètes latins. 1885, 1 vol. in-18 jésus de 430 p........... 4 fr.

DUVAL (E.). **Traité pratique et clinique d'hydrothérapie,** par E. DUVAL. 1888, 1 vol. in-8 de 910 p............................ 10 fr.

DUVAL (MATHIAS). **Précis de Technique microscopique et histologique,** ou Introduction pratique à l'anatomie générale. 1878, in-18, 313 pages, avec 43 figures.................................... 4 fr.

****

DUVAL (Mathias). **Cours de physiologie**, par Mathias DUVAL, professeur à la Faculté de médecine de Paris, 6e *édition* du *Cours de Physiologie* de Kuss et DUVAL. 1887, 1 vol. in-18 jésus, VIII-12 p., avec 206 fig., cart... 8 fr.

École de Salerne (L'), traduction en vers français, par Ch. Meaux Saint-Marc, avec le texte latin, précédée d'une introduction par le Dr DAREMBERG, et suivie de commentaires. 1880, 1 vol. in-18 jésus de 600 p., avec 7 fig. 7 fr. — Papier de Hollande, tiré à 100 exemplaires. 14 fr.

EDINGER. Anatomie des centres nerveux. 1889, 1 vol. in-8, de 258 pages, avec 143 figures .... 8 fr.

ELOUI. Recherches histologiques sur le tissu connectif de la cornée des animaux vertébrés. 1881, 1 vol. gr. in-8, avec 6 pl. 6 fr.

EMMET (Th.-A.). **La pratique des maladies des femmes**, ouvrage traduit et annoté par A. OLIVIER, ancien interne des hôpitaux. Préface par le prof. TRÉLAT. 1887, 1 vol. gr. in-8, 860 p., avec 220 fig..... 15 fr.

ENGEL. Nouveaux éléments de chimie médicale et de chimie biologique, avec les applications à l'hygiène, à la médecine légale et et à la pharmacie. 3e *édition*, 1888, 1 vol. in-8 de VIII-671 p., avec 117 fig.. 9 fr.

ENGELMANN (G.-J.). **La pratique des accouchements chez les peuples primitifs.** Étude d'ethnographie et d'obstétrique. Préface par le professeur CHARPENTIER. 1886, 1 vol. in-8, avec 83 fig........ 7 fr.

EUSTACHE (G.). **Manuel pratique des maladies des femmes**, médecine et chirurgie. 1881, 1 vol. in-18 de 748 pages.......... 8 fr.

FALRET (J.-P.). **Des maladies mentales et des asiles d'aliénés.** 1864, 1 vol. in-8 de 800 p., avec 1 planche.................. 11 fr.

FALRET (J.). **Études cliniques sur les maladies mentales et nerveuses**, par J. FALRET, médecin de la Salpêtrière. 1889, 1 vol. in-8, de 624 p.. 8 fr.

— **Les aliénés et les asiles d'aliénés**, assistance, législation et médecine légale. 1890, 1 vol. in-8 de 564 p......................... 8 fr.

Encyclopédie internationale de chirurgie, illustrée de figures intercalées dans le texte, par GOSSELIN, VERNEUIL, DUPLAY, professeurs à la Faculté de médecine de Paris ; BOUILLY, P. SEGOND, NICAISE, ED. SCHWARTZ, G. MARCHANT, PICQUÉ, chirurgiens des hôpitaux de Paris ; OLLIER, PONCET, VINCENT, professeurs à la Faculté de médecine de Lyon, POINSOT, POUSSON, chirurgiens des hôpitaux de Bordeaux ; MAURICE JEANNEL (de Toulouse), POISSON (de Nantes), S. TRICKER, professeur à l'Université de Vienne ; ALLINGHAM, R. BARWELL, F. TRÈVES, etc. (de Londres) ; H. MORRIS, TH. ANNANDALE (d'Edimbourg) ; J. ASHHURST, SOLIS, COHEN, PACKART, WHITE, etc. (de Philadelphie) ; VAN BUREN, STURGIS, J. LIDELL., etc. (de New-York) ; ANDREWS (de Chicago), FENWICK (de Monréal), etc. etc. Ouvrage complet. 1888, 7 vol. gr. in-8, comprenant ensemble 6 680 p., à 2 colonnes, avec 2768 figures........ 122 fr. 50

Chaque volume se vend séparément........................... 17 fr. 50

FAU et CUYER. Anatomie artistique du corps humain. Planches, par le docteur FAU, texte avec figures, par E. Cuyer. 1886, in-8, 208 p. et 17 pl. Fig. noires, 6 fr. — Fig. color................ 12 fr.

FELTZ. Traité clinique et expérimentale des embolies capillaires 2e *édition*, 1870, in-8 de 450 pages, avec 11 planches chromolithographiées, comprenant 90 dessins.............................. 12 fr.

FERRAND (A.). **Traité de thérapeutique médicale**, 2e *édition* contenant un *formulaire des médicaments nouveaux*. 1886, 1 vol. in-18 jésus de 902 pag., cart.................................. 9 fr.

FERRAND (E.). **Aide-mémoire de pharmacie,** vade-mecum du pharmacien à l'officine et au laboratoire. 4e *édition,* comprenant les médicaments nouveaux et les formules nouvelles en concordance avec le Codex de 1884. Paris, 1885, 1 vol. in-18 jésus de 815 p., 188 fig., cart. 7 fr.

FEUCHTERSLEBEN. Hygiène de l'âme, traduit de l'allemand. 3e *édition,* Paris, 1870, 1 vol. in-18 de 260 p.................. 2 fr. 50

FONSSAGRIVES. Hygiène et assainissement des villes. Campagnes et villes ; conditions originelles des villes ; rues ; quartiers ; plantations ; promenades ; éclairage ; cimetières ; égouts ; eaux publiques ; atmosphères ; population ; salubrité ; mortalité. 1874, 1 vol. in-8 de XII-568 pages .... 8 fr.

— **Thérapeutique de la phtisie pulmonaire** basée sur les indications. 2e *éditon,* 1880, 1 vol. in-8 de LXIV-560 pages.......... 9 fr.

— **Principes de thérapeutique générale** ou le médicament étudié aux points de vue physiologique, posologique et clinique. 2e *édition,* 1884, 1 vol. in-8 de 590 pages.............................. 9 fr.

— **Hygiène alimentaire** des malades, des convalescents et des valétudinaires, ou du régime envisagé comme moyen thérapeutique. 3e *édition,* 1881, 1 vol. in-8 de XXXII-670 pages.......................... 9 fr.

— **Traité d'hygiène navale.** 2e *édition,* complètement remaniée et mise soigneusement au courant des progrès de l'art nautique et de l'hygiène générale. 1877, 1 vol. in-8 de XVI-920 p., avec 145 fig..... 15 fr.

FOURNIER (H.). **De l'Onanisme,** causes, dangers et inconvénients pour les individus, la famille et la société, remèdes. 3e *édition,* 1885, 1 vol. in-18 jésus, de 175 pages................................ 2 fr.

FOVILLE (Ach.). **Les aliénés aux États-Unis,** législation et assistance. 1873, 1 vol. in-8 de 118 pages.......................... 2 fr. 50

— **Les aliénés.** Étude pratique sur la législation et l'assistance qui leur sont applicables. 1870, 1 vol. in-8 de XIV-207 pages............ 3 fr.

— **La législation relative aux aliénés en Angleterre** et en Écosse. 1885, 1 vol. gr. in-8 de 208 pages.......................... 5 fr.

FOX. Iconographie photographique des maladies de la peau, par G.-H. Fox, professeur de clinique dermatologique à New-York. 1882, 1 vol. in-4, 48 planches photographiées d'après nature, coloriées à la main, cart .... 120 fr.

FRERICHS. Traité pratique des maladies du foie et des voies biliaires 3e *édition,* 1877, 1 vol. in-8 de XVI-896 p., 158 fig. 12 fr.

— **Traité du diabète.** 1885, 1 vol. gr. in-8, avec 5 pl. chromolithog. et figures.. 12 fr.

GALEZOWSKI. Traité des maladies des yeux. 3e *édition,* 1888, 1 vol. in-8 de XVI-1020 p., avec 483 figures.................. 20 fr.

— **Traité iconographique d'ophthalmoscopie,** comprenant la description des différents ophthalmoscopes, l'exploration des membranes internes de l'œil et le diagnostic des affections cérébrales et constitutionnelles. 2e *édition,* 1885, 1 vol. in-4 de 281 p., avec 28 pl. chromolithographiées, cart.. 35 fr.

— **Echelles optométriques et chromatiques** pour mesurer l'acuité de la vision, les limites du champ visuel et la faculté chromatique, accompagnées de tables synoptiques pour le choix des lunettes. 1883, in-8, 34 pl. noires et color., cart.................................. 7 fr. 50

— **Echelles portatives des caractères et des couleurs,** pour mesurer l'acuité visuelle. 2e *édition,* 1890. in-18, 38 pl., cart..... 2 fr. 50

— **Du diagnostic des maladies des yeux,** par la chromatoscopie rétinienne. 1868, 1 vol. in-8 de 207 p., avec 31 fig., une échelle chromatique comprenant 44 teintes et cinq échelles typographiques tirées en noir et en couleurs.. 7 fr.

GALEZOWSKI et DAGUENET. Diagnostic et traitement des affections oculaires. 1886, 1 vol. grand in-8........... 18 fr.

GALIEN. Œuvres anatomiques, physiologiques et médicales, traduites par le Dr Ch. DAREMBERG. Paris, 1854-1857, 2 vol. gr. in-8 de 800 p.. 20 fr.

GALISSET et MIGNON. Nouveau traité des vices rédhibitoires ou Jurisprudence vétérinaire, contenant la législation et les garanties dans les ventes et échanges d'animaux domestiques, la procédure à suivre, la description des vices rédhibitoires, le formulaire des expertises, procès-verbaux et rapports judiciaires, et un précis des législations étrangères. 3e *édition*, 1864, 1 vol. in-18 jésus de 542 p.... 6 fr.

GALLARD. Clinique médicale de la Pitié. 1877, 1 vol. in-8 de XLIV-636 p., avec 25 fig.. 10 fr.

— **Leçons cliniques sur la menstruation** et ses troubles. 1885, 1 vol. in-8 de 325 p., avec 37 fig.............................. 6 fr.

— **Leçons cliniques sur les maladies des ovaires.** 1886, 1 vol. in-8 de 463 p., avec 47 fig.............................. 8 fr.

— **De l'avortement** au point de vue médico-légal. 1878, in-8, 135 p. 3 fr.

GALLOIS (E.). Manuel de la sage-femme et de l'élève sage-femme, par E. GALLOIS, professeur à l'Ecole de médecine de Grenoble. 1886, 1 vol. in-18, de 640 p., avec fig.............................. 6 fr.

GALLOIS (N.). Formulaire de l'Union médicale. Douze cents formules favorites des médecins français et étrangers. 4e *édition*, 1888, 1 vol. in-32 de XXVIII-662 p., cart.......................... 3 fr. 50

GALOPEAU. Manuel du pédicure ou l'Art de soigner les pieds, par GALOPEAU. 1877, 1 vol. in-18 de 132 p., avec 28 fig............. 2 fr.

GAUJOT et SPILLMANN (E.). Arsenal de la chirurgie contemporaine. Description, mode d'emploi et appréciation des appareils et instruments en usage pour le diagnostic et le traitement des maladies chirurgicales, l'orthopédie, la prothèse, les opérations simples, générales, spéciales et obstétricales. 1867-1772, 2 vol. in-8, avec 1437 fig.... 32 fr.

GAUTIER (A.). La sophistication des vins, méthodes analytiques et procédés pour reconnaître les fraudes, par A. GAUTIER, professeur de la Faculté de médecine. 3e *édition*, 1884, 1 vol. in-18 jésus de 268 p., avec une planche comprenant 53 tons de vins............... 4 fr. 50

GAUTIER (L.-M.). Les champignons, considérés dans leurs rapports avec la médecine, l'hygiène publique et privée, l'agriculture, l'industrie, et description des principales espèces, comestibles, suspectes et vénéneuses de la France. 1884, 1 vol. grand in-8 de 508 p., avec 16 pl. chromolithographiées et 195 fig.............................. 24 fr.

GAUTRELET. Urines, Dépôts, Sédiments, Calculs. Applications de l'analyse urologique à la séméiologie médicale, par E. GAUTRELET, secrétaire de la Société de médecine pratique, etc. Avec une préface de M. le Dr LÉCORCHÉ, professeur agrégé à la Faculté de médecine de Paris. 1889, 1 vol. in-18 jésus, avec 80 fig.............................. 6 fr.

GAVOY. L'Encéphale, description iconographique du cerveau, du cervelet et du bulbe. 1886, 1 vol. in-4 de 200 pl. et 1 atlas de 59 pl. en glyptographie. Ensemble, 2 vol., cart.............................. 100 fr.

GELLE. Précis des maladies de l'oreille, comprenant l'anatomie, la physiologie, la pathologie, la thérapeutique, la prothèse, l'hygiène, la médecine légale, la surdité et la surdi-mutité et les maladies du pharynx et des fosses nasales. 1885, 1 vol. in-18 de 708 p., avec 157 fig..... 9 fr.

GERMAIN (DE SAINT-PIERRE). Nouveau Dictionnaire de botanique, comprenant la description des familles naturelles, les propriétés médicales et les usages économiques des plantes, la morphologie et la biologie des végétaux. 1870, 1 vol. in-8 de XVI-1388 p., avec 1640 fig...... 25 fr.

GIGOT-SUARD. L'herpétisme, pathogénie, manifestations, traitement, pathologie expérimentale et comparée. 1870, 1 vol. gr. in-8 de 468 p. . . . . 8 fr.

GILLETTE. Chirurgie journalière des hôpitaux de Paris, répertoire de thérapeutique chirurgicale. 1878, 1 vol. in-8 de XVI-772 p., avec 662 fig., cart. . . . . 12 fr.

— **Clinique chirurgicale des hôpitaux de Paris.** 1877, 1 vol. in-8 de 324 p., avec fig. . . . . 5 fr.

GIRARD (M.). **Les insectes. Traité élémentaire d'Entomologie,** comprenant l'histoire des espèces utiles et leurs produits, des espèces nuisibles et des moyens de les détruire, l'étude des métamorphoses et des mœurs, les procédés de chasse et de conservation, par MAURICE GIRARD, président de la Société entomologique de France. 1873-1885. 3 vol. in-8, avec atlas de 118 pl , Fig. noires, 100 fr. — Fig. colo. 170 fr.

GIRAUD-TEULON (F.). **La vision et ses anomalies,** cours théorique et pratique sur la physiologie et les affections fonctionnelles de l'appareil de la vue. 1881, 1 vol. gr. in-8, de 936 p., avec 117 fig. . 20 fr.

GIROD. Manipulations de botanique. Guide pour les travaux d'histologie végétale par PAUL GIROD, professeur à la Faculté des Sciences de Clermont-Ferrand. 1887, 1 vol. gr. in-8, avec 20 pl., cart. . . . . . 7 fr.

— **Manipulations de zoologie,** guide pour les travaux pratiques de dissection. Animaux invertébrés, par le Dr P. GIROD, professeur à la Faculté des sciences de Clermont. 1889, 1 vol. gr. in-8, avec 25 pl. en noir et en coul., cart. . . . . 10 fr.

GODRON (D.-A.). **De l'espèce et des races dans les êtres organisés,** et spécialement de l'unité de l'espèce humaine. 2e *édition*, 1872, 2 vol. in-8. . . . . 12 fr.

GOFFRES. Précis iconographique de bandages, pansements et appareils. *Nouveau tirage*, 1887, 1 vol. in-18 jésus de 596 p., avec 81 pl., fig. color., cart. . . . . 36 fr.
Figures noires, cartonné. . . . . 18 fr.

GORDON. Traité expérimental d'électricité et de magnétisme précédé d'une introduction par M. A. CORNU (de l'Institut). 1881, 2 vol. in-8, ensemble 1 332 p., avec 371 fig. et 58 pl. noires et col. . . . . 35 fr.

GOYAU. Traité pratique de maréchalerie, comprenant le pied du cheval, la maréchalerie, la ferrure appliquée aux divers genres de service, la médecine et l'hygiène du pied. 3e *édition*. 1890, 1 vol. in-18 de 528 p., avec 364 figures. . . . . 8 fr.

GRAEFE. Clinique Ophtalmologique. 1866, 1 vol. in-8, avec 21 figures. . . . . 8 fr.

GRIESINGER et VALLIN. Traité des maladies infectieuses. Maladies des marais, fièvre jaune, maladies typhoïdes (fièvre pétéchiale ou typhus des armées, fièvres typhoïdes, fièvre récurrente ou à rechutes, typhoïde bilieuse, peste), choléra. 2e *édition* revue et annotée par le Dr E. VALLIN, 1877, 1 vol. in-8 de XXII-742 p. . . . . 10 fr.

GRISOLLE. Traité de la pneumonie. 1864, 1 vol. in-8. . . . . 9 fr.

GROSS, ROHMER et VAUTRIN. Nouveaux éléments de pathologie et de clinique chirurgicales, par Fr. GROSS, professeur de clinique chirurgicale à la Faculté de médecine de Nancy, J. ROHMER et A. VAUTRIN, professeurs agrégés à la Faculté de médecine de Nancy. Tome Ier, *Maladies de la tête.* 1890. 1 vol. in-8 de 880 pages. . . 12 fr.
L'ouvrage formera 3 volumes

GUARDIA (J.-M.). **La médecine à travers les siècles.** Histoire et philosophie. 1865, 1 vol. in-8 de 800 p. . . . . 10 fr.

GUBLER (A.). **Cours de thérapeutique.** 1880, 1 vol. in-8 de 600 p. . . . . 9 fr.

GUBLER (A.) et **LABBÉE**. **Commentaires thérapeuthiques du Codex médicamentarius** ou histoire de l'action physiologique et des effets thérapeutiques des médicaments inscrits dans la pharmacopée. 3e *édition*, revisée d'après le Codex de 1884-1885, 1 vol. gr. in-8 de 1061 p., cartonné........ 16 fr.

GUIBOURT et **PLANCHON**. **Histoire naturelle des drogues simples**. 7e *édition*, par G. Planchon, professeur à l'École de pharmacie. 1876, 4 forts vol. in-8, avec 1 077 figures........ 36 fr.

GUNTHER. **Nouveau manuel de médecine vétérinaire homœopathique**. 2e *édition*, 1871, 1 vol. in-18 de XXII-504 p., avec 34 figures........ 5 fr.

GUYON (F.). **Elément de chirurgie clinique**, comprenant le diagnostic chirurgical, les opérations en général, l'hygiène, le traitement des blessés et des opérés, par J.-C. Félix Guyon, professeur à la Faculté de Paris. 1873, 1 vol. in-8 de XXXVIII-672 p., avec 63 figures........ 12 fr.

— **Leçons cliniques sur les maladies des voies urinaires**, professées à l'hôpital Necker. 2e *édition*. 1885, 1 vol. in-8, de 1000 p., avec 46 figures........ 16 fr.

— **Leçons cliniques sur les affections chirurgicales de la vessie et de la prostate**. 1888, 1 vol. gr. in-8, de 1100 pages.... 16 fr.

HAHNEMANN. **Exposition de la doctrine médicale homœopatique**, ou Organon de l'art de guérir. 5e *édition*, 1873, 1 vol. in-8 de 640 p., avec portrait........ 8 fr.

— **Traité de matière médicale homœopathique**, comprenant les pathogénésies du Traité de matière médicale pure et du Traité des maladies chroniques. Traduit par Léon Simon, et V.-P. Léon Simon, de l'hôpital Hahnemann. 1877-1890, 4 vol. in-8........ 32 fr.

— **Etude de médecine homœopathique**. 1885, 2 vol. in-8.. 14 fr.

HALLOPEAU. **Traité élémentaire de pathologie générale** comprenant la pathogénie et la physiologie pathologique, par H. Hallopeau, professeur agrégé à la Faculté de médecine. 3e *édition*, 1890, 1 vol. in-8 de 800 p., avec 180 figures........ 12 fr.

HAMILTON (H.). **Traité pratique des fractures et des luxations**. Traduit et augmenté de nombreuses additions par G. Poinsot, professeur agrégé à la Faculté de médecine de Bordeaux. 1884, 1 vol. gr. in-8 de 1,284 p., avec 514 figures........ 24 fr.

HAMMOND et **LABADIE-LAGRAVE**. **Traité des maladies du système nerveux** comprenant les maladies du cerveau, les maladies de la moelle et de ses enveloppes, les affections cérébro-spinales, les maladies du système nerveux périphérique et les maladies toxiques du système nerveux. Traduction française, augmentée de notes et d'un appendice par le Dr F. Labadie-Lagrave. 1879, 1 vol. gr. in-8 de XXIV-1 300 p., avec 116 fig., cart........ 22 fr.

HARDY (Alfred). **Traité pratique et descriptif des maladies de la peau**, par Alfred Hardy, professeur à la Faculté de médecine de Paris, 1886. 1 vol. in-8, avec fig., cart........ 18 fr.

HARRIS, **AUSTEN** et **ANDRIEU**. **Traité théorique et pratique de l'art du dentiste**. 1884. 1 vol. in-8 de 1 200 p., avec figures, cartonné........ 20 fr.

HERAUD. **Nouveau dictionnaire des plantes médicinales**, description, habitat et culture, récolte, conservation, partie usitée, composition chimique, formes pharmaceutiques et doses, action physiologique, usages dans le traitement des maladies. 2e *édition*, 1884, 1 vol. in-18, de 620 p., avec 273 figures, cartonné........ 6 fr.

HÉRAUD. Jeux et récréations scientifiques, applications usuelles des mathématiques de la physique, de la chimie et de l'histoire naturelle. 1884, 1 vol. in-18 jésus de 636 p., avec 294 figures, cart......... 6 fr.

HERING. Médecine homœopathique domestique. Traduction nouvelle par Léon SIMON. 6e *édition*, 1873, 1 vol. in-12, XXII-756 p., avec 169 figures, cartonné.. 7 fr.

HIPPOCRATE. Œuvres complètes, traduction nouvelle avec le texte en regard suivie d'une table des matières, par E. LITTRÉ. Ouvrage complet. Paris, 1839-1861, 10 vol. in-8 de 700 p., chacun...... 100 fr.

HIRSCHEL. Guide du médecin homœopathe au lit du malade, et répertoire de thérapeutique homœopathique. Traduction par V.-Léon SIMON. 2e *édition*, 1874, 1 vol. in-18 jésus de XXIV-540 p.... ..... 5 fr.

HOLMES (T.). **Thérapeutique des maladies chirurgicales des enfants.** 1870, 1 vol., in-8 de 917 p., avec 330 figures......... 15 fr.

HORTOLÈS (CH.). **Étude de processus histologique des néphrites.** 1881, gr. in-8, 182 p., avec figures et 5 pl. coloriées... 6 fr.

HUGHES (R.). **Action des médicaments homœopathiques,** ou éléments de pharmaco-dynamique traduit de l'anglais et annoté par le docteur I. GUÉRIN-MÉNÉVILLE. 1874, 1 vol. in-18 jésus de XVI-647 p. 6 fr.

— **Manuel de thérapeutique** selon la méthode de HAHNEMANN. Traduit par I. GUÉRIN-MÉNÉVILLE. 1881, 1 vol. in-18 jés., XVI-668 p. 6 fr.

HUGUIER. Mémoire sur les allongements hypertrophiques du col de l'utérus dans les affections désignées sous les noms de *descente*, de *précipitation de cet organe*, et sur leur traitement. 1860, in-4, 231 p., avec 13 planches lithographiées.......................... 15 fr.

— **De l'hystérométrie** et du cathérisme utérin, de leurs applications au diagnostic et au traitement des maladies de l'utérus. 1865, 1 vol. in-8 de 400 p., avec 4 planches.................................. 6 fr.

HURTREL D'ARBOVAL. Dictionnaire de médecine, de chirurgie et d'hygiène vétérinaires. Édition entièrement refondue et augmentée de l'exposé des faits nouveaux observés par les plus célèbres praticiens français et étrangers, par A. ZUNDEL, vétérinaire supérieur d'Alsace-Loraine. 1877, 3 vol. grand in-8 à deux colonnes, avec 1600 figures.. 60 fr.

JACQUEMET. Étude des ipécacuanhas. 1890, 1 vol. in-8 de 300 p., avec pl.. 12 fr.

JAHR. Principes et règles qui doivent guider dans la pratique de l'Homœopathie. Exposition raisonnée des points essentiels de la doctrine médicale de HAHNEMANN. 1857, 1 vol. in-8 de 528 p..... 7 fr.

— **Du traitement homœopathique des maladies des Organes de la Digestion.** 1859, 1 vol. in-18 jésus de 520 p............ 6 fr.

JAMMES (L.). **Manuel des étudiants en pharmacie.** 1886, 2 vol. in-18 avec figures.. 10 fr,

JEANNEL (J.) **Formulaire officinal et magistral, international,** comprenant environ 4,000 formules tirées des Pharmacopées légales de la France et de l'étranger ou empruntées à la pratique des thérapeutistes et des pharmacologistes, avec les indications thérapeutiques, les doses des substances simples et composées, le mode d'administration, l'emploi des médicaments nouveaux, etc., suivi d'un mémorial thérapeutique. 4e *édition*, en concordance avec le Codex médicamentarius de 1884 et le Formulaire des hôpitaux militaires de 1884. 1887, 1 vol. in-18 de XVI-1044 p., cart.. 6 fr. 50

— **De la prostitution dans les grandes villes, au dix-neuvième siècle,** et de l'extinction des maladies vénériennes. 2e *édition*, 1874, 1 vol. in-18 de 658 p., avec figures.............................. 5 fr.

JEANNEL (Maurice). **Arsenal du diagnostic médical,** mode d'emploi et appréciation des instruments d'exploration employés en séméiologie et en thérapeutique, avec les applications au lit du malade. 1877. 1 vol. in-8 de XVI-440 p., avec 262 fig. .... 7 fr.

— **L'infection purulente ou pyohémie.** 1880, 1 vol. in-8.. 7 fr.

JOBERT. De la réunion en chirurgie. 1864, 1 vol. in-8 XVI-720 p., 7 pl. dessinées d'après nature, gravées en taille-douce et color. 12 fr.

JOUSSET (P.). **Éléments de médecine pratique,** contenant le traitement homœopathique de chaque maladie. 2e *édition*, 1877, 2 vol. in-8.. 15 fr.

— **Traité élémentaire de matière médicale** expérimentale et de térapeuthique positive. 1884, 2 vol. in-8...................... 18 fr.

— **Leçons de clinique médicale.** 1877, 1 vol. gr. in-8, XI-552 p. 7 fr. 50

— **Nouvelles leçons de clinique médicale.** 1886, 1 vol. gr. in-8.. 9 fr.

JOUSSET (Marc). **Des maladies de l'enfance,** description et traitement homœopathique. 1888, in-18 de 445 p...................... 4 fr.

JULLIEN (Louis). **Traité pratique des maladies vénériennes,** par le Dr L. Jullien, chirurgien de St-Lazare. 2e *édition*, 1886, 1 vol. gr. in-8 de 1260 p., avec 246 figures,......................... 20 fr.

JUNGFLEISCH (E.). **Manipulations de chimie,** guide pour les travaux pratiques de chimie. 1886, 1 vol. gr. in-8 de 1 240 p., avec 372 figures, cartonné.. 20 fr.

KELSCH et KIENER. Traité des maladies des pays chauds, par les Drs Kelsch et Kiener, professeurs à l'École du Val de Grâce. 1889, 1 vol. gr. in-8 de 908 pages, avec 6 planches chromolithographiées et 36 fig.. 24 fr.

KIENER (L.-C.). **Species générale et iconographie des coquilles vivantes,** comprenant la collection du Muséum d'histoire naturelle de Paris, la collection Lamarck et les découvertes récentes des voyageurs, par L.-C. Kiener, continuée par le Dr Fischer, aide-naturaliste au Muséum d'histoire naturelle. 1837-1886, 12 vol. in-8, avec 902 pl. col ....)......................... 900 fr.

— Le même, 12 vol. in-4, avec 902 pl. col.................... 1800 fr.

L'ouvrage est complet en 165 livraisons. Prix de chacune avec 6 pl. color. in-8, 6 fr. — In-4.. 12 fr.

On peut acquérir chaque famille, chaque genre séparément.

KUSS et DUVAL. Voy. Duval (Mathias).

KUSSMAUL. Les troubles de la parole. Introduction par le professeur Benjamin Ball. 1884, 1 vol. in-8 de 375 p................ 7 fr.

LABOULBÈNE. Nouveaux éléments d'anatomie patologique. descriptive et histologique. 1879, 1 vol. gr. in-8 de 930 p., avec 297 fig., cartonné... 20 fr.

LAVERAN (A.). **Nature parasitaire des accidents de l'impaludisme,** description d'un nouveau parasite, trouvé dans le sang des malades atteints de fièvre palustre. 1881, in-8. 101 p., avec 2 pl. 3 fr. 50

LAVERAN et TEISSIER. Nouveaux éléments de pathologie médicale, par A. Laveran, professeur à l'École de médecine militaire du Val-de-Grâce, et J. Teissier, professeur à la Faculté de médecine de Lyon. 3e *édition*, 1888, 2 vol. in-8 de 1700 p., avec figures............ 20 fr.

LAYET. Hygiène des professions et des industries, précédée d'une étude générale des moyens de prévenir et de combattre les effets nuisibles de tout travail professionnel. 1875, 1 volume in-12 de XIV-560 pages.. 5 fr.

LEBEC. Précis de médecine opératoire. Aide-mémoire de l'élève et du praticien, par le Dr Ed. LEBEC, prosecteur de l'amphithéâtre des hôpitaux de Paris. 1885, 1 vol. in-18 de 468 p., avec 410 fig. .... 6 fr.

LEBERT. Traité d'Anatomie pathologique générale et spéciale, ou Description et iconographie pathologique des affections morbides, tant liquides que solides, observées dans le corps humain. *Ouvrage complet.* 1855-1861, 2 vol. in-fol. de texte, et 2 vol. in-fol., comprenant 200 pl, dessinées d'après nature, grav. et color. .... 615 fr.

LEFÈVRE (J.). **Dictionnaire d'électricité** et de magnétisme, comprenant les applications scientifiques et industrielles, illustré de figures intercalées dans le texte, avec la collaboration de professeurs, d'ingénieurs et d'industriels. 1890, 1 vol. gr. in-8 de 1000 pages, avec 1,000 fig. En vente : 1er fascicule.......................... 5 fr.

LEFORT (P.). **Manuel du doctorat en médecine. Aide-mémoire d'anatomie à l'amphithéâtre,** de dissection et de découvertes anatomiques. (2e examen.) 1 vol. in-18 de 272 p., cart................ 3 fr.

— **Aide-mémoire d'histologie,** d'anatomie et d'embryologie (2e examen). 1 vol. in-18 de 272 p., cart............................ 3 fr.

— **Aide-mémoire de thérapeutique** de matière médicale et de pharmacologie (4e examen). 1 vol. in-18 de 272 p., cart.............. 3 fr.

— **Aide-mémoire d'hygiène et de médecine légale** (4e examen). 1 vol. in-18 de 272 p., cart.................................. 3 fr.

LEFORT (JULES). **Traité de chimie hydrologique** comprenant des notions générales d'hydrologie et l'analyse chimique des eaux douces et des eaux minérales. 2e *édition*, 1873, 1 vol. in-8, 798 p., avec 50 fig. et une pl. chromolithographiée............................ 12 fr.

LEGOUEST. Traité de Chirurgie d'armée. 2e *édition*, 1872, 1 vol. in-8 de 800 p., avec 149 fig.............................. 14 fr.

LEGRAND du SAULLE. Les hystériques, état physique et état mental, actes insolites, délictueux et criminels. 2e *édition*, 1882, 1 vol. in-8 de 625 p....................................... 8 fr.

LETIEVANT. Traité des sections nerveuses, physiologie pathologique, indications, procédés opératoires. 1873, 1 vol. in-8, de 548 p., avec 20 fig.. 8 fr.

LEUDET. Clinique médicale de l'Hôtel-Dieu de Rouen. 1874, 1 vol. in-8 de 650 p.. 8 fr.

LEURET et GRATIOLET. Anatomie comparée du système nerveux considérée dans ses rapports avec l'intelligence. 1839-1857, 2 vol. in-8 et atlas de 32 pl. in-fol. Fig. noires.............. 48 fr. Figures coloriées... 96 fr.

LÉVY (MICHEL). **Traité d'hygiène publique et privée.** 6e *édition*, 1879, 2 vol. gr. in-8, ensemble 1900 p., avec fig............. 20 fr.

LEYDEN (E.). **Traité clinique des maladies de la moelle épinière,** par E. LEYDEN, professeur de clinique médicale à l'Université de Berlin. 1879, 1 vol. gr. in-8 de 850 p...................... 14 fr.

LITTRÉ. Dictionnaire de Médecine, de Chirurgie, de Pharmacie, de l'Art vétérinaire et des sciences qui s'y rapportent, avec la synonymie grecque, latine, allemande, anglaise, italienne, espagnole. 16e *édition*, mise au courant des sciences médicales et biologiques et de la pratique journalière, augmentée de six nouveaux glossaires, par E. LITTRÉ, membre de l'Académie française et de l'Académie de médecine. 1886, 1 vol. gr. in-8, de 1800 p., à 2 col., avec 550 fig.............. 20 fr.

— **Atlas populaire de Médecine, de Chirurgie, de Pharmacie, de l'Art vétérinaire** et des sciences qui s'y rapportent, pouvant servir de complément à tous les dictionnaires de médecine. 1885, 1 vol. gr. in-8, 48 pl., conprenant 196 fig., cart.................... 5 fr.

LITZMANN. L'accouchement dans les rétrécissements du bassin. 1889, 1 vol. gr. in-8...... [illegible]

LIVON (CH.). **Manuel de vivisections,** par Ch. LIVON, professeur à l'École de médecine de Marseille. 1882, 1 vol. in-8 de 3[illegible] p., avec 119 fig. noires et col...... [illegible]

LOMBARD. Traité de climatologie médicale, comprenant la météorologie médicale et l'étude des influences du climat sur la santé, par le Dr H.-C. LOMBARD, de Genève. 1877-1879, 4 vol. in-8...... 40 fr.

— **Atlas de la distribution géographique des principales maladies** dans ses rapports avec les climats. 1880, 1 vol. in-4 de [illegible] imprimées en couleurs, avec texte explicatif, cart...... [illegible]

— **Les stations sanitaires au bord de la mer et dans les montagnes,** les stations hivernales, choix d'un climat pour prévenir et guérir les maladies. 1880, in-8, 92 p...... [illegible]

LORAIN. Le choléra observé à l'hôpital Saint-Antoine. [illegible] 1 vol. gr. in-8 de 300 p., avec graphiques...... [illegible]

— **Le Pouls, ses variations et ses formes diverses dans les maladies.** 1870, 1 vol. gr. in-8 de 372 p., avec 488 fig...... 10 fr.

— **De la température du corps humain** et de ses variations dans les diverses maladies. Publication faite par les soins du professeur BROUARDEL. 1878, 2 vol. in-8, avec fig. et portrait...... 30 fr.

LUBBOCK. La vie des plantes. 1889, 1 vol. in-8 de 320 p., avec 270 fig...... [illegible]

LUTON. Études de thérapeutique générale et spéciale, avec application aux maladies les plus usuelles, par A. LUTON, professeur à l'École de médecine de Reims. 1882, 1 vol. in-8 de 472 p...... [illegible]

LUYS (J.). **Iconographie photographique des centres nerveux.** 2e tirage. 1890, 1 vol. gr. in-4, de texte et d'explication des planches avec atlas de 70 photogr. et 65 schémas lithogr., cart. en 2 vol...... 100 fr.

— **Petit atlas photographique du système nerveux. Le cerveau.** 1888, 1 vol. in-8, avec 24 héliogravures, cart...... 12 fr.

— **Études de physiologie et de pathologie cérébrales.** Des actions réflexes du cerveau. 1874, 1 vol. gr. in-8 de XII-288 p., avec 2 pl. [illegible]

LYELL. L'Ancienneté de l'homme, prouvée par la géologie, et remarques sur les théories relatives à l'origine des espèces par variation. 2e *édition* française, revue et corrigée par HAMY, suivi d'un **Précis de Paléontologie humaine,** par HAMY. 1870, 1 vol. in-8, de 960 p., avec 183 fig., cart...... 16 fr.

MACÉ (E.). **Traité pratique de Bactériologie,** par E. MACÉ, professeur agrégé chargé du cours d'histoire naturelle médicale à la Faculté de médecine de Nancy. 1889, 1 vol. in-16 de 714 p., avec 173 fig...... 8 fr.

— **Les substances alimentaires étudiées au microscope.** [illegible] 1 vol. in-8 de 600 p., avec 200 fig...... [illegible]

MAGITOT (E.). **Mémoire sur les tumeurs du périoste dentaire** et sur l'ostéo-périostite alvéolo-dentaire. 2e *édition*, 1873, in-8, avec 1 pl...... 3 fr.

MAHÉ. Manuel pratique d'hygiène navale. 1874, 1 vol. in-18 de XV-451 p., cart...... 2 fr. 50

— **Programme de séméiotique et d'étiologie pour l'étude des maladies exotiques et principalement des maladies des pays chauds.** 1879, 1 vol. in-8 de 428 p...... 7 fr.

MALPERT-NEUVILLE (R.). **Examen bactériologique des eaux naturelles.** 1887, in-8, avec 32 fig...... [illegible]

MARTIN (F.). **Les cimetières de la crémation,** étude historique et critique. 1881, in-8, 182 p...... 5 fr.

MARTIN SAINT-ANGE. Iconographie pathologique de l'œuf humain fécondé, en rapport avec l'étiologie de l'avortement. 1884, in-4, 188 p., avec 19 pl. chromo-lithogr. .... 35 fr.

MARTINS (Ch.). **Du Spitzberg au Sahara.** Étapes d'un naturaliste au Spitzberg, en Laponie, en Écosse, en Suisse, en France, en Italie, en Orient, en Égypte et en Algérie. 1886, 1 vol. in-8, de XVI-620 p., avec 16 pl. .... 10 fr.

MARVAUD (Angel). **Les aliments d'épargne** : alcool et boissons aromatiques, café, thé, coca, cacao, maté. 1874, 1 vol. in-8 de 504 p. 6 fr.

— **Le sommeil et l'insomnie,** étude physiologique, clinique et thérapeutique. 1881, in-8, 137 p. .... 3 fr. 50

MASSELON. Précis d'ophthalmologie chirurgicale, par le docteur Masselon, chef de clinique de M. Wecker. 1886, 1 vol. in-18 jésus, avec 118 figures. .... 6 fr.

MAURIAC (Ch.). **Leçons sur les maladies vénériennes,** professées à l'hôpital du Midi par Ch. Mauriac, médecin de l'hôpital du Midi. *Syphilis primitive et syphilis secondaire* 1883, 1 vol. in-8, 1072 p. 18 fr.

— **Nouvelles leçons sur les maladies vénériennes,** professées à l'hôpital du Midi. 1890. *Syphilis tertiaire et syphilis héréditaire.* 1 vol. in-8, 1,168 p. .... 20 fr.

MAYER. Des rapports conjugaux, considérés sous le triple point de vue de la population, de la santé et de la morale publique. 8ᵉ *édition*, 1884, 1 vol. in-18 jésus de 370 p. .... 3 fr.

MEUNIER (St.). **Géologie des environs de Paris.** 1875, 1 vol. in-8 de 530 p., avec 112 fig. .... 10 fr.

MIARD (A.). **Des troubles fonctionnels et organiques de l'amétropie et de la myopie,** en particulier de l'accommodation binoculaire et ciliaire dans les vices de la réfraction. 1873, 1 vol. in-8... 7 fr.

MOITESSIER. La Photographie appliquée aux recherches micrographiques. 1866, 1 vol. in-18 jésus, avec 41 figures... 7 fr.

MOQUIN-TANDON. Éléments de Botanique médicale, contenant la description des végétaux utiles à la médecine et des espèces nuisibles à l'homme, vénéneuses ou parasites. 3ᵉ *édition*, 1875, 1 vol. in-18 jésus, avec 128 fig. .... 6 fr.

— **Histoire naturelle des Mollusques terrestres et fluviatiles de France.** 1855, 2 vol. gr. in-8 de 450 p., avec un atlas de 54 pl. Figures noires, 42 fr. — Figures coloriées .... 66 fr.

MORACHE. Traité d'hygiène militaire. 2ᵉ *édition* entièrement remaniée, mise au courant des progrès de l'hygiène générale et des nouveaux règlements de l'armée. 1886, 1 vol. in-8 de 936 p., avec 173 figures .... 15 fr.

MOREL (Ch.). **Traité élémentaire d'histologie humaine,** normale et pathologique, précédé d'un exposé des moyens d'observer au microscope. 3ᵉ *édition*, 1880, 1 vol. in-8 de 418 p., avec atlas de 36 planches dessinées d'après nature par A. Villemin .... 16 fr.

NAEGELÉ et GRENSER. Traité pratique de l'art des accouchements, traduit, annoté et mis au courant des progrès de la science, par G.-A. Aubenas, professeur à la Faculté de médecine de Strasbourg. Introduction par J.-A. Stoltz, doyen de la Faculté de médecine de Nancy. 2ᵉ *édition*, 1880, 1 vol. in-8 de 800 p., avec 1 pl. et 207 fig.... 12 fr.

NOTHNAGEL et ROSSBACH. Nouveaux éléments de matière médicale et de thérapeutique, exposé de l'action physiologique et thérapeutique des médicaments, par H. Nothnagel et M.-J. Rossbach, précédé d'une introduction par Ch. Bouchard, professeur à la Faculté de médecine de Paris, membre de l'Institut. 2ᵉ *édition*, 1889, 1 vol. gr. in-8 de 920 pages .... 16 fr.

NUSSBAUM (J. de). **Le pansement antiseptique**, ses principes, ses nouvelles méthodes. 1888, 1 vol. in-18 de 360 p. .... 5 fr.

ORIBASE. Œuvres, texte grec, traduit en français, avec une introduction, des notes, des tables et des planches, par les docteurs BUSSEMAKER, DAREMBERG et A. MOLINIER. 1851-1876, 6 vol. in-8 de 700 p. chacun 72 fr.

OZANAM. La circulation et le pouls, histoire, physiologie, séméiotique, indications thérapeutiques. 1886, 1 vol. gr. in-8, 1,060 p., avec portraits et 493 figures .... 20 fr.

PARSEVAL (LUD). **Observations pratiques** de Samuel HAHNENANN, et Classification de ses recherches sur les **propriétés caractéristiques des médicaments**. 1857-1860, 1 vol. in-8 de 400 p. .... 6 fr.

PAULET et LEVEILLÉ. Iconographie des Champignons, de PAULET. Recueil de 217 planches dessinées d'après nature, gravées et coloriées, accompagné d'un texte nouveau présentant la description des espèces figurées, leur synonymie, l'indication de leurs propriétés utiles ou vénéneuses, l'époque et les lieux où elles croissent par J.-H. LÉVEILLÉ. 1855, 1 vol. in-folio, avec 217 pl. col., cartonné .... 170 fr.

PENARD (L.) **et ABELIN. Guide pratique de l'Accoucheur et de la Sage-Femme.** 7e *édition*, 1889, 1 vol. in-18 de 712 p., avec 207 fig., cart .... 6 fr.

PERRET (S.). **Clinique médicale de l'Hôtel-Dieu de Lyon.** 1887, 1 vol., in-8, 504 p. .... 8 fr.

PERRIER. Éléments d'anatomie comparée. 1890, 1 vol. gr. in-8 de 800 p., avec 500 fig.

PERTUS. Traité des maladies du chien, précédé d'une description des races et de l'âge. 1885, in-18 .... 1 fr. 50

PETER (MICHEL). **Traité clinique et pratique des maladies du cœur** et de la crosse de l'aorte, par Michel PETER, professeur à la Faculté de médecine de Paris, médecin de l'hôpital de la Charité. 1883, 1 volume in-8 de 844 pages, avec figures et 4 pl. chromolith .... 18 fr.
— Voy. TROUSSEAU et PETER, *Clinique médicale*.

PICARD. Maladies de la prostate. 1 vol. in-8 .... 8 fr.
— **Maladies de l'urèthre**, 1 vol. in-8 .... 8 fr.
— **Maladies de la vessie**, 1 vol. in-8 .... 8 fr.

PICTET. Traité de paléontologie. 2e *édition*, 1853-1857, 4 volumes in-8, avec atlas de 110 pl, gr. in-4, cart .... 80 fr.

PRODHOMME. Atlas Manuel d'Anatomie descriptive du corps humain. 1890, un vol. in-18 jésus contenant 135 pl. dessinées et gravées par l'auteur, avec texte explicatif en regard, cartonné .... 10 fr.

PROST-LACUZON. Formulaire homœopathique usuel ou Guide homœopathique pour traiter soi-même les maladies, 6e *édition*, 1889, 1 vol. in-18 jésus de 583 pages .... 6 fr.

QUATREFAGES. Hommes fossiles et hommes sauvages. Études d'anthropologie comparée par A. DE QUATREFAGES membre de l'Institut, professeur au Muséum d'histoire naturelle. 1883, 1 vol. gr. in-8. de 640 pages, avec 206 fig. et une carte .... 15 fr.
Relié en toile, fers spéciaux .... 18 fr.

QUATREFAGES et HAMY. Les Crânes des races humaines, décrits et figurés d'après les collections du Muséum d'histoire naturelle de Paris, de la Société d'Anthropologie de Paris et les principales collections de la France et de l'Etranger, 1881, 1 vol. in-4 de 500 p., avec figures et 1 atlas de 100 pl. lith., cartonné .... 160 fr.
L'ouvrage est complet en 11 livraisons, chacune de 5 à 6 feuilles de texte et 10 pl. — Prix de chaque livraison .... 14 fr.

RACLE. Traité de diagnostic médical. Guide clinique pour l'étude des signes caractéristiques des maladies, contenant un Précis des procédés physiques et chimiques d'exploration clinique. 16ᵉ *édition*, par Ch. Fernet et I. Straus, médecins des hôpitaux, professeurs à la Faculté de médecine de Paris. 1878, 1 vol. in-18 jésus de xii-860 p., avec 99 fig. cartonné.. 8 fr.

RANVIER (L.). Leçons d'anatomie générale, faites au collège de France. *Appareils nerveux terminaux des muscles de la vie organique* : cœurs sanguins, cœurs lymphatiques, œsophage, muscles lisses. 1880, 1 vol. in-8 de vii-536 p., avec figures et tracés............ 10 fr.

— *Terminaisons nerveuses sensitives, cornée.* 1881, 1 vol. in-8 de xx-447 pages, avec figures.. 10 fr.

RAPHAEL. Etudes pratiques sur la diphtérie et le choléra. 1889, 1 vol. in-18 de 276 p...................................... 4 fr.

REDARD (Paul). Traité de thermométrie médicale comprenant les abaissements de la température, l'algidité centrale et la thermométrie locale. 1885, 1 vol. in-8 de 700 p., avec 200 fig.................. 12 fr.

— **Examen de la vision chez les employés de chemins de fer.** 1880, in-8, 64 p., avec 4 pl. coloriées.............................. 4 fr.

REMAK. Galvanothérapie, ou de l'application du courant galvanique constant au traitement des maladies nerveuses et musculaires. 1860, 1 vol. in-8 de 467 p.. 7 fr.

RENOUARD. Lettres philosophiques et historiques sur la médecine au XIXᵉ siècle. 3ᵉ *édit.* 1861, 1 vol. in-8 de 240 p. 3 fr. 50

REUSS (L.). La prostitution en France et à l'étranger. 1889, 1 vol. in-8 de 690 pages.. 7 fr. 50

RÉVEIL. Formulaire raisonné des Médicaments nouveaux et des médications nouvelles. 2ᵉ *édition*, 1865, 1 vol in-18 jésus de xii-608 p., avec fig.. 6 fr.

RIANT. Hygiène du cabinet de travail. 1883, 1 vol. in-18 de 182 p.. 2 f. 50

RIBES. Traité d'Hygiène thérapeutique, ou Application des moyens de l'hygiène au traitement des maladies. 1860, 1 vol. in-8 de 828 p.. 10 fr.

RICHARD (David). Histoire de la génération chez l'homme et chez la femme. 2ᵉ *édition*, 1889, 1 vol. in-8 de 350 p., avec 8 pl. col., cart 10 fr.

— **Histoire de la génération** chez l'homme et chez la femme. 2ᵉ *édition* 1883, 1 vol. in-18 jésus de 360 p., avec fig.................. 3 fr. 50

RICHARD (E.). La prostitution à Paris. 1890, 1 vol. in-18 de 320 pages.. 3 fr. 50

RICORD. Lettres sur la Syphilis. 3ᵉ *édition*, 1863, 1 vol. in-18 jésus de vi-558 pages.. 4 fr.

RINDFLEISCH (E.). Eléments de pathologie par E. Rindfleisch, professeur à l'Université de Wurzbourg, trad. de l'allemand par J. Schmitt, professeur agrégé à la Faculté de médecine de Nancy, avec une préface par le professeur Bernheim. 1886, 1 vol. in-8 de 395 p......... 6 fr.

— **Traité d'histologie pathologique.** 2ᵉ *édition française.* Traduit sur la sixième édition allemande et annoté par F. Gross, professeur à la Faculté de médecine de Nancy et Schmitt, professeur agrégé. 1888, 1 vol. gr. in-8 de 880 pages, avec 356 figures.......................... 15 fr.

ROBIN (Albert). Des troubles oculaires dans les maladies de l'encéphale. 1880, 1 vol. in-8 de 601 p., avec 46 fig. et 1 pl. lith. 9 fr.

ROBIN (Ch.). **Traité du microscope**, et des injections, de leur emploi, de leurs applications à l'anatomie humaine et comparée à la physiologie, la pathologie médico-chirurgicale, à l'histoire naturelle animale et végétale et à l'économie agricole. 2e *édition*, 1877, 1 vol. in-8 de 1101 p., avec 336 fig., cart. . . . . 20 fr.

— **Leçons sur les humeurs** normales et morbides du corps de l'homme. 2e *édition*, 1874, 1 vol. in-8, de 1008 p., avec 35 fig. . . . . 18 fr.

— **Anatomie et physiologie cellulaires**, ou des cellules animales et végétales, du protoplasma et des éléments normaux et pathologiques qui en dérivent. 1873. 1 vol. in-8 de 640 p., avec 83 fig. . . . . 16 fr.

— **Programme du cours d'Histologie**. 2e *édition*, 1870. 1 vol. in-8, de XL-416 p. . . . . 6 fr.

ROBIN (Ch.) et **VERDEIL**. **Traité de Chimie anatomique et physiologique**, normale et pathologique ou des principes immédiats normaux et morbides qui constituent le corps de l'homme et des mammifères. 1853, 3 volumes in-8, avec atlas de 45 pl. color. . . . . 36 fr.

ROCHARD. **Histoire de la chirurgie française au XIXe siècle**, étude historique et critique sur les progrès faits en chirurgie et dans les sciences qui s'y rapportent, depuis la suppression de l'Académie royale de chirurgie jusqu'à l'époque actuelle, par le docteur J. Rochard, inspecteur du service de santé de la marine. 1875, 1 vol. in-8 de XVI-809 p. . . . . 12 fr.

ROUBAUD (Félix). **Traité de l'impuissance et de la stérilité** chez l'homme et chez la femme, comprenant l'exposition des moyens recommandés pour y remédier. 3e *édition*, 1876, 1 vol. in-8, de 804 p. 8 fr.

ROUSSEL (Th.). **Traité de la pellagre et des pseudo-pellagres.** Ouvrage couronné par l'Institut. 1866, 1 vol. in-8 de 656 p. . . . . 10 fr.

RUFUS (d'Ephèse). Œuvres. Texte collationné sur les manuscrits, traduit pour la première fois en français avec une introduction. Publication commencée par le docteur Ch. Daremberg, continuée et terminée par Ch.-Emile Ruelle. 1880, 1 vol. gr. in-8 de LIV-678 p. . . . . . 12 fr.

ROUSSEAU (Emm.). **Anatomie comparée du système dentaire**, chez l'homme et chez les principaux animaux. 1839, 1 vol. gr. in-8, avec 30 planches. . . . . 10 fr.

SAINT-GERMAIN. Chirurgie orthopédique. Thérapeutique des difformités congénitales ou acquises. 1883, 1 vol. in-8 de 651 p., avec 129 fig. . . . . 9 fr.

SAUREL. Traité de chirurgie navale, suivi d'un Résumé de leçons sur le **service chirurgical de la flotte**, par J. Rochard. 1861, in-8 de 600 pages, avec 106 figures. . . . . 8 fr.

SHACK. La physionomie chez l'homme et chez les animaux, dans ses rapports avec l'expression des émotions et des sentiments. 1 vol. in-8 de 450 p., avec 154 fig. . . . . 7 fr.

SCHIMPER. Traité de Paléontologie végétale, ou la flore du monde primitif, dans ses rapports avec les formations géologiques et la flore du monde actuel, par W.-P. Schimper, professeur de géologie à la Faculté des sciences de Strasbourg. 1869-1874, 3 vol. gr. in-8, avec atlas de 110 pl. grand in-4 lith., cart . . . . 150 fr.

Science et Nature. Revue internationale illustrée des progrès de la science et de l'industrie. 1884-1885, 4 vol. gr. in-8. . . . . . . 40 fr.
Reliés richement avec fers spéciaux, dorés sur tranches. . . . . 54 fr.

SCHRIBAUX et **NANOT. Eléments de botanique agricole,** à l'usage des Ecoles d'agriculture, des Ecoles normales et de l'enseignement agricol départemental. 1882, 1 vol. in-18 de 328 p., avec 262 fig. 7 fr.

SEMMOLA. Médecine vieille et médecine nouvelle, par le Dr M. SEMMOLA, professeur à l'Université de Naples. 1881, in-8, 109 p. .... 2 fr. 50

SERRES (E.). Anatomie comparée transcendante. Principes d'embryogénie, de zoogénie, de tératogénie. 1859. 1 vol. in-4 de 942 pages, avec 26 planches .... 16 fr.

SICARD (H.). Eléments de zoologie, par H. SICARD, prof. à la Faculté des sciences de Lyon. 1883, 1 vol. in-8, 842 p., avec 768 fig., cart. 20 fr.

SICHEL. Iconographie ophthalmologique, ou description avec figures coloriées de maladies de l'organe de la vue, comprenant l'anatomie pathologique, la pathologie et la thérapeutique médico-chirurgicales. 1852-1859, 2 vol. gr. in-4 dont 1 vol. de 840 pages de texte, et 1 vol. de 80 planches coloriées .... 172 fr. 50

SIEBOLD. Lettres obstétricales. Traduit de l'allemand, avec introduction et des notes, par J. A. STOLTZ. 1866, in-18, 268 p. .... 2 fr. 50

SIGNOL. Aide-mémoire du vétérinaire. Médecine, chirurgie, obstétrique, formules, police sanitaire, jurisprudence commerciale. 1884, 1 vol. in-18 jésus de 543 pages, avec 395 fig., cart. .... 6 fr.

SIMON (LÉON). Des maladies vénériennes et de leur traitement homœopathique. 1860, 1 vol. in-18 jésus, de XII-744 p. .... 6 fr.

SIMPSON. Clinique obstétricale et gynécologique. 1874, 1 vol. gr. in-8 de 820 pages, avec fig .... 12 fr.

SOUBEIRAN. Nouveau dictionnaire des falsifications et des altérations des aliments, des médicaments et de quelques produits employés dans les arts, l'industrie et l'économie domestique ; exposé des moyens scientifiques et pratiques d'en reconnaître le degré de pureté, l'état de conservation, de constater les fraudes dont ils sont l'objet, par J.-Léon SOUBEIRAN, professeur à l'Ecole supérieure de pharmacie de Montpellier. 1874, 1 vol. gr. in-8 de 640 pages, avec 218 fig., cart. .... 14 fr.

TARDIEU (A.). Médecine légale ; attentats aux mœurs, folie, pendaison, blessures, empoisonnement, avortement, infanticide, maladies accidentelles, identité. 9 vol. in-8 .... 54 fr.

— **Etude médico-légale sur les attentats aux mœurs.** *Septième édition*, 1878, 1 vol. in-8 de 224 p., avec 5 pl. .... 5 fr.

— **Etude médico-légale sur l'avortement**, suivie d'observations et recherches pour servir à l'histoire médico-légale des grossesses fausses et simulées. 4e *édition*, 1881, 1 vol. in-8 de VII-300 pages .... 4 fr.

— **Etude médico-légale sur la folie.** 2e *édition*, 1880, 1 vol. in-8 de XXII-610 p., avec 15 fac-similés d'écriture d'aliénés .... 7 fr.

— **Etude médico-légale sur la pendaison, la strangulation et la suffocation.** 2e *édition*, 1879, 1 vol. in-8 de XII-354 p., avec pl. 5 fr.

— **Etude médico-légale et clinique sur l'empoisonnement.** 2e *édition*, 1875, 1 vol. in-8 de 1072 p., avec 2 pl. et 52 fig. .... 14 fr.

— **Etude médico-légale sur l'infanticide.** 2e *édition*, 1888, 1 vol. in-8 de 372 p., avec 3 planches coloriées .... 6 fr.

— **Etude médico-légale sur les blessures**, comprenant les blessures en général et les blessures par imprudence, les coups et l'homicide involontaire. 1879. 1 vol. in-8 de 480 p. .... 6 fr.

— **Etude médico-légale sur les maladies accidentellement ou involontairement produites** par imprudence, négligence ou transmission contagieuse. 1878, 1 vol. in-8 de 300 pages .... 4 fr.

— **Question médico-légale de l'identité**, dans ses rapports avec les vices de conformation des organes sexuels, contenant les souvenirs et impressions d'un individu dont le sexe avait été méconnu. *Deuxième édition*, 1874, 1 vol. in-8 de 176 pages .... 3 fr.

TEMMINCK et LAUGIER. Nouveau Recueil de planches coloriées d'Oiseaux. 1822-1838, 5 vol. gr. in-folio, avec 600 pl. gravées et coloriées.. 1,000 fr.
— LE MÊME, avec 600 p. grand in-4, figures coloriées............ 750 fr.

TESTE (A.). **Systématisation pratique de la Matière médicale homœopathique.** 1853, 1 vol. in-8 de 616 pages............ 8 fr.
— **Comment on devient homœopathe.** *Troisième édition*, 1873, 1 vol. in-18 jésus de 322 pages........................... 3 fr. 50

THOMPSON (H.). **Traité pratique des maladies des voies urinaires,** par sir Henry THOMPSON, professeur de clinique chirurgicale et chirurgien à University Collège Hospital. 2e *édition*, 1881, 1 vol. in-8 de 1000 p., avec 280 fig.............................. 20 fr.
— **Leçons cliniques sur les maladies des voies urinaires,** par Sir Henry THOMPSON, traduites par le Dr Robert JAMIN. 1889, 1 vol. in-8 de 876 pages, avec 148 fig., cart.......................... 12 fr.
— **Leçons sur les tumeurs de la vessie et sur quelques points de la chirurgie des voies urinaires.** Traduit par le docteur Robert JAMIN. 1885, 1 vol. in-8, avec figures......................... 4 fr. 50

TRIPIER (AUG.). **Manuel d'électrothérapie.** 1861, 1 vol. in-18 jésus de XII-624 p., avec 89 fig.................................. 6 fr.

TRIPIER et BOUVERET. La fièvre typhoïde traitée par les bains froids. 1886, 1 vol. de 641 p., avec 27 tracés.......... 6 fr. 50

TROUSSEAU. Clinique médicale de l'Hôtel-Dieu de Paris. 7e *édition*, par le docteur Michel PETER, 1885, 3 vol. in-8, ensemble 2616 p., avec un portrait de l'auteur.............................. 32 fr.

TUKE (HACK). **Le corps et l'esprit,** action du moral et de l'imagination sur le physique, trad. de l'anglais par V. PARANT. 1886, 1 vol. in-8 de 403 p., avec 2 pl.. 6 fr.

VALETTE. Clinique chirurgicale de l'Hôtel-Dieu de Lyon. 1875, 1 vol. in-8 de 620 p., avec fig.................................. 12 fr.

VALLEIX. Guide du médecin praticien, ou Résumé général de Pathologie interne et de Thérapeutique appliquées. 5e *édition*, contenant le résumé des travaux les plus récents, par P. LORAIN, professeur de la Faculté de médecine. 1866, 5 vol. gr. in-8 de chacun 800 p., avec 81 fig... 50 fr.

VERLOT (B.). **Guide du botaniste herborisant.** Conseils sur la récolte des plantes, la préparation des herbiers, l'exploration des stations des plantes phanérogames et cryptogames et les herborisations aux environs de Paris, dans les Ardennes, la Bourgogne, la Provence, le Languedoc, les Pyrénées, les Alpes, l'Auvergne, les Vosges, au bord de la Manche, de l'Océan, de la mer Méditerranée. 3e *édition*, 1886, 1 vol. in-18 de 764 p., avec fig., cartonné.. 6 fr.

VERNOIS (MAX.). **Traité pratique d'hygiène industrielle et administrative,** comprenant l'étude des établissements insalubres, dangereux et incommodes. 1860, 2 vol. in-8 de chacun 700 p.......... 16 fr.

VESQUE (J.). **Traité de botanique agricole** et industrielle par J. VESQUE, maître de conférences à la Faculté des sciences de Paris. 1885, 1 vol. in-8 de XVI-876 pages, avec 598 figures, cartonné........ 18 fr.

VIBERT. Précis de médecine légale, par le docteur Ch. VIBERT, médecin expert près les tribunaux de la Seine, avec une introduction par le professeur BROUARDEL, 2e *édition*. 1889, 1 vol. in-18 jésus de 768 p. avec 79 fig., et trois pl. en chromotypographie. Cartonné......... 8 fr.
— **Étude médico-légale sur les blessures produites par les accidents de chemins de fer.** 1888, 1 vol. in-8 de 118 p. 3 fr. 50

VIDAL. Traité de Pathologie externe et de Médecine opératoire, avec des Résumés d'anatomie des tissus et des régions par A. VIDAL (de Cassis), professeur agrégé à la Faculté de médecine de Paris, 5e *édition*, par le docteur FANO. 1861, 5 vol. in-8, avec 761 figures.. 40 fr.

VILLEMIN. Étude sur la tuberculose, preuves rationnelles expérimentales de sa spécificité et de son inoculation. 1868, 1 vol. in-8 de 640 p.. 8 fr.

VINAY. Manuel d'asepsie. Stérilisation et désinfection par la chaleur. Applications à la médecine, à la chirurgie, à l'obstétrique et à l'hygiène, par Vinay, médecin des hôpitaux de Lyon. 1890, 1 vol. in-18 de 600 p., avec 100 fig..

VIRCHOW et STRAUS. La pathologie cellulaire basée sur l'étude physiologique et pathologique des tissus. 4e *édition*, par I. STRAUS, professeur à la Faculté de médecine de Paris. 1874, 1 vol. in-8 de XXIV-582 pages, avec 157 figures.. 9 fr.

VOISIN. Traité de la paralysie générale des aliénés, par le docteur Auguste VOISIN, médecin de l'hospice de la Salpêtrière. 1879, 1 vol. gr. in-8 de XVI-140 p., avec 15 pl. lithographiées et coloriées, graphiques et fac-similé.. 20 fr.

— **Leçons cliniques sur les maladies mentales et sur les maladies nerveuses.** 1883, 1 vol. gr. in-8 de VIII-770 p., avec photographies et figures.. 15 fr.

WUNDT. Traité élémentaire de physique médicale, par le Dr WUNDT, professeur à l'Université de Heidelberg, traduit avec de nombreuses additions, par les professeurs Monoyer (de Lyon) et Imbert (de Montpellier). 2e *édition*, 1884, 1 vol. in-8 de 704 p., avec 396 fig. et 1 pl. en chromolithographie.. 12 fr.

YVAREN. Entretiens d'un vieux médecin sur l'hygiène et la morale. 1882, 1 vol. in-18 jésus de 671 p.......................... 5 fr.

ZEILLER. Végétaux fossiles du terrain houiller de la France. 1880, 1 vol. in-8, 185 p., avec atlas de 18 pl.......................... 18 fr.

É. LITTRÉ

DE L'INSTITUT

DICTIONNAIRE DE MÉDECINE

DE CHIRURGIE, DE PHARMACIE

DE L'ART VÉTÉRINAIRE ET DES SCIENCES QUI S'Y RAPPORTENT

OUVRAGE CONTENANT LA SYNONIMIE GRECQUE
LATINE, ALLEMANDE, ANGLAISE, ITALIENNE ET ESPAGNOLE
ET LE GLOSSAIRE DE CES DIVERSES LANGUES

SEIZIÈME ÉDITION

Mise au courant des progrès des sciences médicales et biologiques et de la pratique journalière

1 vol. in-8 jésus, de 1880 pages à 2 col., avec 550 figures

Broché, 20 fr. — Relié demi-maroquin, 24 fr.
Relié demi-maroquin, très soigné, tranches peignes, 25 fr.

LES MERVEILLES DE LA NATURE

L'HOMME ET LES ANIMAUX

Par A.-E. BREHM

OUVRAGE COMPLET

10 volumes grand in-8 de chacun 800 pages, avec environ 6500 figures intercalées dans le texte et 200 planches tirées hors texte sur papier teinté... .... 110 fr.

Chaque volume se vend séparément

Broché.. 11 fr.
Relié en demi-chagrin, plats toile, tranches dorées.................. 16 fr.

VIENT DE PARAITRE:

LES RACES HUMAINES

Par R. Verneau, aide-naturaliste au Muséum d'histoire naturelle

1890, 1 vol. gr. in-8 de 800 pages, avec 500 figures.................. 11 fr.

LES MAMMIFÈRES

Edition française par Z. Gerbe

2 vol. gr. in-8, avec 770 figures et 40 planches.................. 22 fr.

LES OISEAUX

Edition française par Z. Gerbe

2 vol. gr. in-8, avec 550 figures et 40 planches.................. 22 fr.

LES REPTILES ET LES BATRACIENS

Edition française par E. Sauvage

1 vol. gr. in-8, avec 600 figures et 20 planches.................. 11 fr.

LES POISSONS ET LES CRUSTACÉS

Edition française par E. Sauvage et J. Kunckel d'Herculais

1 vol. gr. in-8 de 50 p., avec 524 figures et 20 planches.................. 11 fr.

LES INSECTES

LES MYRIAPODES, LES ARACHNIDES

Edition française par J. Kunckel d'Herculais

2 vol. gr. in-8, avec 2000 figures et 36 planches.................. 22 fr.

LES VERS, LES MOLLUSQUES

LES ÉCHINODERMES, LES ZOOPHITES, LES PROTOZOAIRES ET LES ANIMAUX DE GRANDE PROFONDEUR

Édition française par A.-T. de Rochebrune

1 vol. gr. in-8, avec 1200 figures et 20 planches.................. 11 fr.

NOUVEAU DICTIONNAIRE
DE MÉDECINE ET DE CHIRURGIE
PRATIQUES

ILLUSTRÉ DE FIGURES INTERCALÉES DANS LE TEXTE

OUVRAGE COMPLET

RÉDIGÉ PAR

ABADIE, ANGER, BALLET, BALZER, P. BERT, BOUILLY, BRISSAUD, CHATIN, CHAUFFARD, DANLOS, DELORME, A. DESPRÈS, DIEULAFOY, DUBAR, Mathias DUVAL, Alf. FOURNIER, Ach. FOVILLE, T. GALLARD, GOSSELIN, Alph. GUÉRIN, HALLOPEAU, HANOT, HARDY, HERRGOTT, HEURTAUX, JACCOUD, JULLIEN, KŒBERLÉ. LABADIE-LAGRAVE, LANNELONGUE, LEDENTU, LETULLE, LÉPINE, LUTON, MAURIAC, MOLIÈRE, ORÉ, PANAS, PONCET, POULET, PROUST, Jules ROCHARD, RICHET, SCHWARTZ, SCHMITT, SIREDEY, STOLTZ, I. STRAUS, S. TARNIER, VILLEJEAN, A. VOISIN.

Directeur de la rédaction: le Dr JACCOUD

Professeur de clinique médicale à la Faculté de médecine de Paris, médecin de l'hôpital de la Pitié, membre de l'Académie de médecine

---

Son titre suffit à indiquer à la fois son but et son esprit.

Son but. C'est de rendre service à tous les praticiens qui ne peuvent se livrer à de longues recherches, faute de temps ou faute de livres, et qui ont besoin de trouver réunis et comme élaborés tous les faits qu'il leur importe de bien connaître; c'est de leur offrir une grande quantité de matières sous un petit volume, et non pas seulement des définitions et des indications précises comme en présente le dictionnaire de Littré, mais une exposition, une description détaillée et proportionnée à la nature du sujet et à son rang légitime dans l'ensemble et la subordination des matières.

Son esprit. Le *Nouveau Dictionnaire* n'est pas une compilation des travaux anciens et modernes; c'est une analyse des œuvres des maîtres français et étrangers, empreinte d'un esprit de critique éclairé et élevé; c'est souvent un livre neuf par la publication des matériaux inédits qui, mis en œuvre par des hommes spéciaux, ajoutent une véritable originalité à la valeur encyclopédique de l'ouvrage: enfin c'est surtout un livre pratique.

Le *Nouveau Dictionnaire de médecine et de chirurgie pratiques* se compose de 40 volumes, grand in-8° cavalier, comprenant ensemble 33000 pages avec 4000 figures .... 400 fr.

Prix de chaque volume de 800 pages .... 10 fr.

FACILITÉS DE PAIEMENT

ENCYCLOPÉDIE INTERNATIONALE DE CHIRURGIE

ILLUSTRÉE DE FIGURES INTERCALÉES DANS LE TEXTE

Par Gosselin, Verneuil, Duplay, professeurs à la Faculté de médecine de Paris.
Bouilly, P. Segond, Nicaise, Ed. Schwartz, G. Marchant, Picqué, chirurgiens des hôpitaux de Paris.
Ollier, Poncet, Vincent, professeurs à la Faculté de médecine de Lyon.
Poinsot, Pousson, chirurgiens des hôpitaux de Bordeaux.
Maurice Jeannel (de Toulouse), Poisson (de Nantes).
S. Stricker, professeur à l'Université de Vienne.
Allingham, Mansell Moulin, R. Barwell, F. Trèves, etc. (de Londres).
A. Morris, Th. Annanddale (d'Edimbourg).
J. Ashhurst, Solis Cohen, Packard, Nancrède, White, etc. (de Philadelphie).
Van Buren, Lewis Smith, Sturgis, J. Lidell, etc. (de New-York).
Andrews (de Chicago), Fenwick (de Montréal), etc. etc.

OUVRAGE COMPLET

7 volumes grand in-8, comprenant ensemble 6000 *pages à 2 colonnes, avec* 2768 *figures intercalées dans le texte* . . . . . . **122 fr. 50**
Chaque volume se vend séparément . . . . **17 fr. 50**

Tome I. *Pathologie chirurgicale générale*, par S. Stricker (de Vienne), A. Verneuil (de Paris), Van Buren (de New-York), Mansell Moulin (de Londres), etc. — *Maladies chirurgicales infectieuses et virulentes*, par A. Stillé (de Philadelphie), M. Jeannel (de Toulouse), White et Van Harlingen (de Philadelphie), etc.

Tome II. *Chirurgie générale* : Diagnostic chirurgical, petite chirurgie, chirurgie opératoire, anesthésie et anesthésiques, arsenal de la chirurgie contemporaine, méthode antiseptique, pansement ouaté, amputations, chirurgie plastique, par Brinton (de Philadelphie), Gosselin (de Paris), Défontaine (de Paris), Watson Cheyne (de Londres), M. Jeannel (de Toulouse), John Ashhurst (de Philadelphie), G. Poinsot (de Bordeaux), etc. — *Maladies chirurgicales communes aux divers tissus organiques* : Abcès, fistules et phlegmon, contusions, plaies, plaies par armes à feu, ulcères, brûlures, effets du froid, gangrène, par H. Marsh (de Londres), Th. Bryant (de Londres), Conner (de Cincinnati), etc.

Tome III. *Peau, tissu cellulaire, bourses, séreuses, muscles, lymphatiques, vaisseaux sanguins et nerfs*, par White (de New-York, M. Jeannel (de Toulouse), Lidell (de New-York), R. Barwell (de Londres), Nicaise (de Paris), etc.

Tome IV. *Os, articulations, résections et tumeurs*, par L. Ollier, E. Vincent, Poncet (de Lyon), Packard, Andrews, Barwell, Fenwick, etc.

Tome V. *Tête, yeux, oreilles, bouche, face, nez, dents, cou et rachis*, par Masse[illegible] (de Paris), Guerder, Lefferts, Gerard Marchant (de Paris), Brasseur, Lidell, Trèves, M. Jeannel (de Toulouse).

Tome VI. *Voies aériennes, thorax, seins*, par M. J. Solis Cohen, E. Le Bec (de Paris), T. Annandale. — *Abdomen, rectum et anus*, parois, ombilic, péritoine, estomac, intestin, foie, rate, pancréas, reins, hernies, obstructions intestinales, hémorroïdes, par H. Mo[illegible], L. Picqué (de Paris), Ashhurst et Allingham. — *Orthopédie*, par Barette (de Paris).

Tome VI. *Maladie de la vessie et de la prostate*, par Reg. Harrison. — *Maladies de l'urèthre*, par S. Duplay (de Paris). — *Calculs urinaux et calculs vésicaux*, par A. Pousson (de Bordeaux). — *Organes génitaux de l'homme*, par Ed. Schwartz (de Paris). *Maladies des ovaires*, par Poisson (de Nantes). — *Tumeurs des ovaires*, par P. Segond (de Paris). — *Maladies de l'utérus*, par Bouilly (de Paris). — *Maladies des organes génitaux externes de la femme*, par Picqué (de Paris).

Grâce au concours des savants français et étrangers les plus illustres, cet important ouvrage a pu être entièrement achevé en moins de quatre années, et ses premiers comme ses derniers volumes sont exactement au courant des progrès de la science contemporaine. Il forme le traité le plus complet de pathologie externe et de médecine opératoire.

Tours. — Imprimerie DESLIS FRÈRES

PENARD et ABELIN. Guide de l'accoucheur ... femme. 1 vol. in-18. Cart. ...

PETER. Maladies du cœur. 1 vol. in-8. ...

RICHARD (David). Histoire de la génération ... et chez la femme. 1 vol. in-8, avec 8 pl. col. ...

RINDFLEISCH. Pathologie. 1 vol. in-8. ...

ROCHARD (Jules). Histoire de la chirurgie ... XIXe siècle. 1 vol. in-8. ...

SAINT-GERMAIN. Chirurgie orthopédique ... difformités. 1 vol. gr. in-8, avec 122 figures ...

SCHMITT (J.). Microbes et maladies. 1 vol. ...

THOMPSON (Henry). Maladies des voies ... in-8. Cart. ...

VALLEIX et LORAIN. Guide du médecin ... in-8. ...

VIDAL (de Cassis) et FANO. Pathologie ... cine opératoire. 1 vol. in-8. ...

VINAY. Manuel d'asepsie. 1 vol. in-18, avec ...

VIRCHOW et STRAUSS. Pathologie cellulaire ...

Questions d'examen.

Matière médicale, Pharmacologie, T... Hygiène, Médecine légale

ANDOUARD. Pharmacie. 1 vol. in-8. ...

BEDOIN. Précis d'hygiène publique. 1 vol. ...

ARNOULD. Hygiène. 1 vol. in-8. Cart. ...

BOCQUILLON-LIMOUSIN. Formulaire des ... nouveaux. 1 vol. in-18. Cart. ...

BONNET (V.). Analyse microscopique ... mentaires. 1 v. in-18, ... fig., 20 pl. ...

BRIAND et CHAUDÉ. Médecine légale. 2 vol. ...

BROUARDEL. Secret médical. 1 vol. in-16. ...

— Conférences de médecine légale, ... 1 vol. gr. in-8. ...

BROUARDEL et OGIER. Le laboratoire ... 1 vol. gr. in-8. ...

CAUVET. Matière médicale. 2 vol. in-18. ...

CAZENEUVE (P.). La coloration des vins ...

CHAPUIS. Toxicologie. 1 vol. in-18 jés. ...

COLIN (Léon). Maladies épidémiques. 1 vol. ...

DUBRAC. Jurisprudence médicale. 1 vol. ...

FERRAND (E.). Aide-mémoire de pharmacie ... jésus. Cart. ...

FONSSAGRIVES. Thérapeutique. 1 vol. in-8. ...

— Hygiène et assainissement des villes ...

— Hygiène alimentaire. 1 vol. in-8. ...

— Hygiène navale. 1 vol. gr. in-8, avec ...

GALLOIS. 4 000 formules. 1 vol. in-18. Cart. ...

GARNIER (P.). La folie à Paris. 1 vol. in-18. ...

GAUTIER (A.). Sophistication et analyse des vins ... in-18. Cart. ...

[illegible] Cours de thérapeutique. 1 vol. in-8... 9 fr.
[illegible] thérapeutiques du Codex. 1 vol. [illegible] 16 fr.
[illegible] officinal et magistral, interna-[illegible] in-18. Cart. 6 fr. 50
[illegible] d'hygiène et de médecine lé-[illegible] Cart. 3 fr.
[illegible] thérapeutique. 1 vol. in-18. Cart. 3 fr.
[illegible] vol. in-8. 20 fr.
[illegible] alimentaires étudiées au mi-[illegible] in-8 avec fig. et pl.
[illegible] militaire. 1 vol. in-8, avec 173 fig. 15 fr.
[illegible] BACH et BOUCHARD. Matière médicale et [illegible] 1 vol. in-8. 16 fr.
[illegible] itution. 1 vol. in-8. 7 fr. 50
[illegible] raisonné des médicaments nou-[illegible] 1 vol. in-18 jés. avec fig. 6 fr.
[illegible] à Paris. 1 vol. in-18. 3 fr. 50
[illegible] dictionnaire des falsifications et [illegible] des aliments et des médicaments. 1 vol. [illegible] 14 fr.
[illegible] médecine légale: attentats aux mœurs, avorte-[illegible] empoisonnement, folie, identité, infanticide, [illegible] pendaison. 9 vol. in-8. 54 fr.
[illegible] légale. 1 vol. in-18 jés. Cart. 8 fr.

Cinquième examen.

[illegible], Clinique externe et obstétricale; [illegible] Anatomie pathologique.

[illegible]) et LEBLOND. Maladies des femmes. [illegible] 18 fr.
[illegible] Anatomie pathologique. 5 v. in-8. 35 fr.
[illegible] chirurgie journalière. 1 vol. in-8. 12 fr.
[illegible]. Pratique des maladies des femmes, [illegible] 15 fr.
[illegible] Clinique médicale de la Pitié. 1 v. in-8. 10 fr.
[illegible] des femmes: Maladies des ovaires et menstrua-[illegible] in-8. 14 fr.
[illegible] urinaires. 2 vol. 32 fr.
[illegible] Anatomie pathologie. 1 vol. in-8. Cart. 20 fr.
[illegible] médicale. 1 vol. in-8. 8 fr.
[illegible] vénériennes. 2 vol. gr. in-8. 38 fr.
[illegible] Clinique médicale. 1 vol. in-8. 8 fr.
[illegible] Histologie pathologique. 1 vol. in-8. 15 fr.
[illegible] CHANTREUIL. Clinique obstétricale et gyné-[illegible] 1 vol. in-8. 12 fr.
[illegible] clinique chirurgicale. 2 vol. in-8. 24 fr.
[illegible] PETER. Clinique médicale de l'Hôtel-Dieu. [illegible] 32 fr.
[illegible] Clinique chirurgicale. 1 vol. in-8. 12 fr.

[illegible] FRANCO CONTRE UN MANDAT SUR LA POSTE.

www.ingramcontent.com/pod-product-compliance
Ingram Content Group UK Ltd.
Pitfield, Milton Keynes, MK11 3LW, UK
UKHW020059200726
13856UKWH00002B/284

9 782011 918673